보청기 청각언어재활

| 허승덕 저 |

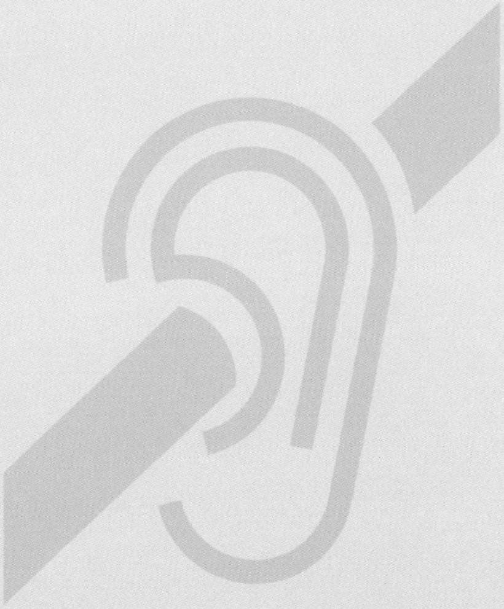

Audiologic Rehabilitation with Hearing Aids

학지사

이 저서는 2022학년도 대구대학교 학술연구비 지원에 의한 연구결과물임
(This publication was supported by the Daegu University Research Grant, 2022)

머리말

나의 강의 슬라이드는 그림을 중심으로 필요한 핵심 단어 몇 개를 담는 것이 대부분이다. 한 면의 슬라이드에 많은 문장을 적어 두고 읽어 내는 것보다 그림을 사이에 두고 수강하는 학생들과 공감하는 것이 훨씬 유익하다는 생각을 반영한 것이다. 점수 내기 편한 내용만 담긴 요약에 익숙한 학생들은 응석을 부리기도 한다. 그러나 학기를 마무리할 때쯤이면, 강의 시간 동안 나와 소통하면서 전공 교과목을 이해하고 이를 자신의 것으로 만드는 방식에 익숙해진다. 그림만으로 구성한 강의 슬라이드는 나에게도 게으름을 허락하지 않는다. 강의 시간에 전하고자 하는 내용을 구성하고, 슬라이드의 그림에 담긴 이야기를 풀어내기 위해서는 더 많은 노력이 필요하기 때문이다. 이 책도 문장 대신 그림을 두고 설명하는 구간을 넓히면서 나의 평소 생각을 담으려 노력하였다. 이러한 나의 의도가 독자에게 잘 전달될 수 있기를 바란다.

이 책 『보청기 청각언어재활』에는 청력도 속의 소리, 보청기 이해, 보청기 성능, 보청기 적용, 보청기 성과 평가 등의 이야기를 담고 싶었다. 그러나 이미 소개된 우리말 또는 영문 서적의 서술 방향을 따르고 싶지는 않았다. 청각 및 언어재활 분야 전문가들이 임상에서 경험할 증례를 쉽게 이해하고, 청각 또는 언어재활 방향을 결정하는 데 꼭 필요하며 도움이 되는 내용을 담고 싶었다. '청력도 속의 소리'는 청력의 정상과 정상 범위, 청력손실과 보청기, 청력도 등을 담은 세 개의 장으로, '보청기 이해'는 보청기 구조, 귀꽂이, 개인 휴대용 보청기, 청각 보조 장치, 이식형 보청기를 포함한 다섯 개의 장으로, '보청기 성능'은 커플러 전기음향특성과 실이 계측의 두 개의 장으로, '보청기 적용'은 음향이득과 출력 음압 결정을, '보청기 성과 평가'에는 청각언어재활 성과 평가와 검증, 보청기 청각언어재활 소프트웨어 및 애플리케이션 등을 담았다. 더 많은 이야기를 풀어내고 싶은 마음은 컸지만 욕심을 덜어 내고 원고를 마무리하였다.

2022학년도 2학기 대구대학교 언어치료학과 보청기 청각언어재활 강좌를 수강한 학생들에게 따뜻한 감사를 전한다. 이 교과목은 내가 운영하는 다른 강좌와 마찬가지로 강의와 발표 수업을 번갈아 진행한다. 발표 수업은 발표와 질의응답, 보충 답변 그리고 토론으로 이어진다. 열정으로 참여하는 학생들 덕분에 학생들의 관심을 이해할 수 있었고, 이를 토대로 글의 방향과 내용 및 수준을 정할 수 있었다. 그리고 그림 중에는 서명이 담긴 것이 있다. 석사과정 이은지 선생의 작품이다. 책을 더욱 빛내 준 이 선생에게 감사를 전한다. 내용에만 집중하다 보면 놓치는 부분이 많아진다. 세세한 곳까지 살펴 주신 이영봉 과장님께 감사를 표한다.

두 가지 일에 집중하지 못하는 까닭에 원고를 쓰고 다듬었던 몇 개월 동안 주변을 여러모로 챙기지 못했을 것이다. 서로 다른 도시에서 잘하고 있는 가족 모두에게 감사를 전한다.

저자 허승덕

차례

/ 제1장 /

청력의 정상과 정상 범위

1. 공기 중에서 소리

'정상 청력'에 대한 질문에 바르게 응답하는 경우는 많지 않다. 이 책은 '정상 청력' 이야기부터 시작한다.

우리는 지구 중력의 영향을 받아 일정한 압력을 느낄 수 있다. 이를 대기압이라 한다. 대기압에서 외부 힘이 진동체(음원)에 작용하면 진동체가 떨리면서 소리가 발생한다. 이 떨림은 대기압에서 안정된 상태로 있던 공기 입자의 운동을 일으키고, 소리는 입자 운동으로 전파한다. 소리는 공기 중에서만 전파되는 것은 아니다. 물속이나 나무 또는 금속과 같은 딱딱한 물체를 통해서도 전파된다. 이때 매질의 밀도가 촘촘할수록 소리는 빠르게 전파된다. 바닷속에서는 매질 밀도가 공기보다 약 820배 정도 높아서 소리가 약 4.4배 정도 빠르게 전파된다(Wikipedia, 2022). 소리는 공기속에서 초속 334 미터 정도로 이동하는데, 전기나 빛은 소리보다 100만배 정도 빠른 초속 약 300,000(29만 9,792) km 정도 이동한다(Britannica, 2022).

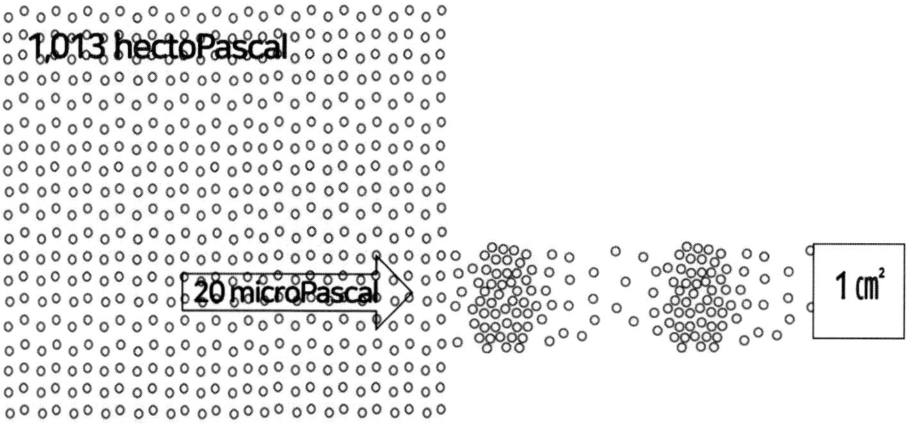

그림 1-1 **표준기압과 기준음압.** 기준음압은 표준기압에서 단위 면적(cm^2)에 20 μpa의 압력을 가해 생기는 변화를 말한다.

공기 중에서 소리 전달 속도는 기온이나 해발 고도 등에 따라 달라지는 대기압의 영향을 받아 달라진다. 표준기압은 기온 0 ℃, 중력 980.66 cm/s^2인 해수면 높이에서 기압이 1,013 hecto-Pascal (hPa)일 때로 정의한다. 소리는 표준기압에서 단위 면적에 가해지는 압력을 기준으로 그 강도를 표시할 수 있다. 소리의 기준음압은 단위 면적 1 cm^2에 가해지는 압력이 20 micro-Pascal (μPa) (0.00002 $dyne/cm^2$)일 때로 정의한다([그림 1-1]). 소리의 강도(크기)는 가해지는 압력이 기준 압력보다 높아질수록 강해진다. 소리가 강해지는 정도는 인간의 청각기관 수용 능력을 고려하여 결정한다. 청각기관이 받아들일 수 있는 소리의 한계 강도는 내이의 막미로 내부의 림프 압력, 청신경의 수용 능력 등에 영향을 받는데, 기준 음압의 1,000,000배 정도이다. 이를 수치로 표시하면 기준 음압 20 μPa부터 1,000,000배 정도인 20,000,000 μPa가 된다. 사람이 들을 수 있는 가장 작은 소리부터 대단히 큰 소리까지의 범위를 의미하는 가청 범위(dynamic range)는 20부터 20,000,000 μPa까지의 범위를 벗어나지 않는다. 그러나 이 숫자 체계는 우리가 수시로 표현하기에는 너무나 복잡하다. 상용로그는 이렇게 복잡한 숫자 체계를 간단하게 줄일 수 있다. 즉, 기준 음압 20 μPa (P_0)과 특정 시점에서 가해진 압력(P_1)의 관계를 다음의 수식으로 계산하면 아주 단순해진다. 이렇게 구해진 값을 '음압 단위(sound pressure level in deciBel: dB SPL)'라 한다(Heo, 2004; Heo, 2015d; Martin & Clark, 2016). 음압 단위는 보청기의 출력 음압, 도로, 지하철, 공항의 소음 측정 등에 주로 이용한다.

$$dB\ SPL = 20 \log \frac{P_1}{P_0}$$ (P_0; 기준 음압, P_1; 특정 시점에서 가해진 압력)

이 수식을 적용한 값을 이용하면, 특정 시점에 가해진 압력(P1)은 기준 압력 20 μPa보다 10배 증가할 때마다 200, 2,000, 20,000, 200,000, 2,000,000, 20,000,000 μPa 등으로 표시하는 대신 0 dB SPL을 기준으로 20, 40, 60, 80, 100, 120 dB SPL로 표시할 수 있다. 즉, 20부터 20,000,000 μPa로 복잡한 체계를 0부터 120 dB SPL로 단순화할 수 있다. 그렇다고 사람이 들을 수 있는 가장 작은 소리가 0 dB SPL인 것은 아니다. 음압 단위는 물리적으로 기준을 정하고, 그 척도를 만든 것에 불과하다. 따라서 최소가청역치(hearing threshold level: HTL)는 dB SPL로 출력되는 장치로 평가하면 청력손실이 없을지라도 0 dB SPL에 도달하지 않고, 개인마다, 주파수마다 다르게 나타난다. 사람은 120 dB SPL 이내 음압을 가진 소리를 다양한 크기로 들을 수 있고, 120 dB SPL 정도부터 불편(불쾌역치, uncomfortable loudness level: UCL, threshold of discomfort: TD)을 느끼거나 통증을 느낄 수 있다. 소리를 더 크게 하여 150~160 dB SPL 정도에 이르면 고막이 천공될 수도 있다.

2. 청각기관에서 소리

사람은 20 Hz 소리부터(Zwicker, 1961) 최대 20,000 Hz까지 들을 수 있다(가청 음역, audible frequency range). 그러나 주파수마다 소리 크기는 음압 단위가 같을지라도 다르게 느껴진다. 음압은 주파수가 낮아질수록 강하며 이와 반대로 주파수가 높아질수록 약해져서 같은 음압 단위이더라도 주파수마다 크기를 다르게 느끼게 된다. 소리는 청각기관에 들어오면 달라진 매질에서도 생존하기 위해 에너지 형태를 바꾸고, 서로 다른 매질을 통과하는 과정에서 손실한 에너지를 보상하기 위해 증폭을 한다.

맨 먼저 중이에서 내이 임피던스와의 정합을 위해 에너지 형태가 바뀌고, 1,000 Hz(Hanks & Mortensen, 1997; Sezin, Hızal, Erbek, & Özlüoğlu, 2013)를 중심으로 공명 이득이 발생한다. 다음으로 와우에서 청신경을 위해 에너지 형태를 바꾼다. 와우에서 증폭은 청신경을 위해 전기에너지로 전환하면서 유모세포와 기저막 움직임(mechano-electric transduction: MET)으로 작은 소리에 대해서만 발생한다(Cody &

Russell, 1987). 중이와 내이의 이러한 활동은 청신경으로 전달되고, 이로써 우리가 소리를 건강하게 받아들이는 것이다. 우리는 청각기관의 이러한 수고로움으로 소리를 허투루 버리지 않고, 소리 속에 담긴 이야기를 이해하며, 세상과 소통하는 것이다.

사람은 1,000 Hz 주변의 소리를 가장 낮은 dB SPL로 들을 수 있고, 포먼트 주파수, 모음 변별 주파수 범위, 음소 분포, 자음 변별 주파수 범위 등을 고려하여 1,000 Hz를 중심주파수(critical frequency)라 한다.

사람은 개인마다 나이, 두개골의 크기 등에 따라 듣는 정도에서 차이가 난다. 청력을 모두가 공감할 수 있도록 표현하기 위해서는 이 차이를 극복하는 것이 중요하다. 첫걸음은 표준 체격을 가진 젊고 건강한 사람의 주파수마다 dB SPL 단위의 HTL 평균을 구하는 것이다. 이렇게 구한 값이 청력검사 기준(audiometric zero)이며 우리가 알고 있는 dB HL(가청 단위, hearing level in deciBel) 단위의 기준이다. 이 값은 사람의 청력을 표현하는 척도가 되고, 국가 간, 기관 간 재현성을 보장하며, 공인된 기준으로 가치를 가진다(Davis & Kranz, 1964).

3. 정상 청력

정상 청력(normal hearing)은 젊고 건강한 사람의 HTL 평균인 0 dB HL을 말한다. 나이가 어린 영유아, 소아처럼 두개골이 작다면 정상 청력인 0 dB HL보다 좋은 −10, −5와 같이 음수로 표시되는 소리를 들을 수 있다. 청력도를 −10 dB HL부터 표기하는 것은 이러한 요인을 반영하기 위한 것이다. 따라서 정상 청력은 모든 검사주파수의 HTL이 0 dB HL일 때를 말한다([그림 1-2]). 만약, 검사주파수 중 하나에서라도 HTL이 0 dB HL을 초과하면 정상 청력이라 할 수 없다. 사람이 들을 수 있는 최대 강도는 1,000 Hz 부근에서 120 dB HL 정도이며, 소리가 100 dB HL 이상으로 커지면 불편하거나 긁히는 느낌(UCL), 간지럼(tickling) 또는 통증(pain)을 느낄 수 있다. 순음청력검사(pure tone audiometry: PTA)는 이를 고려하여 피검자의 불편을 감시하면서 최대 120 dB HL 정도까지만 검사하고, 순음청력도(pure tone audiogram)에도 120 dB HL까지만 기록할 수 있다(Heo, 2015).

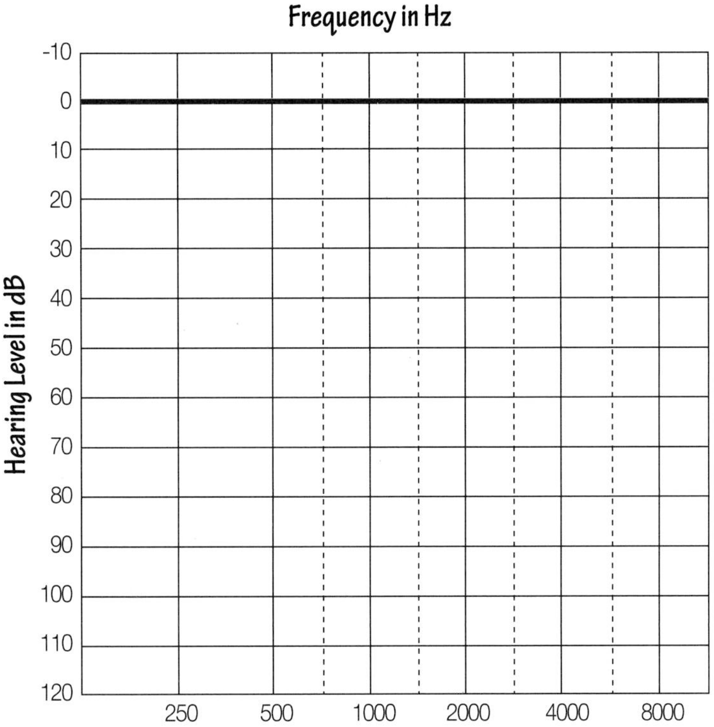

그림 1-2 **순음 정상 청력.** 순음청력검사 주파수마다 정상 청력은 순음청력도에서 0 dB HL이다(굵은 선).

청력검사는 연속한 순음만을 사용하여 한 가지 방식의 수화기만으로 진행하지 않는다. 헤드셋 수화기(headset), 기도 삽입수화기(insertphone), 기도 음장 스피커(speaker, sound field), 전두 골도(forehead bone conduction), 유양 골도(mastoid bone conduction) 등의 다양한 수화기를 사용하여, Click과 같이 지속 시간이 매우 짧은 단속음이나 여러 개의 주파수가 합쳐져서 가중되는 말소리 등을 자극한다. 청력검사 기준은 이러한 조건에 따라서도 달라진다. 그러므로 검사 결과를 비교하는 경우 이러한 요인들을 확인하는 것이 중요하다.

순음청력도(pure tone audiogram)를 포함하여 어음청력도(speech audiogram), 이미턴스 청력도(Immittance audiogram), 청성뇌간반응 청력도(auditory brainstem response audiogram: ABR audiogram) 등 대부분 청력도(audiogram)는 소리 강도를 청력검사 기준으로 정한 가청 단위(dB HL)를 사용한다. 그러나 click의 경우 지속시간이 매우 짧아서 −28.28 dB peak equivalent sound pressure level in deciBel (dB pe SPL)을 기준으로 하는 가청 단위, 즉 normal hearing level in deciBel (dB nHL)로 표시한다(Heo, 2004).

사람의 청력은 가청 단위로 표현하더라도 환경 소음이나 보청기 출력 등 소리의 물리적 척도는 여전히 음압을 측정하여 음압 단위로 표시한다. 결국 기도나 골도 등 수화기 종류, 사용 방법 등에 따라 주파수마다 음압 단위는 여전히 서로 다르다. 따라서 청력을 가청 단위로 표시하더라도 이들의 차이를 기억해야 한다. 특히 보청기 청각재활 과정에서 음압 단위와 가청 단위의 관계는 후보 보청기 선택부터 음향이득(acoustic gain)과 출력 음압(output sound pressure level: OSPL, 이 책에서는 maximum power output: MPO와 혼용) 결정, 미세 조절 그리고 검증에 이르기까지 모든 단계에서 반드시 기억해야 한다.

4. 정상 범위

청력이 정상이라 하더라도 듣기 어려움이 없는 것은 아니다. 소통은 말하는 사람이 충분히 믿을 만하고(ethos), 말과 글에 논리가 있어야 하며(logos), 무엇보다 듣는 사람이 잘 준비되어 있어야 한다(pathos)(Hwang, 2022). 듣는 사람은 경쟁 잡음이 있더라도 선택적으로 주의를 집중하고, 생리학적으로도 수용할 수 있어야 한다(Ruggles, Bharadwaj, & Shinn-Cunningham, 2011).

일상에서 말소리를 듣고 이해하는 것은 '정상 청력' 즉 0 dB HL이 아니더라도 어려움을 느끼지 않을 수 있다. 이것은 0 dB HL이 청력이 정상인 성인의 평균으로, 절대적인 기준이 아니라는 것을 의미한다. 즉, 청력이 정상 평균보다 낮은 사람이 있을 수 있고, 평균보다 낮다고 말소리를 알아듣지 못하는 것은 아니다. 비록 크기가 작더라도 말소리를 들을 수 있고, 구문 및 의미적 맥락을 추정하여 화자의 의도를 이해할 수 있다(Jung, Lee, Heo, Ahn, & Ock et al., 2022; McArdel, Wilson, & Bruks, 2005). 이렇게 말소리를 듣고 어려움 없이 이해할 수 있는 청력의 한계가 '정상 범위(within normal limits: WNL)'이다. 물론 말소리를 듣고 이해하기 위해서는 언어를 습득하였는지, 대화 환경에 경쟁 잡음이 있는지, 직업상 섬세한 구어 의사소통이 필요한지, 화자와 마주 보고 이야기를 하는지 등등 여러 가지 요인에 영향을 받을 수 있다. 따라서 정상 범위에 포함되는 한계 청력도 고정된 것은 아니다. 일반적인 정상 범위는 언어를 습득한 성인의 경우 25 dB HL 이내로 본다([그림 1-3]). 이 기준은 27 dB HL까지 보기도 하고, 사람들의 필요에 따라, 적용하는 기준에 따라 다소 차이가 있다. 즉, 정상 범위는 25~29 dB HL 정도까지로 보고, 이 범위에서 듣기에 불편을 느끼는 정도에 따라 청력손실 여부를 결정하는 것이다. 즉, 정상 범위에 있더라도 듣기에 불편을 느낀다면 청력손실로 정의할 수 있다(Bess, 1985). 여기서 정상 범위라고 하는 것은 사람이 일상적 의사소통 과정에서 맨귀, 즉 기도로 듣는 것을 기준으로 한다. 따라서 기도가 정상 범위에 있더라도 골도 청력이 기도 청력보다 10~15 dB 이상 좋고, 중이에 병변이 있다면 이 경우는 청력손실로 정의한다. 이 장에서 언급한 기도 청력이 정상 범위를 벗어나거나 기도 청력이 정상 범위에 있더라도 골도 청력과 의미 있는 차이가 있는 경우 또는 소통 과정에서 불편을 느낀다

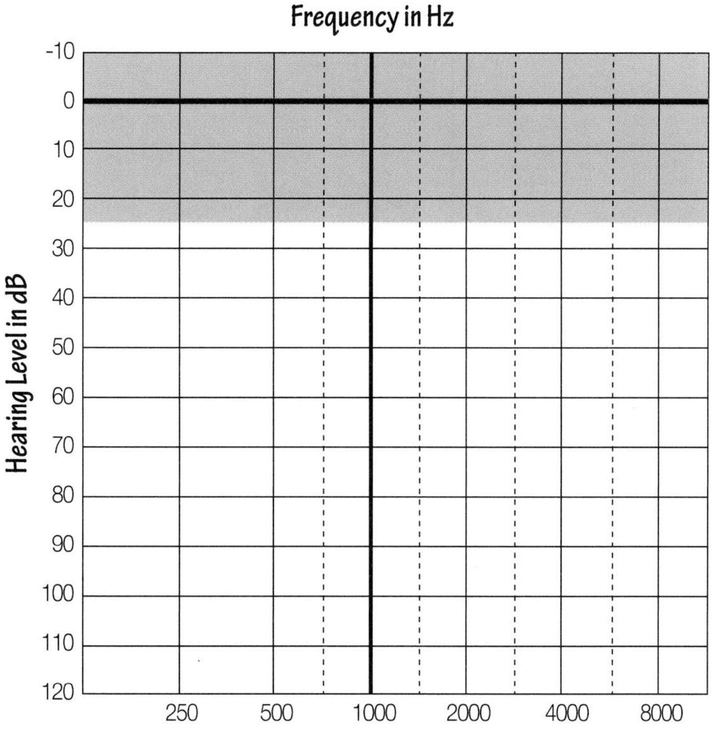

그림 1-3 **성인 정상 범위.** 언어를 습득한 성인은 말을 듣고 구문 및 의미적으로 문맥을 추정할 수 있어서 정상 범위를 25~29 dB HL까지 넓게 본다. 이 순음청력도는 25 dB HL을 정상 범위로 정하여 만든 것이다.

면 이들은 모두 언어 습득과 발달 과정에서, 사회적 관계 형성을 위한 소통 과정에서 어려움을 지각할 수 있으며 실질적 또는 잠재적인 난청자로 보청기 사용 후보자가 될 수 있다(Ahmmed, Curley, Newton, & Mukherjee, 2001; Bachmann & Arvedson, 1998; Brooks, 1980; Jardine, Griffiths, & Midgley, 1999).

우리가 살아가는 환경은 잡음이 없는 곳이 거의 없다. 유소아기에 빈발하는 중이염은 성인 기준 정상 범위에 포함되거나 이보다 심한 경도 난청을 동반하기도 한다. 중이염이나 이경화증 등에 의한 전음성 난청은 대체로 어음역보다 저음역 손실이 크다. 이러한 경우 청력손실에도 불구하고 시끄럽고 어수선한 곳에서 말소리를 유독 잘 알아듣는 경우가 있는데, 이를 윌리스 착청(Willis 착청, Willis Paracusis)([그림 1-4])(Gundersen, 1958; Quinn & Coelho, 2022)이라 한다. 이것은 저음역의 손실이 주변 잡음을 듣지 못하게 만들고, 2,000 Hz 주변의 좋은 청력이 말소리 이해를 돕는

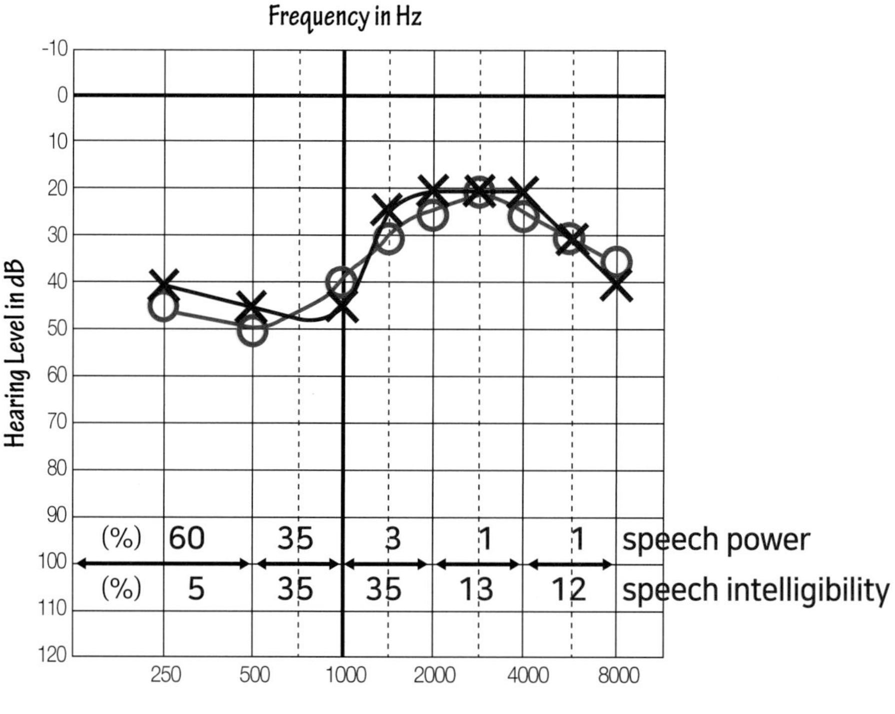

그림 1-4 **윌리스 착청.** 잡음은 저음역 에너지가 많고, 말소리는 1,000 Hz 이후 고음역 에너지로 이해한다. 위 순음청력도와 같이 저음역 손실이 큰 상승형 청력손실은 잡음을 듣지 않아서 말소리를 이해하는 데 유리하다. 청력손실에도 불구하고 말소리를 잘 이해하는 현상을 윌리스 착청(paracusis)이라 한다.

것과 관련이 있다. 그러나 영유아기에는 언어 습득과 발달을 위하여 높은 신호대잡음비의 말소리가 중요하고, 가벼운 청력손실도 청각 발달에 영향을 줄 수 있어서 윌리스 착청에 의해 청력손실을 살피지 못하는 일이 없도록 세심한 배려가 필요하다.

청각전달로의 성숙은 전반적인 청각 및 언어 습득과 발달, 학업 수행력 발달 등에 큰 영향을 미친다. 청각 및 언어 습득과 발달 등을 위해서는 경쟁 잡음이 없는 깨끗한 음향 환경에서 분명한 말소리를 들려주는 것이 무엇보다 중요하다. 이러한 요인을 고려하고, 유소아의 건강한 청각 언어 발달을 도모하기 위해서는 청력 정상 범위 기준이 언어를 습득한 성인보다 낮아야 하고, 주변 잡음보다 충분히 큰 말소리(높은 신호대잡음비, signal to noise ratio: SNR)로 들려줄 필요가 있다. 만약 유소아가 또렷하게 말하지 못하고 얼버무린다면 미세한 청력손실이 있거나 주변이 지나치게 시끄러워서 낮은 SNR의 말소리를 듣고 있는 것은 아닌지 의심할 필요가 있다. 차분히 돌이켜 생각해 보면, 또래 유아들이 모여 노는 곳은 유난히 소란스럽고 시끄럽다. 이것은 자신의 말소리를 주변 소리보다 크고 분명하게 전달하고자 하는 자연스럽고 본능적인 행동이 반영된 것이다. 현재 영유아 및 소아의 청력의 정상 범위는 25 dB HL 이내인 성인보다 낮은 15 dB HL 이내로 정하고 있다([그림 1-5]). 언어 발달기 유소아의 청력이 이 범위를 벗어난다면 성인보다 더 적극적이고 세심한 청각재활 대책을 수립해야 한다. 물론 이 범위 이내이더라도 중이 병변과 함께 기도와 골도 차이가 있다면 마찬가지로 접근하는 것이 중요하다.

정상 청력으로 소리를 겨우 들을 수 있는 거리는 약 6 미터(20 ft) 정도이나 말소리를 충분히 듣고 이해하기 위해서는 2 미터 이내에서 이야기하는 것이 좋다. 주변에 경쟁 잡음 등이 없다면 청력은 40 dB HL에 이르더라도 말하는 사람과 2~3 미터 정도의 거리에 있으면서 여러 사람이 한꺼번에 이야기하는 대신 한 사람씩 번갈아가며 정해진 주제를 말하고, 듣는 사람이 언어를 충분히 습득한 상태이며, 말하는 사람에게 집중하여 경청한다면 말소리 일부를 이해할 수 있다. 이렇게 제한된 조건에서 의사소통이 가능한 청력의 한계를 '음성 언어 수용 한계(serviceable hearing)'라 한다. 과거에는 음성 언어 수용 한계까지를 정상 범위로 보고 41부터 80 dB HL까지를 난청(hard of hearing)으로, 81 dB HL 이상을 농(deafness)([그림 1-6]), 검사기가 출력할 수 있는 최대 강도의 소리도 듣지 못하면(scale out) 전농(totally deafness)으로 각각 구분하기도 하였다([그림 2-1], [그림 2-2]).

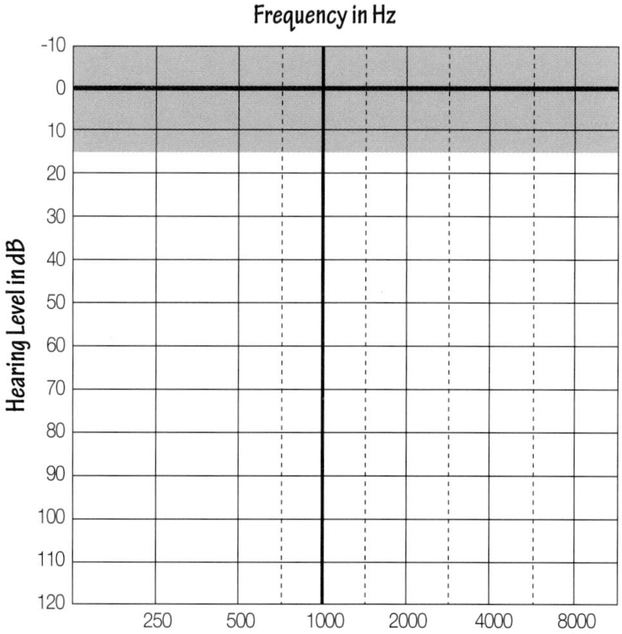

그림 1-5 **학령 전기 및 학령기 유소아 및 소아 정상 범위.** 언어를 습득하기 전이나 학습 중인 경우 경쟁 잡음이 없는 곳에서 깨끗하고 분명한 말을 듣는 것이 중요하다. 학령 전기 및 학령기 유소아 및 소아 정상 범위는 15 dB HL까지로 본다.

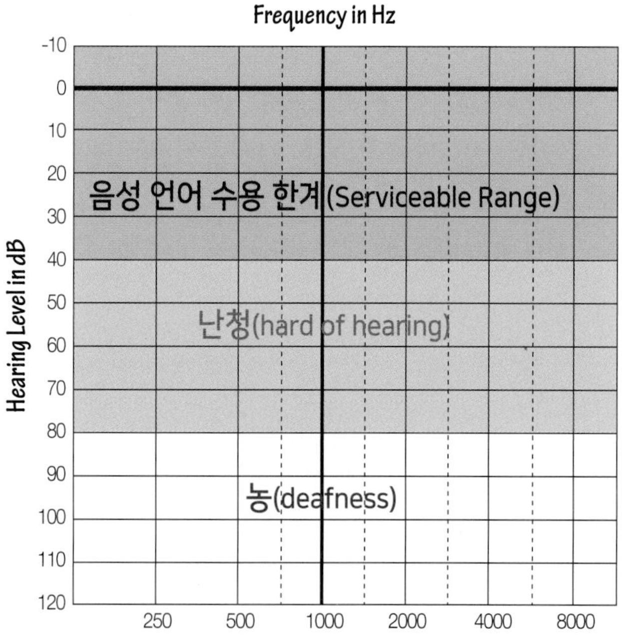

그림 1-6 음성 언어 수용 한계(Serviceable Range), 난청, 농

/ 제2장 /

청력손실과 보청기

1. 청력손실의 정도

청력손실은 순음청력검사, 어음청력검사(speech audiometry), 청성뇌간유발반응(auditory brainstem response: ABR), 청성지속반응(auditory steady state response: ASSR) 등 최소가청역치를 확인할 수 있는 검사라면(Kim, Jung, Heo, & Hwang, 2004) 그 결과를 기준으로 난청 정도를 분류한다. 다만, ABR처럼 원위 기록(far field recording)하여 역치가 신호 손실(signal loss)을 포함한 것이라면 결과 해석(interpretation) 과정에서 신호 손실을 반영해야 한다(Heo, 2004).

순음청력검사는 일반적으로 순음청력손실평균(pure tone average: PTAs)을 이용한다. 이때 PTAs는 500 (a), 1,000 (b), 2,000 (c), 3,000 (d), 4,000 (e) Hz 중 세 개 또는 네 개의 주파수만을 이용하여 3 PTAs [(a + b + c) ÷ 3], 가중 3 PTAs (weighted 3 PTAs) [(a + 2b + c) ÷ 4], 4 PTAs [(a + b + c + d or e) ÷ 4], 가중 4 PTAs (weighted 4 PTAs) [(a + 2b + 2c + d or e) ÷ 6] 등의 방법으로 구한 평균을 이용한다. 3,000이나 4,000 Hz를 포함하는 4 PTAs 또는 weighted 4 PTAs는 자음의 주파수 분포를 고려한 청각언어재활이나 소음 또는 이독성 난청에 의한 영향을 반영하고자 한 것이다

(Heo, 2015b). 보청기 조절 및 장착 과정에서는 주파수마다의 최소가청역치를 모두 사용한다.

청력손실은 PTAs나 어음청력검사의 어음청취역치(speech reception/recognition threshold: SRT), 또는 와우전기반응(electrocochlear graphy: ECoG), ABR과 같은 전기생리학적 평가로 구한 역치가 성인(25 dB HL 이내)과 영유아 및 소아(15 dB HL)를 구분하여 정상 범위를 벗어났거나 PTAs가 정상 범위에 있더라도 평균을 구하는데 포함하지 않은 주파수의 HTL이 정상 범위를 벗어난 경우를 의미한다(Heo, 2004; Heo, 2015a; Heo, 2015b).

청력손실(난청) 정도는 정상 범위를 벗어난 청력손실의 경중을 고려하여 몇 단계로 나누어 표현한다. PTAs, SRT, ABR 역치 등을 기준으로 청력손실이 적은 경우부터 차례로 미세 난청(15~25 dB HL, slight hearing loss), 경도 난청(26~40 dB HL, mild hearing loss), 중등도 난청(41~55 dB HL, moderated hearing loss), 중등-고도 난

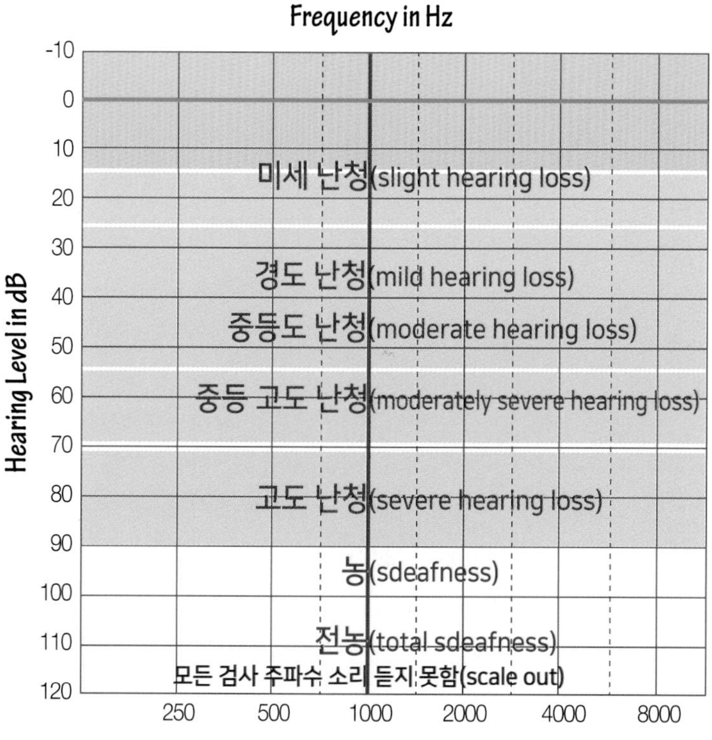

그림 2-1 **난청 정도.** 개별 주파수 HTL이 정상 범위를 벗어나는 16 dB HL부터 난청으로 분류한다.

청(56~70 dB HL, moderately-severe hearing loss), 고도 난청(71~90 dB HL, severe hearing loss), 농(91 dB HL 이상, profoundly deafness), 전농(모든 주파수에 무응답-total scale out, totally deafness)으로 구분한다([그림 2-1], [그림 2-2]). 이 기준은 PTAs로 적용하는 것이 일반적이지만 개별 주파수마다 청력손실 정도(degree of hearing loss)를 표현하기도 한다. [그림 2-2]에서 농은 deafness, profoundly deafness, totally deafness로 구분하고 있다. 여기서 deafness는 '1장 청력의 정상과 정상 범위 중 4. 정상 범위'에서 구분한 serviceable range, hard of hearing, deafness 기준인 81 dB HL 이상을 의미한다.

만약, 누군가 듣기에 어려움을 느낀다면 이 기준과 관계없이 난청을 의심할 수 있고, 청력손실을 자각하지 않더라도 PTAs가 이 기준에 포함된다면 난청으로 볼 수 있다. 아울러 청력손실이 의심되는 경우 난청 정도에 관계없이 누구나 보청기 사용 후보자이다.

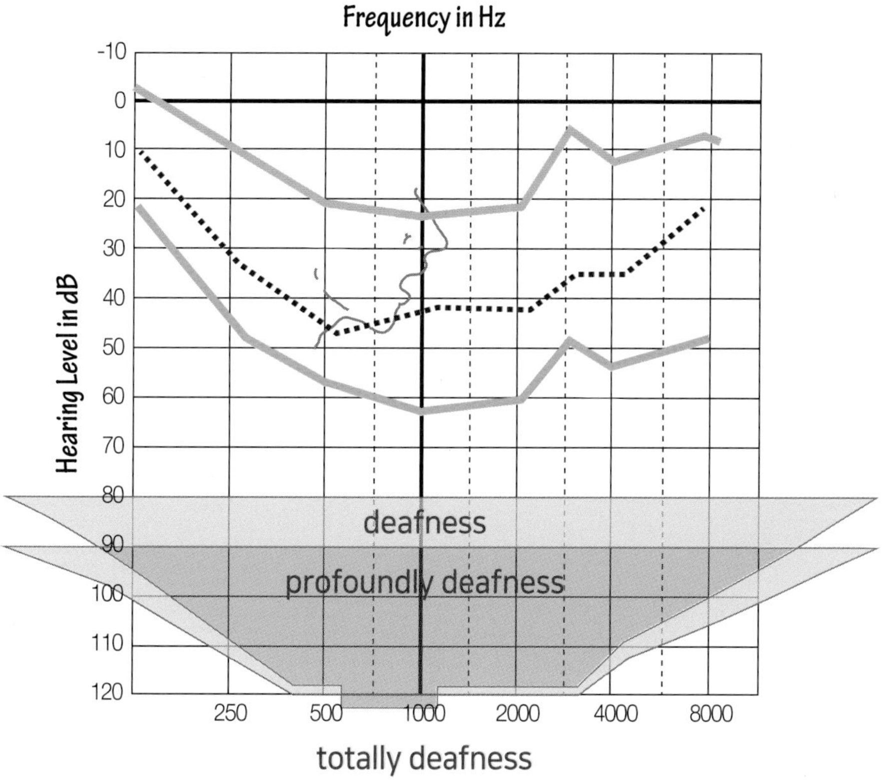

그림 2-2 농과 전농

청력손실은 정도에 관계없이 난청자와 그 가족 모두를 힘들게 한다. 이들이 느끼는 심리적 고통은 주체할 수 없는 강한 슬픔을 시작으로, '설마, 아니겠지, 뭔가 잘못이 있을 것이야.'라고 부정하며 받아들이기를 거부할 수 있다. 부정은 분노를 동반하거나 유발하여 한동안 심한 심리적 갈등을 겪을 수 있다. 이후 스스로와 타협하면서도 우울감을 버리지 못하다가 수용하면서 사실을 받아들일 준비를 한다. 무엇보다 이 모든 단계에서 그리고 앞으로도 계속 버리지 못한 감정이 있다면 '내가 무슨 죄를 지어서'라는 죄의식이다. 청력손실과 보청기 사용 등을 상담하는 과정에서는 이러한 심리적 수용단계의 변화를 읽을 필요가 있고, 배려하며 때로는 기다리면서 청각재활을 시작하는 것이 매우 중요하다(Heo, 2018b).

청각학적 평가에서 청력손실 못지않게 중요한 문제는 과대 난청이다. 사회가 복잡해지면서 심인적, 경제적 이득 등 다양한 목적으로 청력손실을 과대하기도 하고, 과대 난청이 보청기 장착으로 이어지는 경우도 종종 있다(Heo, 2018c; Heo, 2019b). 이들에게도 청력손실이 있는 경우가 많아서 실제 청력손실을 기준으로 재활서비스를 제공하는 것은 매우 중요하다. 따라서 이들에 대한 정확한 평가와 심리적 지원 및 재활서비스 접근에 대한 노력이 필요하다(Heo, Jung, Kim, Hwang, & Jang, 2004; Heo, Koo, Ahn, Jung, Yeoi, Choi, & Kang, 2008; Heo, Lee, Park, & Kang, 2008; Heo, Park, Jang, Choi, Kim, & Kang, 2007).

2. 청력손실과 듣기

우리 주변에는 여러 가지 소리가 만들어지고 아주 다양한 크기로 전파되고 있다. 심지어 조용하다고 느끼는 공간에서도 청각기관이 듣지 못하거나 무시하는 소리가 끊임없이 생겼다가 사라지기를 반복한다. 우리가 조용하다고 생각하는 침실이나 도서관의 경우 대략 30~50 dB (A) 정도의 소리가 있는데도 불구하고 우리는 이 소리를 무시하고 조용한 것처럼 느낀다. 소란스러운 곳에서는 원하지도 않고 불필요한 소리에 관심을 주지 않을 수 있으며, 원하는 소리만을 선택하여 듣고 이해하기도 한다. 난청자들은 청력손실로 구어 의사소통에 지장을 겪기도 하지만 소란스러움이 주는 세상의 피곤함을 상대적으로 덜 겪는 것으로도 볼 수 있다. 결국 보청기를 사용한다는 것은 지금까지 느꼈던 고요함과 편안함(?)을 뒤로하고 온갖 소리가 들락거리는 번잡스러운 곳으로 여행을 떠나는 것이라 할 수 있다.

청력손실은 가청역치를 상승시키기도 하지만 불쾌역치를 낮추어 들을 수 있는 가청 범위를 심각하게 제한한다. 이 때문에 소리가 생겼다가 사라지거나 크기가 매우 작은 소리부터 매우 큰 소리까지 수시로 변하는 역동적 상황을 받아들이지 못한다([그림 2-3]). 아무 소리도 들리지 않았다가 갑자기 매우 강하게 느껴지기도 하면서 도대체 무슨 소리인지 감별하기 어려운 경험을 계속하게 된다. 보청기는 이러한 변화를 난청자가 수용할 수 있도록 도울 수 있으며, 청각전문가는 이들 문제로부터 난청자가 자유로울 수 있도록 청각과 보청기 상태를 지속적으로 감시하면서 문제를 해결해야 한다.

청각기관과 고위 청각 전달로는 보청기 사용을 시작하면서부터 외롭고 힘든 소리와의 여행을 시작한다. 보청기 사용자는 지금까지 경험하지 못했던 무심한 듣기(hearing)와 관심을 가지고 집중하여 듣기(경청, listening)를 시작으로 양이 청취(binaural hearing), 양이 합산(binaural summation), 양이 잡음 억제(binaural squelch), 양이 작용(binaural interaction), 가소성(plasticity), 지향 반응(orienting response), 적응(adaptation), 순응(acclimatization), 선택적 주의집중(selective attention) 등의 생리적, 심리적 활동을 연습하여, 소리를 능숙하게 해석하는 역할을 충실하게 수행할

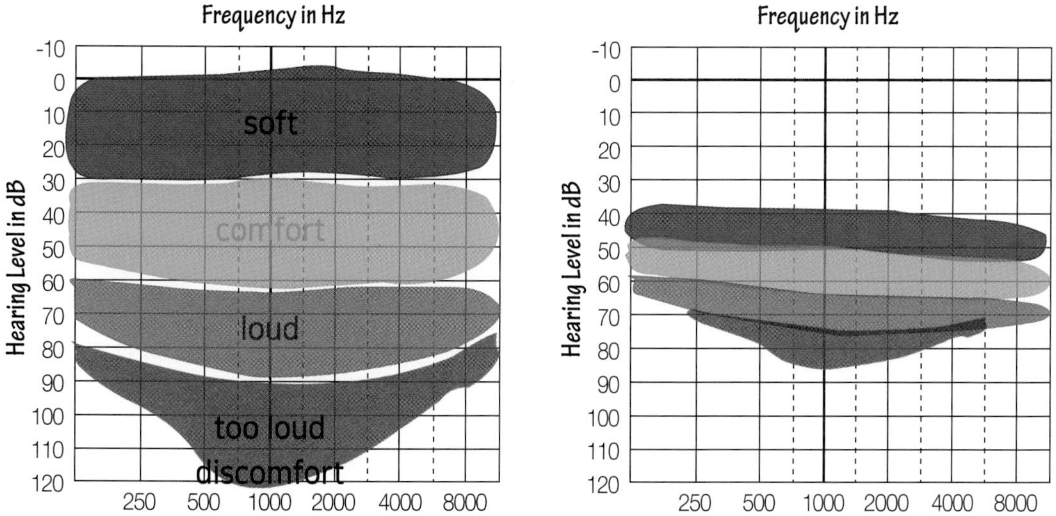

그림 2-3 청력손실 유무에 따른 가청 영역의 음량 척도 변화

수 있게 된다(Akeroyd, 2006; Avan, Giraudet, & Büki, 2015; Cusack, Decks, Aikman, & Carlyon, 2004; Dahmen & King, 2007; D'ALESSANDRO, Sennaroğlu, Yücel, Belgin, & Mancini, 2015; Giard, Collet, Bouchet, & Pernier, 1994; Giard, Fort, Mouchetant-Rostaing, & Pernier, 2000; Hayes, Warrier, Nicol, Zecker, & Kraus, 2003; Heo, Choi, & Kang, 2006; Heo, 2014; Irvine, 2018; Kraus & Chandrasekaran, 2010; McPherson, & Starr, 1993; Michie, LePage, Solowij, Haller, & Terry, 1996; Nieuwenhuis, De Geus, & Aston-Jones, 2011; Munro & Lutman, 2003; Pérez-González & Malmierca, 2014; Reynolds & Stevens, 1960; Sivonen, & Ellermeier, 2006; Wrege & Starr, 1981).

3. 청력손실과 보청기

보청기는 개인 휴대용이나 이식형 보청기 등 난청자의 청력손실 보상을 목적으로 사용하는 모든 종류의 증폭 장치를 말한다. 보청기 송화기(microphone)는 주변의 소리를 받아들이고 전기 형태로 바꾸면서 난청자의 소리 여정에서 첫 번째 역할을 한다. 송화기가 주변의 소리를 받아들이는 예민한 정도를 감도(sensitivity)라 한다. 감도는 입력 음압(input sound pressure)을 출력 전압(output voltage)으로 바꾸는 정도이며, 지나치게 높게 하면 '우-웅'과 같이 오래된 장치에서나 들을 수 있는 내부 잡음이 생기거나 굳이 듣지 않아도 되는 주변의 작은 잡음을 필요 이상으로 크게 하여 말소리 이해를 방해할 수 있다. 이와 반대로 감도를 낮추면 소란스럽고 번잡스러운 소리를 피할 수 있으나 교정 최소가청역치(aided hearing threshold level: aided HTL)가 개선되지 않을 수도 있다. 대부분 보청기는 감도를 조절할 수 없으나 음향이득과 압축 역치(threshold of knee point: TK; compression threshold: CR)를 이용하거나 확장(expansion) 기능을 통해 주변의 잡음을 줄일 수 있다. 확장은 입력 음압 대비 출력 음압의 비율(압축비, compression ratio)을 2:1, 3:1, 4:1, … 등으로 조절하여 작은 소리보다 큰 소리의 음향이득을 줄이는 압축(compression)과 반대되는 개념이다. 즉, 압축 역치보다 작은 소리를 압축비 1:2, 1:3, 1:4, … 등으로 조절을 통해 출력 음압을 낮춘다([그림 2-4]). 그러나 청력손실이 심하지 않은 경우 출력 음압 감도보다 입력 음압에 의존하여 가청 범위 안에서 조화롭게 출력될 수 있도록 배분(level dependent

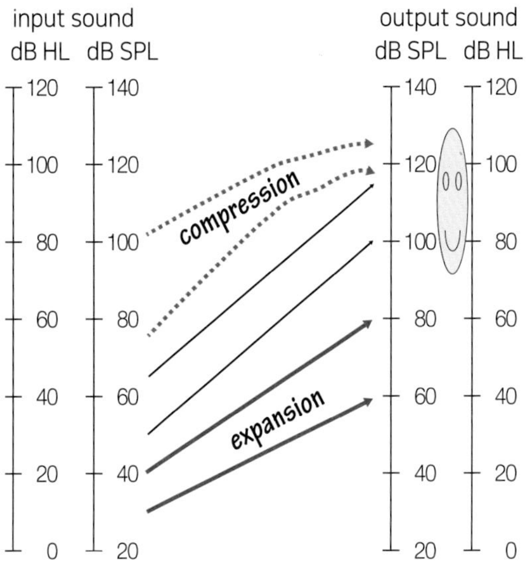

그림 2-4 **압축(compression)과 확장(expansion)의 입출력 특성.** 왼쪽은 입력 강도, 오른쪽은 출력 강도이며, 미소 짓는 표정의 위쪽은 불쾌역치, 아래쪽은 최소가청역치를 의미한다. 입력 강도 70 dB SPL부터 소리가 커지면 출력 음압이 커지지 않고(압축), 입력 강도 50 dB SPL 미만부터 소리가 작아지면 출력 음압이 급격하게 낮아진다(확장).

frequency response)하는 것이 듣기 환경 개선에 더 많은 도움을 줄 수 있다.

보청기 송화기가 받아들이는 소리의 범위(입력 가청 범위, input dynamic range: iDR)는 선형(linear) 보청기의 경우 40 dB에 불과하나 보청기에 따라 최대 100 dB에 이르기도 한다(Heo, 2009b; Heo, 2016a; Spahr, Dorman, & Loiselle, 2007; Zeng, Grant, Niparko, Galvin, Shannon, Opie, & Segel, 2002). 이렇게 받아들인 소리는 증폭기에 따라 음향이득을 폭넓게 제공할 수 있다. 그러나 음향이득을 적절하게 제공하더라도 소리가 커지면 출력 음압이 난청자의 불쾌역치에 도달할 수 있다. 보청기 증폭기는 압축과 함께 정점 절단(peak clipping) 등을 적용하여 최대 출력 음압을 억제하고 출력 가청 범위(output dynamic range: oDR)를 조절하여 보청기의 출력 음압이 어떠한 경우라도 난청자의 가청 범위에 들게 할 수 있다. 즉, 보청기는 소리를 단순하게 키워 주기만 하는 것이 아니라 압축이나 확장 등의 기능을 활용하여 원하지 않는 소리를 막아 말소리 이해를 돕기도 하고, 크고 불편한 소리를 차단하여 청각을 보호하기도 한다. 이식형 보청기 중 하나인 인공와우는 송화기 감도를 조절할 수 있다.

4. 맨귀 청력과 교정 청력

통상 '청력'이라 하면 개인의 청각기관이 들을 수 있는 가장 낮은 소리의 생리적 한계를 말하며, 맨귀가 듣는 청력이라는 의미로 'unaided hearing'이라고도 한다. 보청기를 사용하면 맨귀 청력과 비교하여 듣기 능력이 향상된다. 이렇게 보청기로 듣는 청력을 교정 청력(aided hearing)이라 한다. 교정 청력은 맨귀 청력보다 개선된 상태로 음성 언어를 들을 수 있고, 구어 음성 언어 활용 능력 향상에도 큰 도움이 된다. 그러나 교정 청력은 어떠한 장치를 사용하더라도 맨귀 정상 청력에 도달하기 어려우며, 정상 범위조차 도달하기 어려운 경우도 많다. 만약 교정 청력을 정상 또는 정상 범위에 도달시키기 위하여 무리한 음향이득을 사용한다면 증폭기 내부 잡음이 발생할 수 있고, 잔잔한 주변 잡음을 증폭하여 말소리 이해를 방해하는 칸막이 효과(baffle effect)가 생길 수 있다(Nichols Jr, 1946). 청력손실이 심한 경우 보청기가 청력손실 보상에 충분한 음향이득을 제공하지 못할 수도 있으며, 두 귀가 서로 간섭하여 얻을 수 있는 잡음 억제 효과(squelch effect)를 기대할 수 없는 등의 문제가 생길 수 있다. 이상적인 목표 교정 청력(target aided hearing)은 청력손실 정도, 난청 자각 정도, 환경 소음 크기, 보청기 내부 잡음 등에 따라 달라지는데, 대체로 미세 난청(slight hearing loss; 15~25 dB HL) 범위로 본다. 그러나 음성 언어 수용 한계를 고려하여 15~30 dB HL 정도로 보는 것이 일반적이다. 다시 말해서 교정 청력은 아무리 우수한 보청기를 사용하더라도 맨귀의 정상 범위(unaided WNL)에 도달할 수 없고, 교정 청력 정상 범위(aided WNL)([그림 2-5])에 이르지 못하는 경우도 많다. 교정 청력은 청각학 분야의 발전으로 보청기를 장착하기 전 충분히 예상할 수 있어서 목표 교정 청력을 미리 결정할 수 있다. 만약, 교정 청력이 정상 범위에 이르지 못하고 한계가 많을 것으로 예상된다면 목표 교정 청력을 이용한 기대치 조절과 사전 상담으로 보청기 사용 효과와 만족도를 높이는 것이 매우 중요하다. 기대치 조절 등은 청각적 정보와 함께 외이도 용적과 같은 신체적 특성, 성장 단계, 사회적 수요 등의 정보를 종합적으로 분석하여 접근하는 것이 좋다.

보청기를 사용한다는 것은 난청자가 지금보다 나은 소리를 들을 수 있게 한다는 것만을 의미한다. 오랜 시간 소리를 들어 왔던 사람들처럼 들릴 수 없을 뿐만 아니

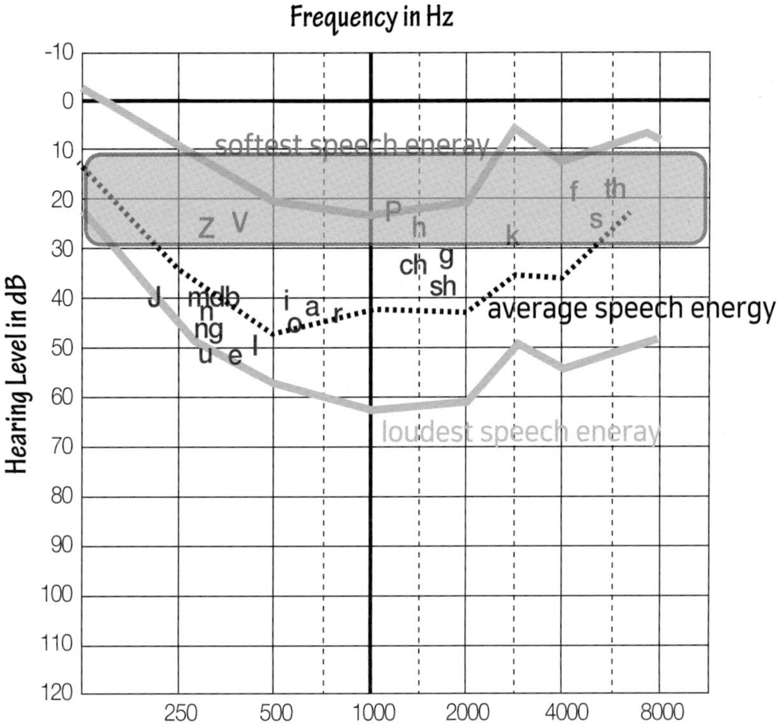

그림 2-5 교정 청력 정상 범위

라 소리만 들릴 뿐 뜻을 이해할 수 없을 수도 있다. 청력손실 정도, 난청 자각 정도, 난청 기간, 언어 습득 여부 등 다양한 요인이 이에 관여하며, 사용자의 주관적 만족도에도 영향을 줄 수 있다.

난청 정도만을 고려하면, 미세 난청, 경도 난청은 난청을 자각하지 못할 수도 있고, 자각하더라도 주변의 다양한 소리를 들을 수 있으며 구어 의사소통이 가능한 경우가 많다. 보청기는 교정 청력을 정상 청력 또는 정상 범위에 이르게 할 수 있으나 원하지 않는 일상의 잡음을 들리게 하여 거부감을 줄 수 있고, 증폭한 소리 품질이 청력이 보존된 맨귀로 듣는 것보다 나쁠 수 있다. 성공적인 보청기 사용을 위해서는 맨귀로 듣는 것보다 소리 품질이 못하다는 현실을 받아들이고, 학업이나 직업 등 특별한 이유로 작고 섬세한 소리까지 들을 필요가 있을 때 제한적으로 사용하겠다는 자세와 의지가 무엇보다 중요하다. 청각전문가는 구어 음성의 청각적 정보와 섬세한 의사소통의 관계, 보청기에 대한 올바른 이해, 보청기 적용과 한계, 필요한 상황에서 효과적인 도움을 받을 수 있는 전략, 난청자가 차분하게 실천할 수 있는 지속적인 사용 상담, 그리고 관련 분야 중재 등을 설계하는 것이 중요하다(Ahn & Heo, 2022; Heo, 2020; Kim & Heo, 2020). 이러한 절차를 잘 지키면 비로소 난청자의 주관적 만족도가 높아지고 삶의 질도 현저하게 개선할 수 있다(Heo, 2018a; Lee & Heo, 2016; Lee & Heo, 2021; Lee, Heo & Hwang, 2018; Kim, Jung, Lee & Heo, 2003; Son & Heo, 2018).

중등도 난청, 중등고도 난청은 상황 정보나 의사소통에 필요한 정보가 담긴 소리를 듣기에 어려움이 많아서 청력손실을 충분히 자각한다. 난청 자각은 청력손실 극복을 위한 의지를 높여 주면서 보청기 착용을 강력하게 희망하게 만든다. 이들의 교정 청력은 정상 범위(aided WNL)에 쉽게 도달할 수 있어서 주변의 다양한 소리를 듣는 것은 물론 음성 언어 의사소통에도 큰 도움을 받을 수 있다. 청력손실 보상 효과는 교정 청력이 aided WNL에 포함되거나 이에 근접할수록 높다.

고도 이상의 난청은 대부분의 말소리를 맨귀로 들을 수 없다. 보청기를 사용하더라도 교정 청력이 aided WNL에 들기 어려워서 음성 언어만으로 의사소통하기는 곤란한 경우가 많다. 청력손실이 농(profoundly deafness), 전농(totally deafness)에 이른다면 청각은 보청기를 사용하더라도 의사소통에서 중심 축(modality)이 될 수 없고, 초인종, 자동차 경적음, 화재 경보 등의 위험 신호를 전달하는 경보장치 역할에 머물 수 있다. 하지만 어떠한 경우라도 보청기 사용을 계속하면 감각을 통합(cross-modality)적으로 활용하는 총제적 의사소통(total communication) 과정에서 시너지 효과를 낼 수 있다. 아울러 보청기가 갖는 한계를 극복하고 고도 이상의 효과적 청각재활 도구로 자리매김한 인공와우 청각언어재활에도 긍정적 역할을 하게 된다.

이상에서 살펴본 것처럼 보청기는 때로 생명 보존을 위한 경보장치 역할에 머물 수도 있으나 교정 청력을 정상 범위 또는 aided WNL에 가깝게 개선한다. 개선된 교정 청력은 말소리 이해도를 높이고, 난청자가 듣고 이해하면서 대화에 적극적으로 임할 수 있게 한다. 대화에 임하는 적극적인 자세는 의사소통에 기여하고, 향상된 의사소통 능력은 난청자의 자존감을 높여 주어, 직업을 포함한 각종 사회적 참여를 높여 삶의 질을 개선할 수 있다.

보청기는 어떤 경우에도 사용을 포기하지 않아야 한다는 점을 다시 강조한다. 사전 기대치 조절과 청각언어재활 상담을 하지 않거나 실패한 경우는 물론 귀꽂이나 귀틀의 지나친 착용감, 증폭음의 되울림(howling), 과대 출력에 의한 불편 등의 사소한 문제들이 부정적 인상을 주고 보청기 사용을 포기하게 되기도 한다. 보청기 만족도는 부정적 인상이 적고 불편을 개선할수록 높아진다는 점을 명심하고 사용 교육과 상담 및 기술적 지원을 계속하여야 한다.

/ 제3장 /

청력도

보청기는 소리의 크기(강도, intensity)뿐 아니라 주파수도 함께 고려한다. 소리는 공기 중에서 매질인 공기 입자를 안정 상태에서 한 곳으로 모았다가(압축상, compression phase) 안정 상태로 되돌린 후, 흩어 퍼뜨렸다가[(희박상, rarefection phase) 다시 안정 상태로 되돌리면서 입자의 운동 축 방향으로 전파한다. 이렇게 공기 입자가 한 바퀴 순환하는 것을 주기(cycle)라고 하며, 주기는 때로는 빠르게 순환하기도 하고, 때로는 느리게 순환하기도 한다. 주파수는 이 주기가 1초마다 반복하는 횟수(cycle per second)로 정의한다. 주파수의 단위로는 Hertz를 사용하며, Hz로 표기한다. 1 Hz는 1초 동안 1주기, 1,000 Hz는 1초 동안 1,000 주기, 2,000 Hz는 1초 동안 2,000 주기가 반복되었다는 것을 의미한다. 이 단위도 다른 단위와 마찬가지로 숫자가 복잡해지면 간단히 표기하기 위해 kilo Hertz (kHz) 단위를 사용하여, 1,000 Hz를 1 kHz로, 2,000 Hz를 2 kHz처럼 표기한다. 주파수는 소리의 높낮이를 설명하는 물리적 용어이다(Heo, 2004; Heo, 2015d). '1장 청력의 정상과 정상 범위'에서 이미 설명한 것처럼 포먼트 주파수, 모음 변별 주파수 범위, 음소 분포, 자음 변별 주파수 범위 등을 고려하여 1,000 Hz를 중심주파수(critical frequency)로 정의한다. 중심주파수를 기준으로 숫자가 낮을수록 저음이라는 것을, 높을수록 고음이라는 것을 의미한다.

소리의 느낌은 기본적으로 높낮이(pitch), 크기(loudness), 장단(duration), 음색(timbre) 등으로 표현할 수 있다. 이를 물리적 척도로 표현하면 주파수(frequency), 강도(intensity), 지속시간(time), 복잡 정도(complexity) 등으로 쓸 수 있다. 이 중 사람의 청력을 순음청력도에 표시하고 정보를 널리 교환하는 것은 주파수와 강도이다. '1장 청력의 정상과 정상 범위'에서 가청 범위(dynamic range)는 사람이 들을 수 있는 소리 크기 범위라고 설명하였다. 마찬가지로 주파수도 사람이 들을 수 있는 범위가 있고, 이를 가청 음역(audible range 또는 audible frequency)이라는 용어로 사용한다. 순음청력도는 주파수를 가로축에, 강도를 세로축에 표시한다. 가청 범위는 피검자의 최소가청역치(HTL)부터 불쾌감을 느끼는 강도(불쾌역치, threshold of discomfort, uncomfortable loudness level)까지 세로축에 표시할 수 있다. 그러나 가청 음역은 순음청력도에 범위를 모두 표시할 수 없고, 음성 언어에서 중요한 주파수 범위 중 청력손실에 영향을 받는 대역만을 확인할 수 있다.

순음청력도에는 통상 주파수마다 최소가청역치만을 표기하는데, 여기에 불쾌역치를 표기하면 이차원 공간이 만들어진다. 이차원 공간 면적은 말소리 청취에

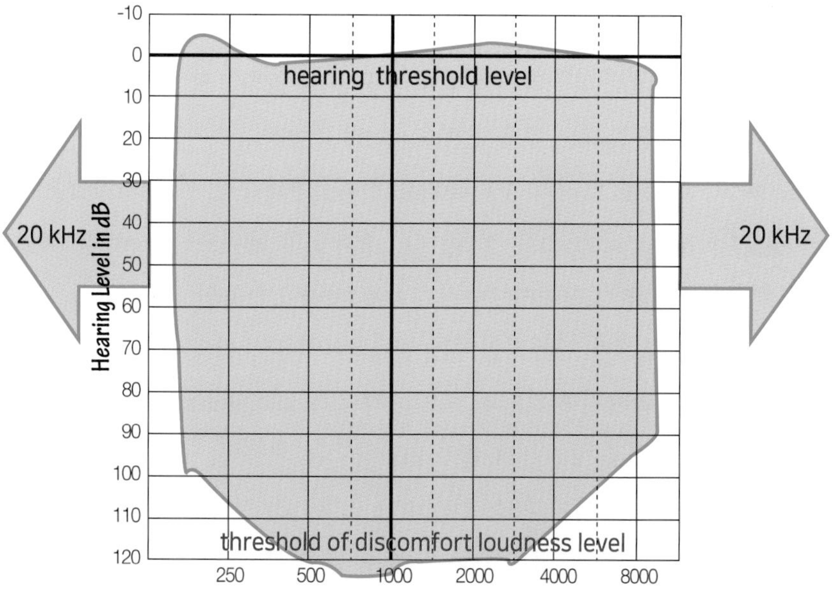

그림 3-1 순음청력도에서 최소가청역치(hearing threshold level)와 불쾌역치(threshold of discomfort loudness level)를 고려한 가청 영역(audible field)

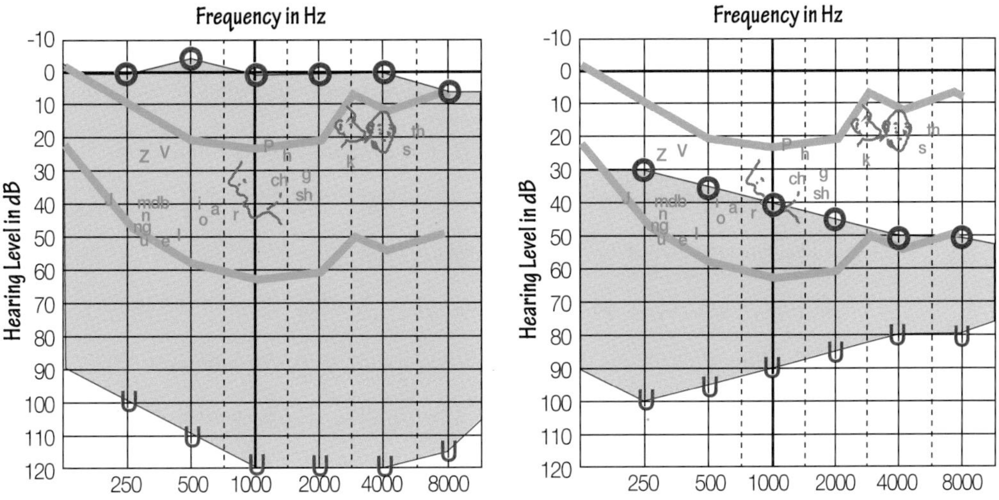

그림 3-2 정상 청력과 감각신경성 난청의 음성 언어 중심 가청 영역

서 의미를 둘 수 있는 음성 언어 중심의 가청 영역(audible field)이라 할 수 있다([그림 3-1]). 이미 설명한 것처럼 정확한 가청 영역은 20 Hz 이내부터 20 kHz 이상까지 검사하여야 알 수 있다. [그림 3-1]을 보면, 순음청력도 위로 음영 표시된 영역이 있다. 영역의 위쪽은 최소가청역치를, 아래쪽은 불쾌역치를 의미하며, 청력검사기가 출력할 수 있고 검사가 가능한 범위의 소리를 들을 수 있다는 것을 의미한다.

일부 감각성 난청(cochlear/sensory hearing loss)은 누가현상(recruitment phenomenon)으로 최소가청역치가 높아지고 불쾌역치가 낮아지면서 가청 범위가 줄어들고, 이로 인해 가청 영역도 좁아진다([그림 3-2]). [그림 3-2]을 살펴보면, 왼쪽의 정상 청력도와 달리 오른쪽 청력도는 음영 표시된 영역 위쪽에 있는 최소가청역치가 30부터 50 dB HL까지 손실이 있다. 청력손실에도 불구하고 불쾌역치는 100부터 80 dB HL 범위로 더 낮아진 것을 볼 수 있다. 이러한 양상의 가청 영역은 전형적인 누가현상에 의한 감각성 난청일 때 나타난다.

청각민감증(hyperacusis)이나 소리공포증(phonophobia)의 경우 최소가청역치는 정상 범위에 머물고 있지만 소리에 과민하게 반응하면서 불쾌역치가 낮아지고, 이로 인해 가청 영역이 좁아진다([그림 3-3]). [그림 3-3]을 살펴보면, 마찬가지로 왼쪽의 정상 청력도와 달리 오른쪽은 최소가청역치가 모두 0 dB HL 범위에 있으나 불쾌역치가 80부터 60 dB HL 사이로 낮아진 것을 볼 수 있다. 이와 같이 불쾌역치만 낮아진 경우가 청각민감증, 소리공포증이라는 것을 암시한다.

이상에서 설명한 누가현상을 동반한 감각성 난청, 청각민감증, 소리공포증은 보청기를 이용한 청각재활로 극복할 수 있다(Heo, Kang, Ko, & Jung, 2004).

소리는 가청 음역 내에서 서로 다른 주파수를, 가청 범위에서 서로 다른 강도를 그 미세한 차이까지 구분할 수 있어야 한다.

주파수의 서로 다른 차이를 알 수 있는 능력을 주파수 분해능(frequency selectivity, difference limen of frequency)(Micheyl, Xiao, & Oxenham, 2012; Moore & Ernst, 2012; Sek & Moore, 1995)([그림 3-4])이라 한다. [그림 3-4]를 보면 위쪽의 경우 주파수가 음계 단위로 가지런하게 분포한 것을 볼 수 있으나 아래의 경우 음계 단위임에도 불구하고 규칙적인 패턴을 볼 수 없다. 특정 유모세포가 손상되어 사각지대(dead region)가 생기면 우회 채널이 없는 와우 특성상 해당 주파수를 들을 수 없다. 따라서 이와 같은 양상으로 주파수 분해능이 낮아진다.

강도의 서로 다른 차이를 알 수 있는 능력을 강도 분해능(difference limen of intensity)(Jerger, Shedd, & Harford, 1959; Long & Cullen Jr, 1985)([그림 3-5])이라 한다. [그림 3-5]를 통해 살펴보면 청력손실이 없다면 오른쪽 그림처럼 가청 범위 내 소리를 충분하고 일정한 간격을 두고 소리 크기를 인지할 수 있다. 그러나 청력손실

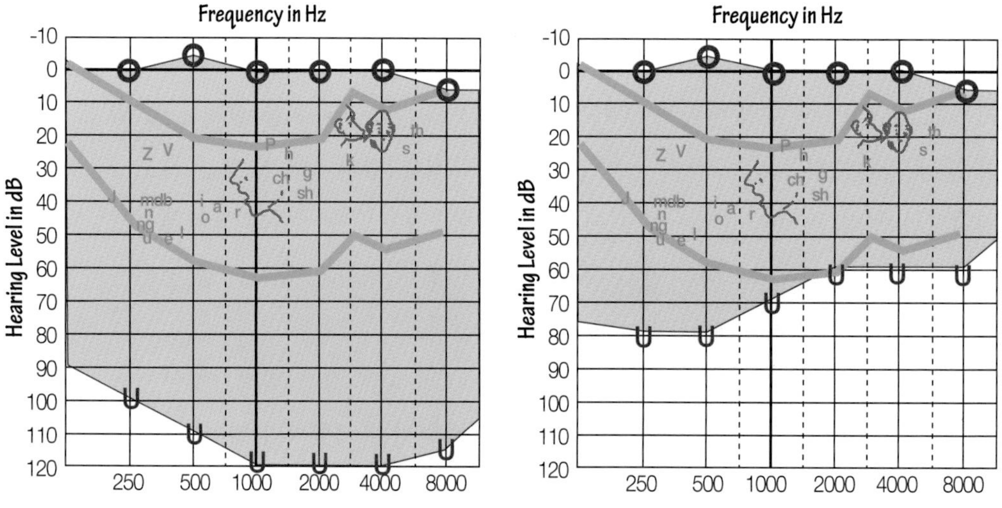

그림 3-3 정상 청력과 청각민감증의 가청 영역

이 생기면 오른쪽 그림처럼 가청 범위가 좁아지면서 인지할 수 있는 소리 간격도 좁아지고 일정하지 않게 된다. 소리는 일정한 강도와 지속시간을 갖고 안정적으로 전파되지 않고, 매 순간 발생하여 매우 짧은 간격으로 끊어졌다가 다시 들리기를 반복할 수도 있다. 시간 축에서 소리의 이러한 변화를 구분하는 능력을 시간 해상도(temporal resolution)(Dooling, Leek, Gleich, & Dent, 2002)라 한다. 주파수 분해능, 강도 분해능, 시간 해상도는 내이 유모세포에서 미세하게 구분(microstructure, fine structure)하는 것을 시작으로 두 귀로 듣고 양이 합산(binaural summation), 잡음 억제(binaural squelch), 양이 작용(binaural interaction)하면서 생리학적으로 강화된다(Avan, Giraudet, & Büki, 2015). 청력손실은 가청 음역, 가청 범위, 가청 영역을 모두

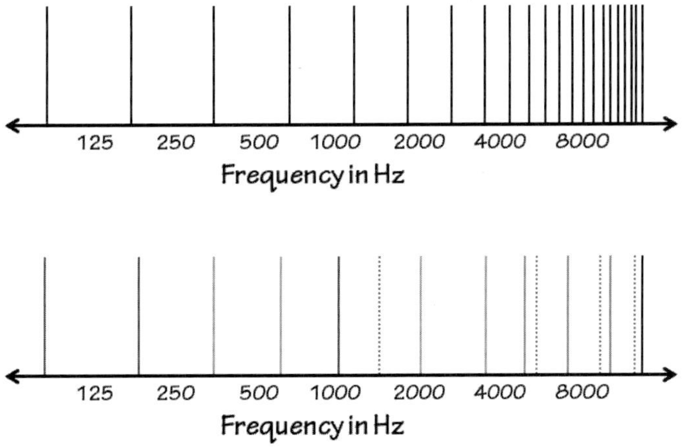

그림 3-4 정상 청력(위)과 청력손실(아래)에서 주파수 분해능 비교

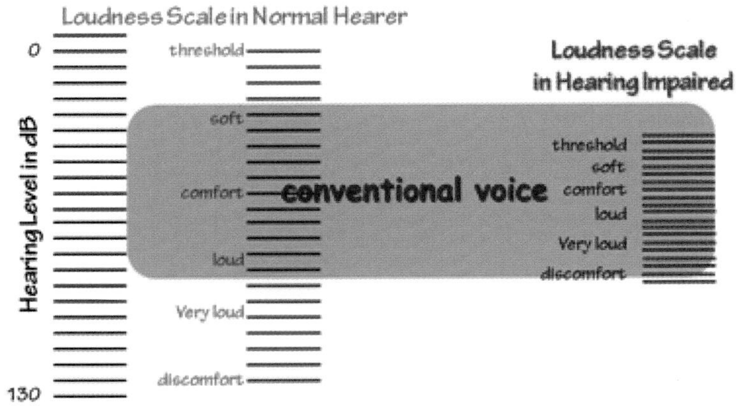

그림 3-5 정상 청력(왼쪽)과 청력손실(오른쪽)에서 강도 분해능 비교

좁게 하고, 합산, 잡음 억제, 간섭 등의 효과를 극적으로 낮아지게 한다.

청력도는 주파수마다 최소가청역치로 청력손실 정도를 알 수 있고, 청력도상 주파수 사이의 역치 관계를 기준으로 상승형(ascending pattern), 하강형(descending pattern), 중간음역 손실형(mid frequency hearing loss, cookie bite pattern), 계곡형(dip pattern) 등과 같은 청력손실 양상(pattern of hearing loss)을 알 수 있다. 청력손실이 한 귀에 국한한 경우 편측성 난청(unilateral hearing loss), 두 귀 모두에 있지만 그 정도에서 차이가 있는 비대칭성 양측성 난청(bilateral asymmetry hearing loss)과 청력손실이 같은 대칭성 양측성 난청(bilateral symmetry hearing loss) 등으로 표현할 수 있다. 청력손실이 편측성이거나 비대칭성 양측성으로 최소가청역치가 서로 다르면 두 개 이상 서로 다른 소리의 주파수와 강도, 시간적 차이 등을 선별하는 데 어려움이 따를 수 있다. 따라서 보청기는 편측성이더라도 보청기를 사용하여 맨귀와 교정 귀가, 두 귀 모두 사용하여 두 귀가 비슷하게 들을 수 있도록 교정 청력의 균형을 도모해야 한다(Gordon, Henkin, & Kral, 2015). 아울러 디지털 신호 처리(digital signal processing) 방식 보청기인 경우 두 귀에 신호 처리 시간이 일치하는지도 검증(verification)해야 한다.

가청 영역에서 두 귀 교정 청력의 불균형은 청력도상 보통 말소리에 담겨 있는 장기 추적 음소 평균 스펙트럼(long term average speech spectrum: LTASS)(speech banana)(audiblity index, articulation index)(Byrne, Dillon, & Tran, 1994; Cornelisse, Gagnńe, & Seewald, 1991; Noh & Lee, 2012)([그림 2-5], [그림 3-6])과 관련하여 두 귀가 서로 다르게 처리하면서 이해를 어렵게 할 수 있다. 이 외에도 에너지가 큰 저음역 성분이 고음역을 간섭하는 상향차폐(upward spread masking)([그림 3-7])(Martin & Pickett, 1970; Oxenham & Plack, 1998; Yasin & Plack, 2005), 반대로 고음역 에너지가 저음역을 간섭하는 하향차폐(downward spread masking)(Ehmer, 1959; Spieth, 1957), 갑자기 발생한 강한 소리가 소멸한 직후 뒤이어 따라 오는 소리에 영향을 주는 전방 차폐(forward masking)와 반대로 소리가 갑자기 커질 때 소리가 생기기 바로 앞 시간에 영향을 주는 후방 차폐(backward masking)(Elliott, 1971; Harris & Dallos, 1979; Jesteadt, Bacon, & Lehman, 1982; Oxenham, 2001)([그림 3-8]) 등에 영향을 받아 교정 어음이해도가 기대했던 것보다 낮아질 수 있다.

[그림 3-6]은 장기 추적한 음소의 평균 스펙트럼을 고려하여 순음청력도상 위치

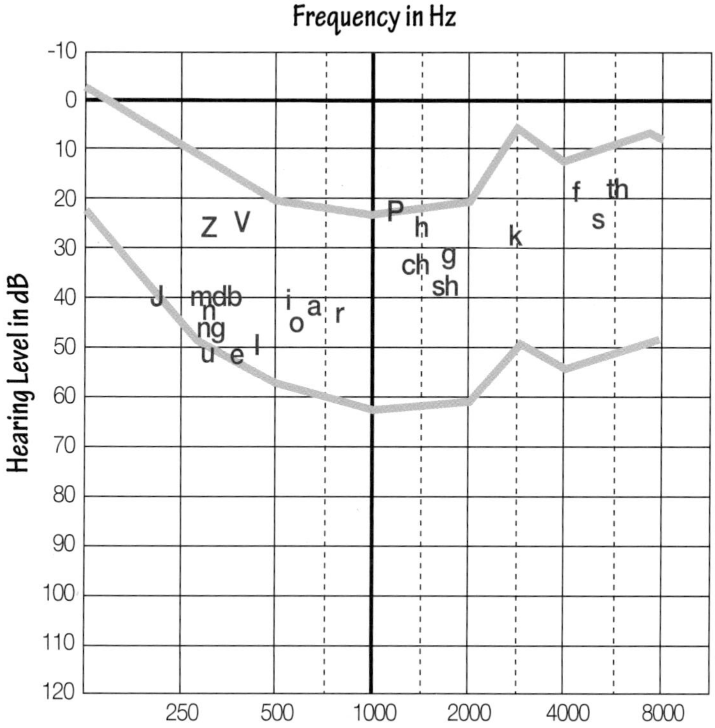

그림 3-6 **장기 추적한 평균 스펙트럼을 고려한 순음청력도상 음소 분포**

를 그린 것이다. 순음청력도상 0부터 20 dB HL 범위의 불규칙한 선은 작은 말소리의 에너지(softest speech energy)를, 20부터 60 dB HL 범위에 그려진 불규칙한 선은 큰 말소리 에너지(loudest speech energy)를 각각 의미한다. 보통 말소리 에너지는 두 선의 중간 정도인 평균 40 dB HL 정도이다. 음소 분포는 대부분 모음이 1,000 Hz 이하 주파수에 분포하고, 2,500 Hz 이하에 유성 자음이, 2,500 Hz 이상에 무성 자음이 분포한다.

[그림 3-7]은 상향차폐를 설명하는 그림으로, 가로축이 주파수(Hz), 세로축이 음강도(dB)이다. 위쪽은 누가현상(recruitment phenomenon)이 있는 고음역에 한정한 감각성 난청의 가청 영역(audible field)을 표시한 것이다. 500 Hz 정도까지는 최소가청역치와 가청 범위가 정상 범위에 있으나 1,000 Hz 이후부터 최소가청역치가 상승하고 불쾌역치가 낮아지면서 가청 범위가 현저하게 좁아지는 것을 보여 준다. 아래쪽은 보청기 사용으로 저음역 에너지 일부가 고음역을 침범하면서(빨강 실선의

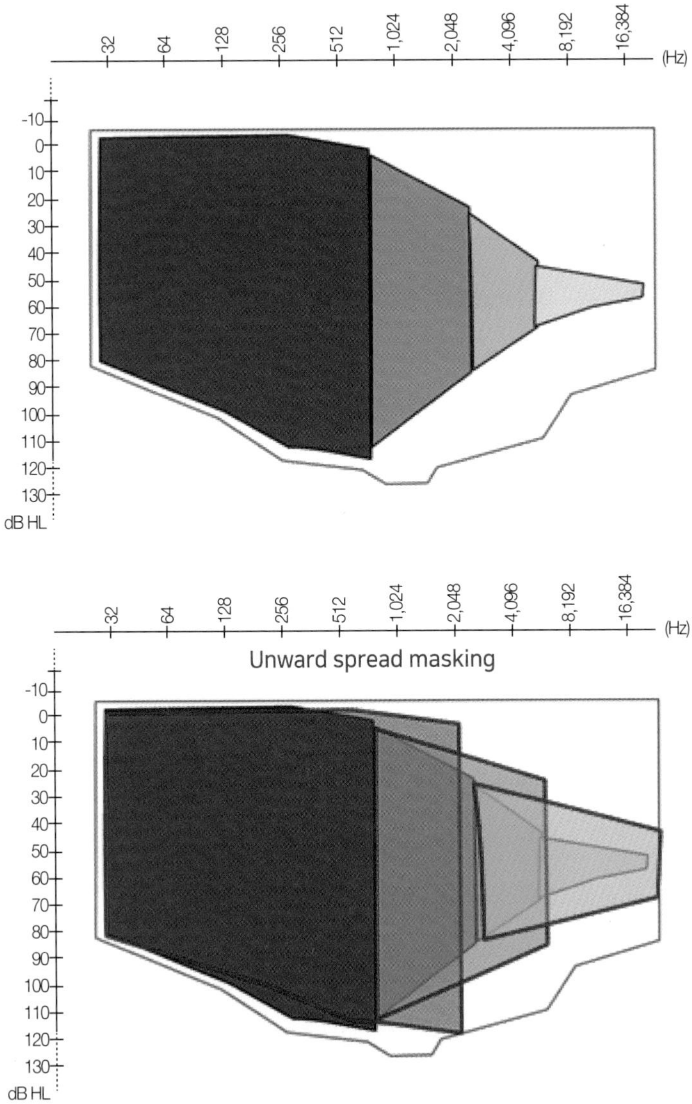

그림 3-7 **상향차폐**

테두리선) 고음역이 덮히는 모습을 표시한 것이다. 이와 같이 저음역 에너지가 고음역에 영향을 주는 현상을 상향차폐라 한다.

[그림 3-8]은 전방 차폐와 후방 차폐를 설명하는 그림이며, 가로축은 시간(ms)이며 세로축은 음강도(dB)이다. 위쪽은 '대구대'라는 말소리를 세 음절 모두 비슷한 크기로 말한 경우이다. 그러나 아래쪽은 마지막 음절 '대'를 갑자기 크게 말한 경우이

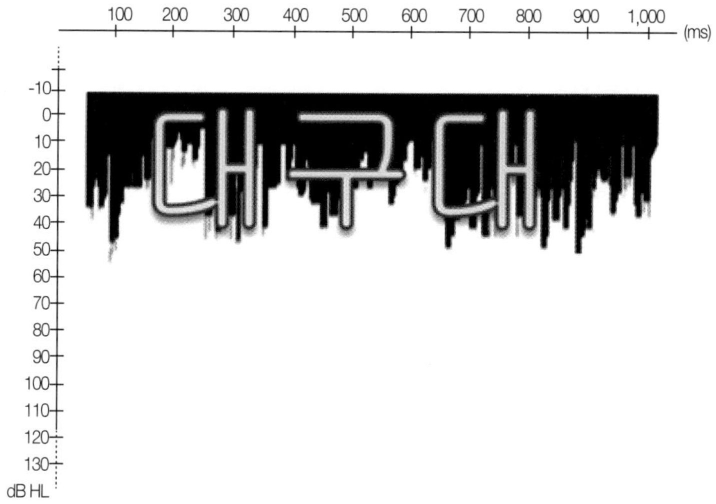

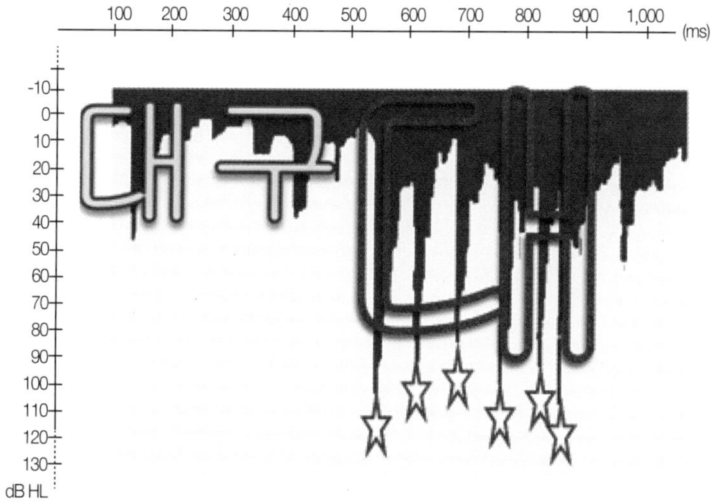

그림 3-8 **전방 차폐와 후방 차폐**

다. 이때 크게 말한 음절은 세 번째 음절 '대'는 발성을 시작하기 전부터 지각할 수 있고, 발성을 마친 후에도 남아 있다. 이와 같이 발성 시작 전부터 영향을 주는 현상을 전방 차폐라 하고, 발성을 마친 후 영향을 주는 현상을 후방 차폐라 한다.

의사소통은 느끼고, 생각하고, 지각한 것을 음성 언어는 물론 다양한 비언어적 수단과 방법으로 전달하는 과정이다. 단순히 전달만 하는 것은 아니다. 상대가 공감하고, 상대가 자신의 주장에 대해 흔쾌히 '그래!'라고 대답할 수 있어야 한다. 이 과정에서 청각은 60% 정도가 그 역할을 담당한다(Treasure, 2011). 따라서 배려와 존중으로 솔직하게 표현하는 것이 무엇보다 중요하고, 말소리를 공감하면서 마음으로 듣는 것이 무엇보다 중요하다. 소통이라고 하는 것은 상대와 말(마음)을 주고받겠다는 의지가 필요하며, 대화에 대한 설렘과 기대가 있어야 한다. 이를 위해 상대를 바라보면서 듣고 있다는 자세를 보여 주어야 하고, 소통에 필요한 서로의 신념과 가치관 언어, 문화 등 다양한 배경을 공유하여야 한다. 의사소통 과정에서 이렇게 올바른 자세로 마음을 다하여 듣고 그 의미를 해석하는 것을 경청(listening)이라 한다. 보청기는 청력손실이 있는 지금 순간보다 더 잘 듣게 해 주는 보조기일 뿐이다. 말소리만을 선택해서 더 잘 들려주는 것도 아니고 주변의 모든 소리를 크게 해 줄 뿐이다. 단지 그뿐이다. 청력손실이 없는 사람의 네 사람 중 한 명 정도만 대화에 집중(경청)한다. 보청기가 교정 정상 범위나 목표 교정 청력에 도달하더라도 말소리를 듣고, 이해하면서 소통하는 것은 전적으로 사용자의 경청에 의존한다. 청각언어재활 전문가는 이러한 점을 사용자가 이해하고 보청기로 듣기 어려운 순간에도 자존감을 가지고 자신만의 방식으로 자신 있게 소통에 참여할 수 있도록 응원하고 지원하는 건강한 자세와 소양을 갖추어야 한다.

/ 제4장 /

보청기 구조

1. 회로로 보는 보청기 구조

보청기는 말소리를 크게 하는 확성장치이며, 전기식 증폭기를 사용하는 보청기는 송화기(microphone), 증폭기(amplifier), 수화기(receiver), 전지 등으로 구성된다. 송화기는 말소리를 전기로 바꾸고, 증폭기는 전기 신호의 진폭을 크게 한다. 수화기는 진폭이 커진 전기 신호를 음성 신호로 바꾸어 주는 역할을 한다. 보청기 구성은 다소 복잡하게 느껴질 수 있으나 기호를 사용하여 간단한 회로로 표시할 수 있다. 송화기는 박막을 상징하는 '|'과 동그라미를 더하여 |○를, 증폭기는 세모를 전기 흐름 방향과 같이 오른쪽으로 눕게 한 ▷를, 수화기는 스피커 모양을 한 |K|를 사용한다. 따라서 전통적인 아날로그 보청기의 회로도는 [그림 4-1]과 같이 완성할 수 있다.

음향관 보청기는 전기식 증폭기를 사용하는 보청기와 달리 집음관(공명관)과 도음관을 사용한다. 작동 원리는 공기 중으로 전파되는 소리를 집음관인 깔때기로 모으고 지름이 좁아진 도음관을 이동하면서 매질 밀도가 높아지게 하는 원리이다(Donskoy & Cray, 2011). 이를 회로도로 그린다면 송화기와 수화기가 필요 없고 증

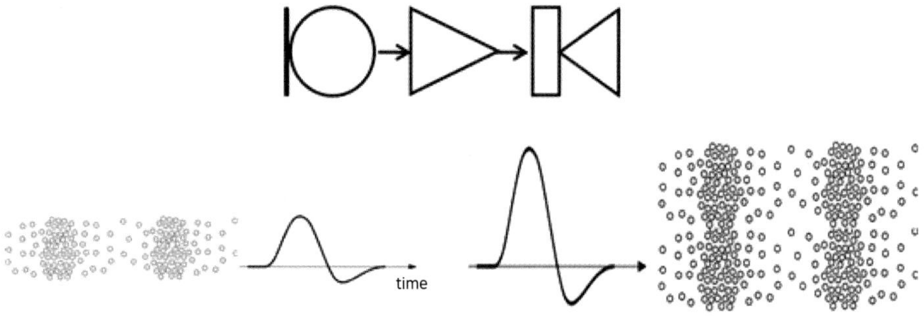

그림 4-1 아날로그 보청기 기본 회로도(구조)와 소리 에너지 변화

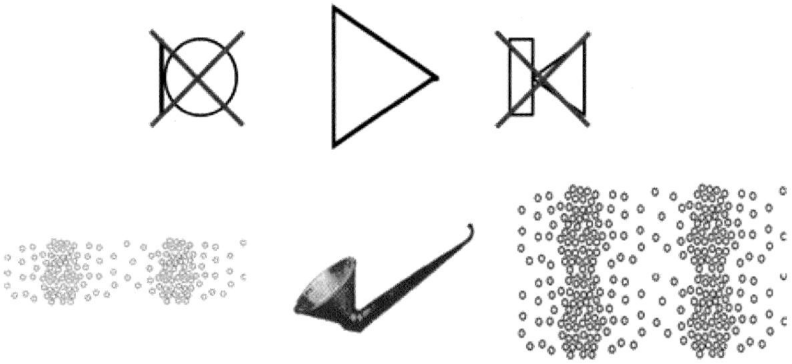

그림 4-2 음향관 보청기 기본 회로와 소리 에너지 변화

폭기만 표시할 수 있다([그림 4-2]).

청력손실은 음역마다 차이가 있다. 보청기에서 음역마다 다른 청력손실을 반영할 수 있는 기술이 다채널(multi-channel) 또는 다밴드(multi-band)의 적용이다. 아날로그 보청기에도 이를 적용할 수 있다. [그림 4-3]은 텔레코일이 있는 4채널/밴드 압축 보청기를 설명하는 그림이다. [그림 4-3]의 왼쪽부터 위로 송화기가 있고, 바로 아래로 텔레코일(telecoil, audiocoil)( )이 있으며, 이들 입력장치는 스위치를 조작하여 따로 또는 함께 사용할 수 있다. 이어서 입력 음압 강도를 기준으로 압축하는 증폭기( )를 지나, 고역 통과(high pass)( ), 두 개의 대역 통과(band pass)( ), 저역 통과(low pass)( ) 필터를 이용하여 4채널 또는 4밴드로 나눈다. 이후 개별 채널/밴드마다 이득( )과 압축을 조절하면서 증폭한다. 각 채널/밴드에서 최대 출력 음압을 정점 절단( )한 후, 한 곳으로 모아( ) 이득을 조절하여 수화기를

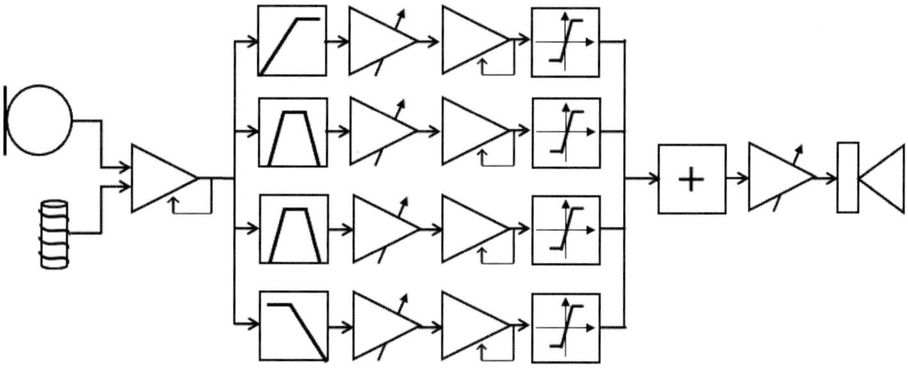

그림 4-3 텔레코일이 있는 4채널 압축보청기 구조

보낸다.

최근 보청기는 대부분 디지털 신호 처리 기술을 사용한다. 보청기에서 디지털 기술은 아날로그 신호를 디지털로 변환하면서 시작한다. 아날로그 신호는 소리 세기를 세로축(Y)으로, 시간 변화를 가로축(X)으로 각각 표시한다. 이를 디지털로 변환하기 위해서는 1초를 16,000 (16 kHz)또는 32,000 (32 kHz) 정도로 나누고(표본화, sampling) 각각의 단위마다 소리 세기를 이진수로 변환한다(양자화, quantization). 이러한 기술이 적용된 디지털 신호 처리 보청기는 출력 음향의 특성을 디지털 신호 처리기(DSP)가 맡아 증폭기를 대신한다. 청력손실 특성을 반영하여 조절한 디지털 신호는 다시 아날로그 신호로 바꾸어 수화기를 출력한다. 이를 회로도로 표시하면 송화기와 수화기는 같고 증폭기 대신 신호처리기를 넣는다. 아날로그 신호를 디지털 신호로 변환하거나 반대로 디지털 신호를 아날로그 신호로 바꾸는 변화기는 (▶|)로, 디지털 신호 처리기는 DSP 로 각각 표시한다([그림 4-4]).

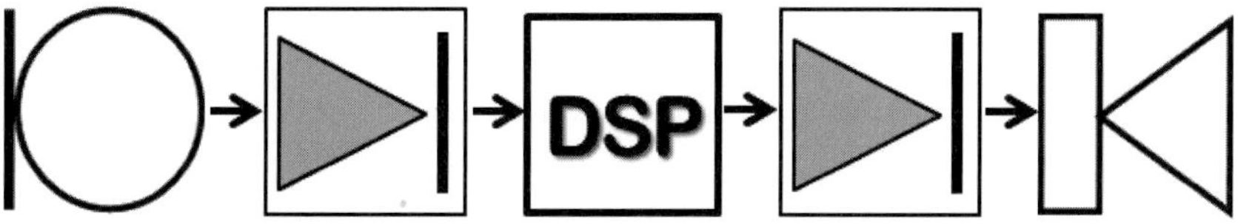

그림 4-4 디지털 신호 처리 보청기 기본 회로도(구조)

4채널/밴드 압축 방식 아날로그 보청기에서 설명한 것처럼, 주파수마다 서로 다른 청력손실 특성은 여러 개의 채널이나 밴드를 사용하여 반영할 수 있다. 이렇게 주파수 대역을 나누는 것은 아날로그 방식보다 디지털 방식이 훨씬 정교하고 효과적이다.

[그림 4-5]는 주파수 대역을 네 개의 밴드로 나누었지만 하나의 채널로 처리하는 1채널 4밴드 디지털 신호 처리 방식의 보청기이고, [그림 4-6]은 4채널 4밴드 디지털 신호 처리 방식의 보청기이다. 현재의 보청기 기술은 더 많은 채널(16 또는 22)까지 사용하여 청각재활 효과를 높여 주고 있다.

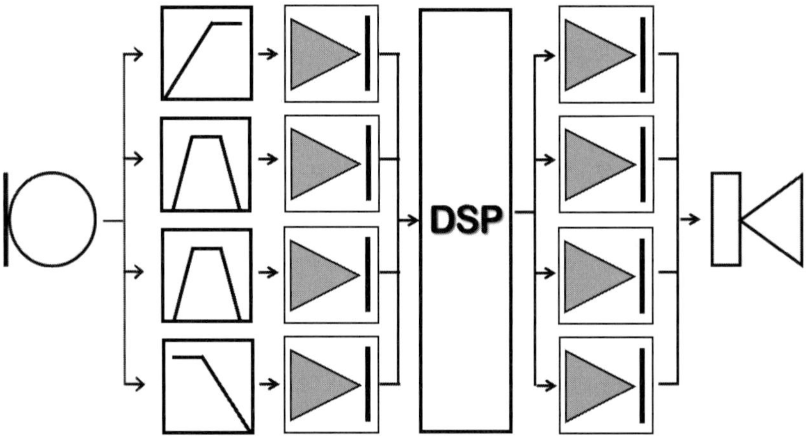

그림 4-5 1 채널 4 밴드 디지털 보청기

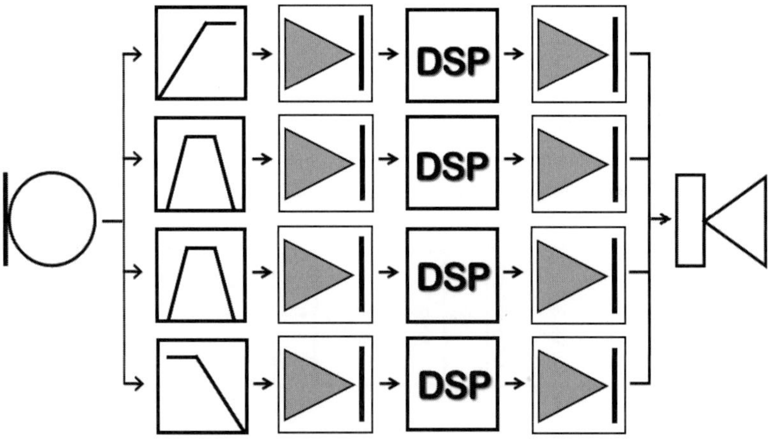

그림 4-6 4 채널 4 밴드 디지털 보청기

개인 휴대용 보청기는 대부분 이들 구성을 하나의 틀(shell) 안에 넣는데, 최근에는 하나의 모듈로 제작하거나 필요에 따라 다르게 분리하기도 한다. 이식형 보청기와 청각 보조 장치(assist listening device: ALD)는 목적에 따라 서로 분리할 수 있다. 구성품을 분리하는 경우 구성품 사이는 유선 또는 무선으로 신호를 중계한다.

2. 송화기

전기적 보청기의 출현과 발전은 송화기(microphone)의 크기 및 성능 개선과 밀접하게 관련된다. 1800년대 후반 카본 소재 송화기가 처음 개발되면서 전기식 보청기 시대를 열었고, 이후 1900년대 초반 크리스탈, 진공관, 1950년대 트랜지스터, 1960년대 집적회로 등으로 진화하면서 지금의 소형 귓속형 보청기로 진화한 것이다. 보청기는 대부분 음성 신호를 직접 받아 전기 신호로 변환한 다음 증폭하는데, 유도된 자기장 신호(유도파, induction loop)를 받아 전기 신호로 변환하거나 전기 신호를 유선으로 직접 받아(direct audio input: DAI) 증폭하기도 한다. 유도 자장은 보청기에 내장된 코일 뭉치(telecoil, audiocoil)로 받아들인다.

송화기는 소리를 전기 신호로 변환하며, 보청기마다 한 개 이상의 송화기를 틀 안에 넣어 사용한다. 때로는 송화기를 본체와 분리하여, 한 귀에는 송화기를 나머지 한 귀에는 본체를 착용하기도 한다(contralateral routing of signal: CROS). CROS 방식은 편측성 또는 청력손실 차이가 심한 비대칭성 난청의 청력손실 보상에 유리하다. 송화기는 음성 신호를 직경이 얇은 관(tube)으로 받아들이고(sound inlet), 박막(diaphragm)이 이를 수용하는데, 박막이 놓인 공간 용적에 따라 4~5 kHz 범위에서 공명(Helmholtz resonator)이 생길 수 있다. 출력 음압 곡선에서 정점이 나타나는 것은 이와 관련된다.

송화기는 소리가 오는 방향에 따라 감도를 달리하기도 한다(극성 감도, polar sensitivity). 극성 감도를 기준으로 송화기를 달리 구분하기도 한다. 만약, 사방으로부터 오는 말소리를 같은 감도로 받아들이면 무지향성(omnidirectional) 송화기라 하고, 송화기의 음향 입력 도음관 입구가 향하고 있는 방향의 말소리를 더 민감하게 받아들이면 지향성(directional) 송화기라고 한다. 지향성 송화기는 앞쪽의 소리에 감도가 가장 높고, 좌우와 뒤쪽의 소리에 감도가 낮을수록 좋다. 소리는 머리의 간섭을 받으면 이를 피해 돌아간다(회절, diffraction). 회절은 소리 주기(cycle)에서 파장(wavelength)이 두개골의 직경보다 짧은 고주파수일수록 많아진다. 당연하게도 방향성은 고주파수일수록 커진다. 이 외에도 두 개의 송화기 박막(입력단, sound inlet)을 서로 다른 방향으로 두고, 앞쪽으로 향하는 첫 번째 송화기와 뒤쪽으로 향하는 두 번째 송화기의 차이를 이용하거나 두 번째 송화기의 전기적 신호를 지연시키는 방법으로 앞쪽의 소리를 강조하는 이중 송화기(dual microphone)로 방향성을 높이는 방식도 있다([그림 4-7]). 이중 송화기는 신호대잡음비를 3~5 dB 정도 개선할 수 있다.

개인 휴대용 보청기는 구성품들이 매우 좁은 공간에 놓인다. 만약 구성품의 위치가 다소 변경되거나 고정에 문제가 생기거나 또는 보청기 틀이나 귀꽂이가 외이도에 맞지 않더라도 소리 되울림(howling)이 생길 수 있다. 구성품 위치나 틀의 문제로 생긴 되울림은 다른 사람도 들을 수 있으나 쉽게 해결할 수 있다. 보청기 사용 중에는 두개골과 이개(pinna)의 구조상 특성과 송화기가 이들 사이에 놓여 공기 역학적 영향으로 원하지 않는 소리가 생기기도 한다. 이 문제는 보청기 착용 중인 사용자만 들을 수 있으며, 바람 차단 장치(wind screen) 등으로 해결할 수 있다. 방송용 음향 장치는 작동하는 도중에 간간이 '지-잉'과 같은 소리를 내기도 한다. 보청기도 이러한 잡음이 발생할 수 있다. 정상적인 경우는 송화기 감도(sensitivity)나 음향이득이 높은 것이 원인이다. 전기 신호로 바뀐 말소리 신호는 전치 증폭기를 지난 후, 주 증폭기가 증폭하여 생긴 소리(내부 잡음, interanl noise, random electrical noise)이다. 내부 잡음은 커플러(coupler) 전기음향특성(electroacoustic characteristic)

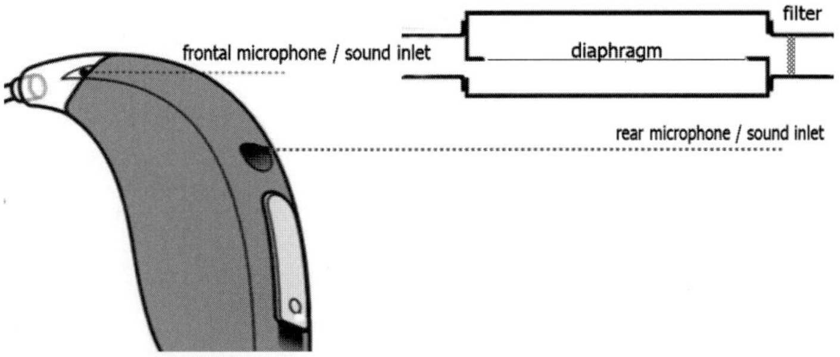

그림 4-7 이중 송화기(dual microphone) 구조

을 검사하여 문제 해결 방안을 찾아야 한다. 비정상적인 경우는 대체로 노후와 관련이 많다. 보청기 송화기는 땀에 약해서 오래 사용하면 땀에 의해 손상될 수 있고, 송화기가 손상되면서 내부 잡음이 생기기도 한다. 내부 잡음의 원인이 송화기 노후라면 교환하여 문제를 해결할 수 있다.

3. 증폭기

증폭기(amplifier)는 작은 소리를 키워(증폭, 음향이득), 난청자가 말소리를 듣는데 도움을 주는 핵심장치이다. 증폭은 주파수마다 물리적인 음압 차이로 저주파수 대역보다 고주파수 대역에서 더 크게 증폭할 수 있으나 실지 음향이득은 귀틀이나 귀꽂이가 외이도를 막아 생기는 삽입손실(insertion loss)([그림 6-10])이 생기고, 그만큼 낮아진다. 주파수마다 음향이득은 보통 말소리 크기에서 충분하게 높아야 하지만 어떠한 경우라도 최대 출력은 불쾌역치보다 낮아야 한다. 즉, 가장 낮은 출력부터 최대 출력까지 범위를 말하는 출력 가청 범위(oDR)를 보청기 사용자의 가청 범위(dynamic range)와 일치시키는 것이 중요하다. 증폭기의 기술적 발전은 이러한 기본 개념을 바탕으로 진보하였다.

말소리는 단지 손바닥을 모아 귀 뒤로 대는 것만으로도 증폭할 수 있다. 증폭은 도구를 사용하지 않아도 가능하다. 원뿔 모양의 관으로도 증폭할 수 있으며 이를 음향관(acoustic horn)이라 하며(Buiat, Bonsi, Bruschi, Fimiani, Piotto, & Stanzial, 2014; Donskoy & Cray, 2012), 원시적인 형태이나 가장 자연스러운 증폭기 중 하나라 할 수 있다. 만약 원뿔의 밑면에 해당하는 가장 큰 입구 직경이 7 cm 정도, 도음관 길이가 20 cm 정도인 음향관이라면 경도에서 중등도에 이르는 완만한 하강형 청력손실을 무난하게 보상할 수 있다.

현존하는 보청기는 전기적 증폭기를 사용하며, 증폭기는 송화기가 변환한 전기 신호를 건전지 용량 허용 범위에서 키울 수 있다. 정현파를 두고 설명하면, 증폭은 가로로 놓인 시간축 정보인 주파수는 변하지 않고, 세로로 놓인 강도 축의 진폭만 원하는 만큼 키우는 것이다. 증폭기는 진폭을 키운 후, 최대 출력을 처리하는 방식에 따라 class A, B, C, D, E, … 등으로 등급을 다르게 구분한다. 보청기 출력은 입

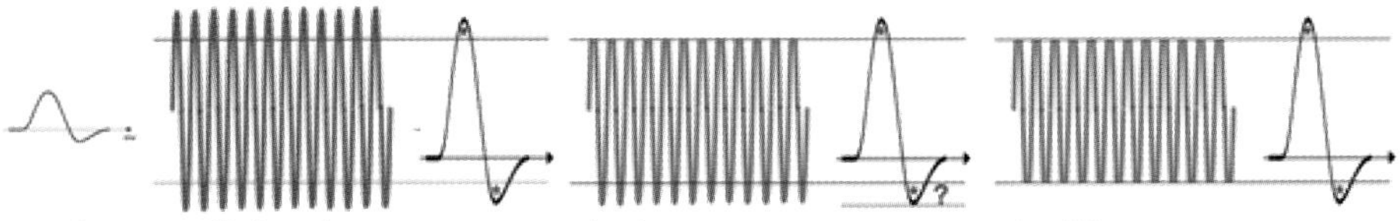

그림 4-8 왼쪽부터 원음, 증폭음, A-, B-/D-class 정점 절단(peak clipping)

력 음압이나 증폭된 출력 음압이 건전지 최대 용량에 이르면 진폭이 더 커지지 않고 정점 부분이 잘린다(peak clipping)([그림 4-8]의 세 번째, 네 번째). 이렇게 더 이상 증폭하지 못하고 잘린 구간은 입력 음의 주파수 특성이 일부 소실된다. 이 과정에서 생기는 왜곡을 배음 왜곡(화음 왜곡, harmonic distortion)이라 한다. 보청기의 증폭기 등급은 이를 처리하는 방식에 따라 class A, B, D, … 등으로 진화하였다.

[그림 4-8]을 살펴보자. 맨 오른쪽 정현파 하나만 있는 그림은 증폭하지 않은 원래 말소리이다(original). 두 번째부터 네 번째까지 그림에서 상단과 하단에 있는 빨강 수평 직선은 출력 한계 또는 출력 제한의 폭이다. 두 번째 그림은 증폭하고 출력을 제한하지 않은 상태이다(amplified sound). 세 번째 그림은 정점(peak)과 골(trough) 중 정점만 절단한 상태이며(class A), 마지막 그림은 정점과 골을 모두 절단한 상태이다(class B, class D).

class A 증폭기는 2개의 진공관을 대칭으로 배치하여 증폭하는 방식이다. 증폭기에는 늘 일정한 전류가 흐르고 있으며, 음성 신호가 들어올 때 증폭한다. 이러한 작동 과정을 그림으로 표시하면 서로 밀고 당기는 것처럼 보여서 push-pull 증폭기라고도 한다. 기저선을 중심으로 위쪽의 신호만을 증폭하여 효율이 낮고, 최대 출력도 기저선 위쪽의 정점만을 차단하여 화음 왜곡도 크다([그림 4-8]의 세 번째).

class B 증폭기는 class A와 마찬가지로 push-pull 증폭기로, 주기의 반만 증폭하는데, 컬렉터를 이용하여 입력이 있을 때만 작동한다. class A에 비하여 높은 출력을 구현할 수 있으나 증폭기의 크기가 커지고, 출력 음압의 왜곡이 많아진다. 기저선 변동에 영향을 받아서 때로 정점만 또는 골만 절단하기도 하며, 비교적 낮은 주파수 증폭에 유리하다([그림 4-8]의 세 번째).

class D 증폭기는 신호의 진폭에 따라 펄스의 폭을 넓게 하거나 좁게 하여 증폭하는 방식으로 100 kHz 정도의 반송파(carrier wave)를 사용한다(pulse width modulation). 증폭 효율은 높으나 파형 일그러짐이 있고, 전기를 많이 소모한다([그림 4-8]의 네 번째).

증폭기는 최대 출력에 이르지 않더라도 사용자의 불쾌역치를 고려하여 출력 음압을 제한할 필요가 있다. 증폭기의 출력을 제한하는 방법에 따라 선형(linear)과 비선형(non-linear, 또는 압축; compression)으로 구분한다. 선형 증폭기는 출력 음압이 최대 한계에 도달하여 파형의 정점이 잘리기 전까지 입력 음압과 출력 음압은 비례관례를 유지한다. 이를 입력 음압을 가로축, 출력 음압을 세로축으로 하는 X-Y 좌표에 표시하면 오른쪽 45° 방향으로 직선을 그리게 되고, 이 모양을 그대로 표현하여 선형 증폭기라고 한다. 따라서 선형 증폭기는 입력 음압과 출력 음압의 관계를 말하는 압축비(compression ratio: CR)가 1:1을 유지한다([그림 4-9], [그림 4-10]에서 점선). 비선형 증폭기는 출력 음압의 변화가 입력 음압의 변화보다 좁아지는 방식으로 압축비는 입력 음압이 항상 1보다 커서 1:1 균형이 나타나지 않는다([그림 4-9], [그림 4-10]에서 실선).

작은 소리를 충분히 들려주기 위해서 많은 음향이득이 필요하고, 음향이득을 높이면 출력 음압도 높아진다. 만약, 이 과정에서 입력 음압이 높아지면 출력 음압도 따라 높아진다. 그러나 내이는 음압을 수용할 수 있는 한계가 있고, 여기에 감각성 난청의 누가현상이 더해지면 출력 음압은 쉽게 불쾌역치를 초과할 수 있다. 따라서 출력 음압은 청력손실 보상에 충분한 음향이득을 사용하더라도 불쾌역치를 초과하지 않도록 증폭기 입력단이나 출력단의 소리를 감사하여 출력 음압을 제한할 필요가 있다. 이를 출력 제한(output limit)이라 한다. 출력 제한은 정점 절단과 압축이 있다.

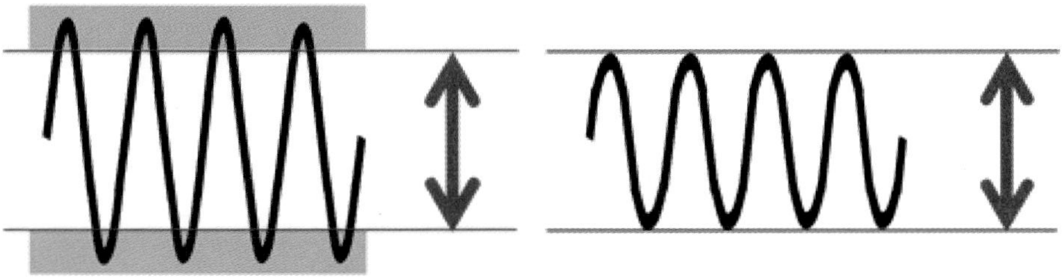

그림 4-9 **압축(compression) 출력 제한**

정점 절단은 선형이나 비선형 모두 가능하지만 이미 언급한 것처럼 화음 왜곡을 동반하고, 정점을 차단하는 정도가 클수록 왜곡도 심해진다. 따라서 정점 절단은 압축으로 차단하지 못하는 높은 출력 음압 범위에서만 작동하게 하는 것이 좋다.

[그림 4-9]에서 상, 하단 빨강 수평 직선은 출력 제한 범위이다. 왼쪽 그림은 증폭한 소리가 출력 제한 범위(빨강 양쪽 화살표)를 초과한 것이며, 오른쪽 그림은 정점 절단과 달리 증폭한 소리의 마루와 골을 출력 제한 범위로 압축하여 원음의 파형 특성을 유지하고 있는 모습이다.

[그림 4-10]은 선형 및 비선형 증폭기 입출력 특성(input-output function)을 설명하는 그림이다. 가로축은 입력 음압(dB SPL)을, 세로축은 출력 음압(dB SPL)을 각각 의미한다. 그림에서 점선은 입력 음압이 10 dB 변할 때마다 출력 음압도 10 dB씩 변화하는 모습이다. 점선은 45° 경사를 유지하면서 직선을 이루는 선형 증폭기의 전형적인 입출력 특성이다. 선형 증폭기에서 출력 음압이 130 dB SPL에 이르면 출력 음압은 포화(saturation)되어 더 이상 높아지지 않는다. 이 강도가 보청기의 천정이라 할 수 있는 포화 출력 음압 강도이다. 출력 음압이 포화되면 마루와 골의 정점

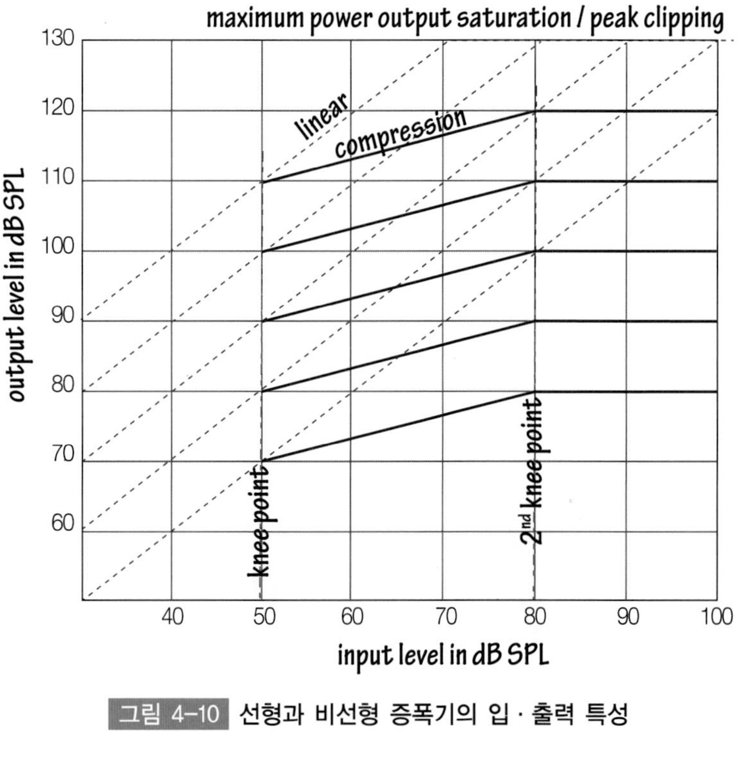

그림 4-10 선형과 비선형 증폭기의 입 · 출력 특성

들을 자동으로 절단한다. peak clipping은 사용자 불쾌역치를 고려하여 조절할 수도 있다. 그림에서 입력음압 기준 50과 80 dB SPL에서 점선이 실선으로 변하고 실선은 꺾이는 모습을 볼 수 있다. 맨 아래 점선을 보면 입력 음압 40, 50 dB SPL에서 출력 음압이 60, 70 dB SPL로 증폭되어, 20 dB의 음향이득을 갖고, 입력과 출력의 관계는 10:10, 즉 1:1이 된다. 그러나 이보다 높아진 60, 70, 80 dB SPL에서는 입력 음압이 30 dB 변하는 동안 출력 음압은 10 dB만 증강되어, 입력과 출력의 관계는 30:10, 즉 3:1로 압축되는 것을 의미한다. 비선형(압축) 증폭기의 전형적인 입출력 특성이다. 계속해서 입력 음압이 80 dB SPL보다 높아지면 출력 음압은 변하지 않는다. 이 강도가 출력 제한 강도이다. 그림에서 입출력음압 곡선은 두 번째 압축 역치(2nd knee point)를 기준으로 출력 음압 80, 90, 100, 110, 120 dB SPL로 다르다. 이것은 iDR 압축보청기에서 음량(volume)을 조절하여 관찰할 수 있다.

압축은 증폭기의 입력단이나 출력단의 진폭을 감시하여 소리를 줄여 주는 것으로 자동이득조절(automatic gain control: AGC), 강음 압축(loud tone compression), 가청 범위 압축(dynamic range compression, level dependent frequency responses: LDFR) 등이 있다.

AGC는 입력단의 진폭을 감시하여 이득을 자동으로 조절하는 입력 자동이득조절(input AGC: iAGC)([그림 4-10], [그림 4-12] 왼쪽)과 출력단의 진폭을 감시하여 이득을 자동으로 조절하는 출력 자동이득조절(output AGC: oAGC)([그림 4-11]의 왼쪽, [그림 4-12]의 오른쪽, [그림 4-13])이 있다. iAGC는 입력 음압이 압축 역치에 도달하면 압축이 시작되고, 음량(volume)을 조절하면 음향이득과 출력 음압도 따라서 변한다([그림 4-10] 실선). oAGC는 출력 음압이 압축 역치에 도달하면 압축을 시작한다. 그러나 iAGC와 달리 음량을 조절하면 음향이득은 달라지지만 출력 음압은 변하지 않는다. 강음 압축은 oAGC로 출력 음압을 감시하는데, 비교적 매우 강한 소리에 집중하고, 강한 소리를 효과적으로 차단한다. 음량 조절에 따른 iAGC와 oAGC 차이는 보청기 선택과 장착 및 조절 과정에서 기억해야 하고, 사용자에게도 교육하는 것이 중요하다.

가청 범위 압축은 송화기로 들어오는 소리 크기에 따라 압축비를 달리하며, 입력 음압이 높아질수록 압축비도 높아진다. 이렇게 압축비를 달리하기 위해서 두 개 이상의 압축 역치를 사용한다([그림 4-10] 입력 음압 50과 80 dB SPL, [그림 4-11]의 오른

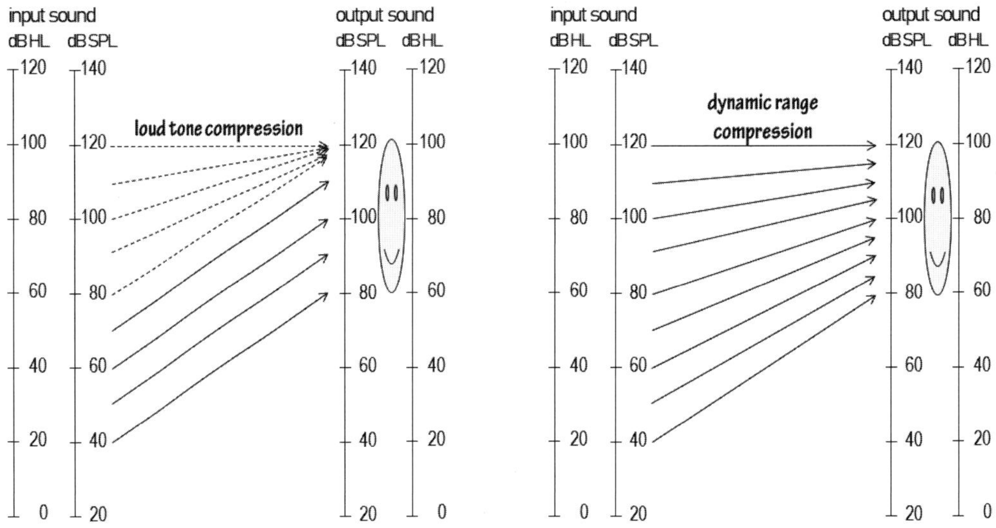

그림 4-11 강음 압축 방식(왼쪽)과 가청 범위 압축 방식(오른쪽) 증폭기

쪽, [그림 4-13]). LDFR은 마치 인절미에 모양을 내듯 소리를 꾹꾹 눌러 주어, 버리는 것 없이 출력할 수 있어서 정점 절단과 달리 배음 왜곡이 현저하게 적다.

[그림 4-11]은 강음 압축(loud tone compression) 방식과 가청 범위 압축(dynamic range compression) 방식 증폭기 작동을 설명하는 그림이다. 강음 압축 방식 증폭기는 왼쪽 그림이며, 대부분 oAGC인 경우가 많다. 출력 음압이 출력 제한 강도(사용자 불쾌역치)에 도달하기 전까지는 입력 음압 40, 50, 60, 70 dB SPL의 직선처럼 음향이득이 40 dB, 입출력비가 1:1인 선형 증폭을 한다. 그러나 출력 음압이 출력 제한 강도에 도달하는 입력 음압 80, 90, 100, 110, 120 dB SPL의 경우 음향이득이 줄어들면서 출력 제한 강도 범위로 집중하는 비선형 증폭을 한다(점선). 가청 범위 압축 방식 증폭기는 오른쪽 그림이다. 입력 강도 40부터 120 dB SPL까지 80 dB 범위를 출력 강도 80부터 120 SPL까지 40 dB 범위로 일정한 범위로 고르게 분산한다. 이 그림에서 가청 범위 압축 방식은 출력 범위가 고르게 나누어지는 것처럼 보일 수 있으나 그림처럼 균등하게 배분되지 않는다. 실지로는 여러 개의 압축 역치를 사용하며, 인접한 압축 역치를 사이에 두고 구간마다 일정한 압축비를 유지한다.

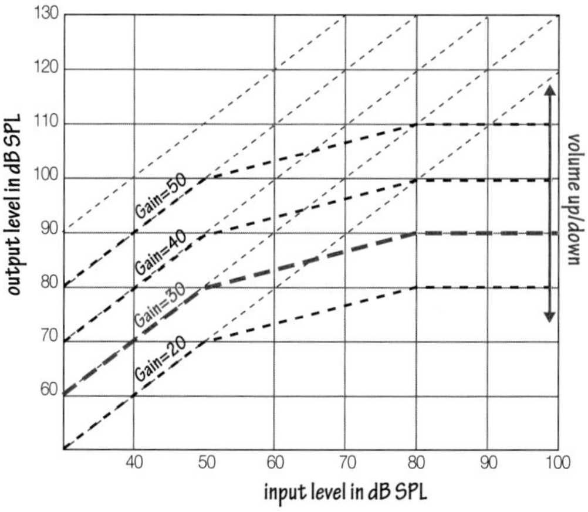

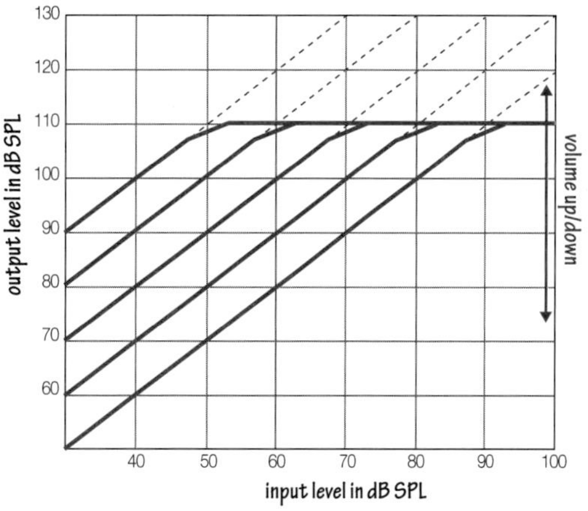

그림 4-12 입력 및 출력(input/output automatic gain control) 방식 증폭기 입출력 특성

[그림 4-12]는 앞서 기술한 iAGC와 oAGC에서 압축을 시작하는 기준을 설명하는 그림이다. 그림에서 가로축은 입력 음압, 세로축은 출력 음압을 의미하며, 왼쪽 그림이 iAGC 증폭기, 오른쪽 그림이 oAGC 증폭기이다. iAGC 증폭기의 경우 입력 음압 50과 80 dB SPL가 압축 역치이며, 이를 기준으로 압축비가 달라진다. 그러나 압축 역치와 압축비를 결정하더라도 음량을 조절하면 음향이득이 20부터 50 dB까지, 출력 음압이 80부터 110 dB SPL까지 달라진다. oAGC 증폭기의 경우 출력 음압 110 dB SPL이 압축 역치이며, 음량을 조절하더라도 음향이득이나 출력 음압은 변하지 않는다.

증폭기는 난청 성질(type of hearing loss)에 따라서 달리 선택할 수도 있다. 내이 손상이 없거나 경미하고 청력손실 정도도 심하지 않은 전음성이나 혼합성 난청은 선형 증폭기만으로도 청력손실을 충분히 보상할 수 있으며, 말소리 이해도 만족할 만한 수준에 이를 수 있다. 출력 제한이 필요하다면 정점 절단이나 강음 압축만으로도 충분한 경우가 많다. 그러나 청력손실이 심한 혼합성 난청은 상대적으로 높은 음향이득이 필요하면서도 출력 제한이 필요한 경우가 많아 복잡하다. 감각신경성 난청은 대부분 유모세포가 손상된 미로성(감각성) 난청이다. 유모세포 손상은 작은 소리를 증폭하지 못하고, 원심성 청신경의 지배에도 불구하고 큰 소리가 청신경으로 진행하는 것을 막지 못한다(누가현상, recruitment phenomenon). 누가현상은 가청 범위를 좁아지게 할 수 있으며, 가청 범위는 청력손실이 심할수록 더욱 좁아진다.

감각성 난청을 위한 증폭기는 청력손실이 중등도 이하일 경우 iAGC, 중등도 이상일 경우 oAGC 방식이 유리할 수 있고, LDFR([그림 4-11]의 오른쪽, [그림 4-13])이 효과적이다.

흔히 말하는 디지털 보청기는 프로그램 방식(programmable, digital controlled analog: DCA) 보청기와 디지털 신호 처리 방식(digital signal processing: DSP) 보청기로 구분한다.

DCA 보청기는 보청기를 컴퓨터에 연결한 후, 음향이득과 출력 음압을 포함한 여러 가지 음향 특성을 컴퓨터 소프트웨어로 조절하고, 조절을 제외한 나머지 기능은 기존의 아날로그 방식으로 작동된다. 따라서 증폭기 구조는 지금까지 설명한 것과 다르지 않고 작동 방식도 같다.

DSP 보청기는 이 장의 '1. 회로로 보는 보청기 구조'에서 설명한 것처럼 구조나 작동 방식이 아날로그 보청기와 다르다. 아날로그 보청기는 증폭기와 함께 음향이득, 출력 음압, 저음역 감쇠(low cut, bass control), 고음역 감쇠(high cut, treble control), 일부 특정 대역 통과(band pass), 음질 등의 조절을 위한 별도의 부품이 필요하다. 또 이들 부품이 갖는 기능을 조절하기 위한 별도의 조절기(trimmer)가 필요하며, 조절은 미세형 일자 모양 드라이버 등의 공구가 필요하다. 그러나 디지털 신호 처리

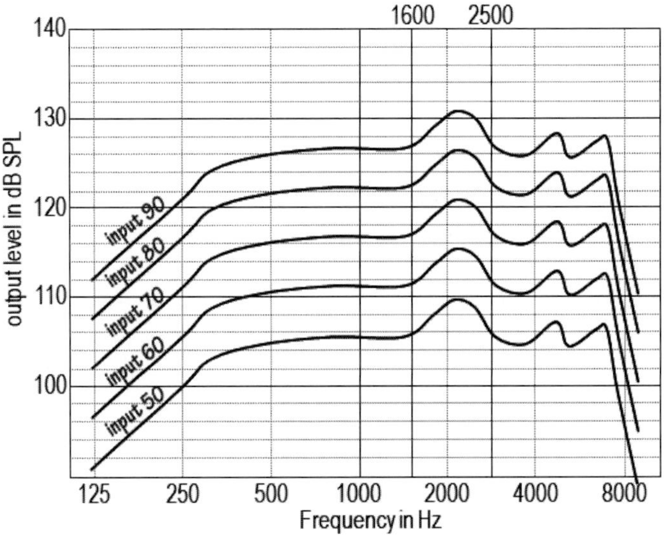

그림 4-13 가청 범위 압축(dynamic range compression, level dependent frequency responses) 증폭기 입출력 특성

보청기는 이러한 것들을 필요로 하지 않는다. 모든 기능은 하나의 신호처리기가 담당하며, 신호처리기도 컴퓨터로 조절하여 보청기 기억장치로 전송만 하면 된다. 디지털 신호처리 방식은 음성 신호를 미리 증폭(전치증폭기, preamplifier)한 후, 컴퓨터가 처리할 수 있도록 양자화(sampling)와 가공 과정(anti-aliasing filter)을 거쳐 이진수로 변환(analog-to-digital)한다. 이어서 청력손실 보상에 충분한 음향을 빠르게 연산 처리(signal processing)하여 재구성한 후, 전기 신호로 바꾸어(digital-to-analog) 수화기로 보내 준다.

DSP는 k-amp처럼 고주파 대역의 작은 소리를 강조해서 증폭(고주파 약음 강조 방식, treble increment at low level: TILL)([그림 4-14])하거나 이와 반대로 저주파 대역의 작은 소리를 강조하는 방식(저주파 약음 강조 방식, bass increment at low level: BILL)은 물론 유효 주파수 대역의 작은 소리를 프로그램으로 증폭(프로그램 약음 강

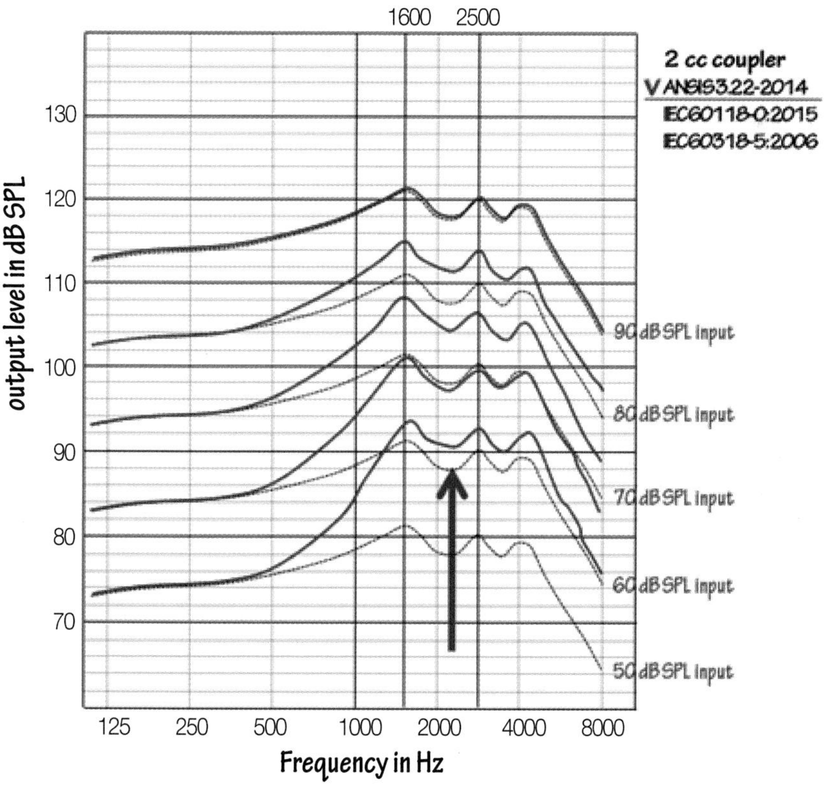

그림 4-14 k-amp 또는 고주파수 대역 약음 강조(treble increment at low level: TILL) 방식 증폭기의 입출력 특성

조 방식, programmable increment at low level: PILL)하는 기술들을 손쉽게 적용할 수 있다. 이러한 응용 능력의 확장은 다양한 청각학적 요구를 사전에 효과적으로 반영할 수 있고, 사용 중에 나타나는 여러 가지 문제들에 능동적으로 대처할 수 있는 등의 장점이 있다.

[그림 4-14]는 고주파수 대역 약음 강조(treble increment at low level: TILL) 방식 증폭기 입출력 특성을 설명하는 그림이다. 일반증폭기(검정 점선)는 압축비가 1:1인 선형 보청기의 주파수 특성이며, TILL(빨강 실선) 방식은 고주파수 대역의 입출력 특성이 지금까지 설명한 것과는 다른 양상을 보인다. 자세히 살펴보면, 500 Hz의 경우 두 방식 모두 50, 60, 70, 80, 90 dB SPL의 입력 음압에 대해 76, 86, 96, 106, 116 dB SPL로 출력되어 음향이득은 26 dB로 같다. 그러나 4,000 Hz의 출력 음압을 살펴보면, 일반증폭기는 각각 79, 89, 99, 109, 119 dB SPL로 음향이득이 29 dB로 같으나 TILL 방식은 각각 92, 99, 105, 112, 119 dB SPL로 출력되어 음향이득이 각각 42, 39, 35, 32, 29 dB로 다르다. 특이한 점은 지금까지 설명한 강한 소리를 압축하여 이득을 줄이는 것이 아니라 최대 출력이 변하지 않고 약한 소리의 이득을 키운다는 점이다. 고주파수 대역의 이득을 입력 음압에 따라 달리해 주면 말소리 중에서 자음 성분을 강조하여 이해에 긍정적 영향을 주고, 저주파수 대역의 이득을 상대적으로 낮추어 주변 소음에 의한 성가심을 낮추는 효과를 기대할 수 있다.

보청기는 이렇게 다양한 기술을 접목하여 청력손실 보상에 많은 기여를 하고 있다. 그러나 여전히 한계는 있다. 청력손실 정도가 맨귀로도 들을 수 있는 경도이거나 저음역 잔청(reserved hearing)이 있고 주파수마다 HTL 차이가 큰 경우 또는 신호처리 시간이 긴 경우 맨귀로 듣는 소리와 보청기로 듣는 소리가 서로 충돌을 일으킬 수도 있다. 양측성 난청에서 두 귀 각각에 신호처리 시간이 서로 다른 DSP 보청기를 사용한다면 말소리가 깨끗하지 못하다거나 음원 방향 찾기, 대면 단서(speech reading) 활용에 어려움을 느낄 수도 있다. 난청 성질에 따라서는 청신경 손상이 있는 경우 복청(diplacusis)으로 말소리 이해에 더 큰 어려움을 느끼면서 보청기에 부정적 인상을 가질 수도 있다. 이 외에도 보청기가 갖는 장점과 한계를 충분히 이해하고, 이 점을 사용(후보자)자와 상담하여 적절한 기대치를 가지고 접근하는 것이 좋다.

4. 수화기

수화기(receiver)는 사람의 외이도에 충분히 넣을 수 있는 크기로 줄인 음향기기용 스피커와 같다. 앞서 설명한 송화기와 반대로 증폭기나 신호처리기가 증폭한 전기 신호를 소리로 바꾸는 역할을 한다.

기본적인 원리는 증폭한 전기 신호를 전자기기(electromagnetic)나 전하로 작동되는 수화기 박막에 보내면, 박막이 전기 신호에 따라 앞뒤로 움직이면서 공기 중에 소리를 만드는 것이다.

수화기의 주파수 응답 특성은 가급적 평탄한 것이 좋으나 박막의 크기와 두께, 이개 갈고리(earhook)나 도음관(tube) 길이 등으로 달라진다. 박막 크기는 클수록 탄력도 커져서 긴장도(stiffness)가 덜해지고, 작아질수록 탄력이 줄어들고 긴장도가 높아진다. 따라서 박막이 상대적으로 작아 긴장도가 높은 귀속형 보청기는 상대적으로 큰 귀걸이형 보청기보다 공명 동조주파수들이 더 높아진다.

이개 갈고리나 도음관은 Helmholtz 공명과 $\frac{1}{4}$ 파장 공명(quarter-wave resonance)으로 고주파수 대역에서 몇 개의 동조주파수가 생긴다. 이로 인해 수화기 외이도 안쪽 음향 개구부(horn)로 출력되는 소리의 음향 특성은 박막에서 출력되는 소리의 음향 특성과 다소 차이가 생긴다. 이러한 음향 특성의 차이는 BTE처럼 귀꽂이를 사용하는 경우 환기구(vent), 저항체(damper), 뿔피리 모양의 음향 개구부 등에 영향을 받아 변화가 더 커진다. 이러한 변화는 청력손실 특성을 반영하여 조절할 수 있는 좋은 수단이 되기도 한다. 귀꽂이 음향 특성에 대해서는 곧이어 설명한다.

5. 전지

보청기는 신호 변환과 증폭에 필요한 에너지 공급을 위해 전지를 사용한다. 전지(battery)에는 1차 전지와 충전해 사용할 수 있는 2차 전지(충전지)가 있다.

전지는 산화은-아연(silver oxide-zinc), 산화수은-아연(mercuric oxide-zinc), 공기-아연(zinc-air), 이산화망간-아연(manganese dioxide-zinc), 니켈-수소(nickel metal hydride), 니켈-카드뮴(nickel-cadmium), 리튬(lithium) 등의 소재를 사용한다.

단추형 전지(5, 10, 312, 13, 675 사이즈)는 산화은-아연, 산화수은-아연, 공기-아연을 소재로 사용하고 있으나 인체 독성과 환경오염 문제로 대부분 공기-아연 소재의 전지를 사용한다. 공기-아연 전지의 전압은 1.25 V이고, 출력이 일정하며 가격도 저렴하다. 그러나 아연을 모두 소모하면 출력이 급격하게 낮아지는데, 보청기 사용 중 갑자기 '웅' 소리가 들린다면, 전지의 수명이 종료되었다는 것을 알리는 신호로 해석할 수 있다. 전지 표면에는 공기구멍이 있고, 이 구멍을 통해 공급되는 산소가 아연과 반응하여 전기를 발생한다. 따라서 전지를 사용하지 않으면 접착식 테이프로 구멍을 막아야 한다. 또 접착력이 높은 테이프이거나 오랜 부착해 둔 경우 테이프를 떼고 공기구멍이 뚫려 있는지를 확인하는 것이 좋다.

막대형 전지(AA, AAA 사이즈)는 이산화망간-아연을 소재로 하고, 충전지는 니켈-수소, 니켈-카드뮴, 리튬 등을 소재로 한다. 이들 전지의 전압은 이산화망간-아연이 1.5 V, 니켈-수소가 1.2 V, 니켈-카드뮴이 1.3 V, 리튬이 3 V의 전압을 사용하며, 출력이 단추형보다 덜 평탄하다.

전지 용량은 수명과 직결되며, 소비되는 전류 세기 밀리 암페어(milli-ampere: mA)와 사용 시간(hour: h)을 의미하는 밀리 암페어 시간(milli-ampere hours: mAh)으로 표시한다. 만약, 1 mA의 전류를 10시간 또는 2 mA의 전류를 5시간 동안 소비할 수 있다면 전지 용량은 10 mAh가 된다. 전지는 크기가 클수록 최대 전류소모량이 높아서 용량도 커지며, 단추형의 경우 크기가 작은 5 사이즈보다 크기가 큰 10, 312, 13, 675 사이즈로 갈수록 고용량이다. 또 단추형보다는 막대형이 고용량이다. 충전식 전지는 반복 충전하여 1년 이상 사용할 수 있는 장점이 있으나 전지 용량이 낮다. 전지 수명은 보청기 전류소모량과 전지 용량을 통해 예측할 수 있다.

/ 제5장 /

귀꽂이

1. 귀꽂이와 귀틀(귀형틀)

보청기는 귀걸이(behind the ear: BTE)형처럼 모양과 디자인이 결정된 기성품의 경우 이개 갈고리(earhook)에 연결하는 귀꽂이(earmold)를 제작해야 하고, 비노출 외이도(completely in the canal: CIC)형, 외이도(in the canal: ITC)형, 외이(in the ear: ITE)형처럼 사용자의 외이 모양을 떠서 주문 제작하는 경우 보청기 부품들을 담을 수 있는 귀틀(shell)을 제작해야 한다. 귀꽂이나 귀틀은 한 번에 묶어서 귀형틀(otoplastic)이라고 통칭하기도 한다. 이 책에서는 이들 용어를 혼용하기로 한다.

귀꽂이는 사용자의 이개, 이개강, 외이도 등에 맞는 인상(본, impression)을 떠서 제작하거나([그림 5-1]) 레이저로 입체 스캔(3D scanner)(Gregoret, 2019)한 후 입체 프린터(3D printer)를 활용하여 만든 모형을 말한다. 기능적으로는 사용자가 편안한 착용감으로 귀꽂이에 연결한 보청기를 귀에 고정하고, 수화기가 출력한 소리를 외이도 내부에 바르게 전달하는 역할을 한다.

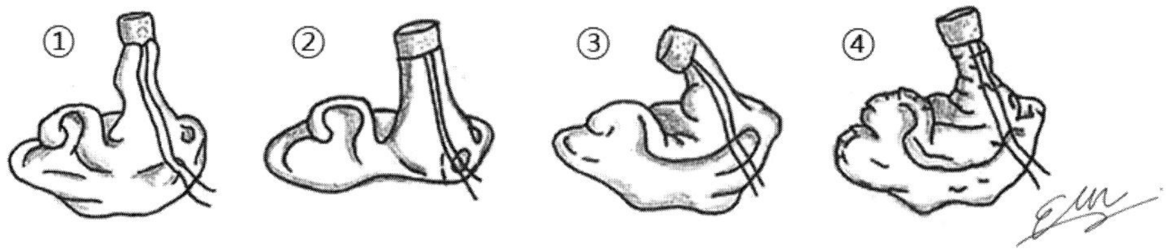

그림 5-1 제작한 인상의 평가

[그림 5-1]은 제작한 인상의 모습이다. [그림 5-1]에서 ①은 외이도, 이개강, 이륜이 잘 반영된 것이다. ②는 외이도는 적절하게 반영되었으나 이륜이 불완전하고, 대이주 주변 이개강이 완성되지 않은 것이다. ③은 외이도 안쪽, 삼각와, 이륜 주변에 인상물질이 충분히 채워지지 않아 외이도가 비스듬히 기운 모습이다. ④는 인상물질을 외이도, 이륜, 이개강 등에 충분하지 밀착되지 않은 상태에서 굳은 것이다. ①을 제외한 나머지는 귀틀이나 귀꽂이 제작에 이용할 수 없고, 다시 제작하는 것이 좋다.

인상 재료는 아크릴, 실리콘 등의 소재를 경화제와 함께 섞어 외이와 외이도 내부를 채우면, 두 재료 사이에서 화학반응이 일어나 재료를 굳게 하는 것을 말한다. 재료는 Audalin™, Bluesilicast™, Microsil™, Otoform™, Siliclone™ 등이 있으며, 동일한 상표일지라도 별도의 기호를 통해 소재 종류가 달라지기도 한다. 소재의 끈끈한 정도는 점성(viscosity)이라 하며, 점성은 제품마다 서로 다르다. 점성이 낮으면 외이도 움직임으로 생기는 변화를 반영할 수 없고, 높으면 재료가 부풀려지면서 귀꽂이나 귀틀이 커질 수 있다. 따라서 보청기의 외이도 내부 삽입 깊이, 소리 되울림 유무, 편안하거나 거북한 착용감 등을 고려하여 적절한 점성을 가진 재료를 선택하여 사용하는 것이 좋다. CIC형 보청기는 외이도 깊숙이 삽입하면서 귀틀이 골부(bony portion)까지 도달하고, 외이도 벽에 닿기도 한다. 귀틀이 외이도 벽에 닿으면 심한 통증을 느낄 수도 있다. 만약 음향 개구부가 외이도 벽을 향하면 되울림이 생기거나 소리가 들리지 않을 수도 있다. 이를 예방하기 위해서는 재료의 부풀림에 영향을 받지 않도록 점성이 낮은 것을 사용하는 것이 좋다.

귀꽂이와 귀틀 재료는 아크릴(poly-methyl-methacrylate, hydroxy-ethyl-methacrylate), 폴리에틸렌, 비닐(poly-vinyl-chloride, poly-ethyl-methacrylate), 실리

콘(poly-dimethyl-siloxane, dimethyl-hydrogen-siloxane, methyl-hydrogen-siloxane, poly-hydrogen-siloxane) 등으로 다양하다. 적절한 재료는 사용 중 착용감, 피부 과민반응 등을 고려하여 선택할 수 있다. 귀꽂이 재료의 부드럽거나 딱딱한 정도는 shore scale로 표시하며, 숫자가 높을수록 딱딱하다. 외이도가 S자 모양으로 굴곡이 있고 굴곡을 지나면서 외이도 직경도 달라진다. 따라서 귀꽂이는 부드러울수록 넣고 빼기가 쉽고 외이 모양에 밀착하여 착용감이 좋다.

보청기의 출력 음압이 높으면 소리가 외이도 밖으로 누설되어 소리 되울림이 생기기 쉽다. 되울림이 생긴다면 점성이 높은 재료로 귀꽂이를 제작하는 것이 좋다. 점성이 높으면 귀꽂이가 외이도 벽과 밀착되어 음압 누설을 차단할 수 있다. 또 귀꽂이를 외이도 안쪽으로 깊숙이 삽입하는 것도 하나의 방법이다. 깊숙이 삽입하면 외이도 내부 잔여 공간 부피가 감소하여 출력 음압 증강 효과(Boyle의 법칙)도 얻을 수 있다. 주의할 점은 첫 번째와 두 번째 굴곡(1st & 2nd bend) 사이 협부(isthmus) 안쪽 전체를 고르게 연마하여 귀꽂이가 골부에 닿지 않게 하는 것이다. 그러나 통증을 의식하여 골부를 지나치게 헐렁하게 제작하고 귀틀의 바깥쪽 기판면(faceplate)과 외이도 연골부를 지나치게 조이도록 제작하면 오히려 폐쇄 효과(occlusion effect)가 생기기 쉽다. 폐쇄 효과는 보청기 사용자가 스스로의 목소리를 동굴에서 듣는 것처럼 울리게 하고, 보청기 사용 효과를 낮아지게 할 수 있다. 따라서 귀틀의 제작은 귀틀 안쪽 끝이 골부에 닿지 않도록 주의하면서 첫 번째와 두 번째 굴곡(bend) 사이가 적당히 조이도록 하는 것이 좋다(Dillon, 2001).

하악측두관절(temporomandibular joint: TMJ)은 발성과 저작 등을 위한 움직임으로 외이도 모양을 변형시키기도 한다. 귀속형 보청기 사용 중 음식을 씹으면서 불편을 느낀다면 귀틀을 다시 제작하는 것이 좋다. 인상은 가급적 입을 자연스럽고 편안하게 벌린 상태에서 제작하는 것이 좋다(Boo, Kim, Goh, Heo, & Lee, 2000; Oliveira, 1997).

천공성 만성 중이염의 근본적 치료 방법은 수술요법뿐이다. 수술은 다양한 방법으로 접근할 수 있는데, 보청기 사용(후보)자가 개방 공동 유양동절제술(canal wall down mastoidectomy)을 받았다면 인상 제작에 세심한 배려가 필요하다. 이 수술을 받았다면 외이도 입구보다 안쪽 공간이 크게 넓어져서 삽입한 인상이 굳으면서 꺼내기 어려운 상황에 직면할 수 있고, 외이도 안쪽 공간의 확장으로 주파수 응답 특성이 크게 달라질 수 있다(Kang, Hong, Boo, Bae, Kim, Kim, Park, & Heo, 2002). 특히 인상재료에 의한 2차 사고는 매우 심각한 문제를 일으킬 수 있다는 점을 기억해야 한다. 흔한 문제로 인상이 굳으면서 재료가 팽창되고, 이로 인해 감염, 어지러움 등이 생기기도 한다. 이러한 문제는 사전 상담을 통해 수술 이력을 조사하고, 수술 이력이 있다면 이경이나 비디오 이경으로 외이도 모양을 확인하는 것이다. 이 경우 인상물질이 확장된 내부 공간까지 진입하지 않도록 차단 솜(ear dam) 위치를 결정하거나 인상 대신 입체 스캐너를 활용하는 것이 좋다. 상황에 따라서는 고무 캡(eartip or ear dome)을 사용하는 것도 좋은 대안이다.

2. 귀꽂이 종류

귀꽂이는 몸체 모양에 따라 밀폐(occluding)형과 개방(non-occluding, open)형으로 크게 구분할 수 있다. 밀폐형은 몸체가 이개강이나 외이도를 가득 채우는 것을 말하고, 개방형은 이개강이나 외이도 안쪽으로 몸체의 골격만 남긴 모습이며, 도음관이 보청기가 출력한 소리를 외이도 안쪽 잔류 공간으로 보낸다. 이 외에도 골조의 크기나 제조회사, 제작자 등에 따라 다르게 부르기도 하며, horn, reverse horn, Janssen, select-A-vent (SAV) 등이 이에 해당한다(Heo, 2004).

밀폐형 귀꽂이는 표준(standard)형, 틀조각(carved shell)형, 골조(skeleton)형, 외이도(canal)형 등이 있다([그림 5-2]). 표준형은 2×5×7 cm 전후의 크기의 상자(box 또는 pocket)형 보청기의 단추 모양 수화기와 탄력 있는 링(snap ring)으로 똑딱이 단

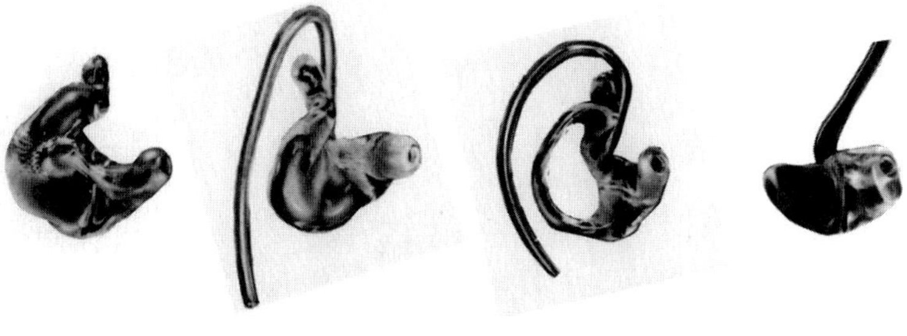

그림 5-2 **표준(standard)형, 틀조각(carved shell)형, 골조(skeleton)형, 외이도(canal)형 귀꽂이**

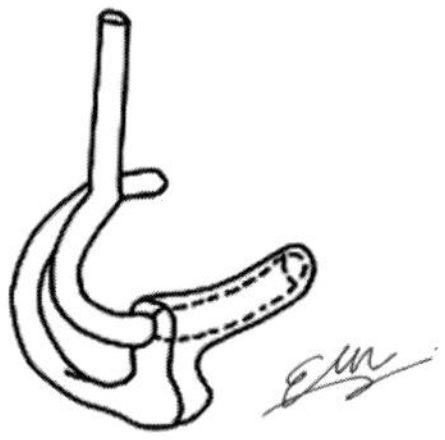

그림 5-3 contralateral routing of signal (CROS)용 개방형 귀꽂이

추처럼 연결하는 귀꽂이이다. 틀조각형은 이개정(cymba concha)을 포함한 이개강과 외이도 일부를 모두 막는 BTE형 귀꽂이이다. 골조형은 이개정부터 주간절흔(intertragic incisura) 안쪽까지의 이개강 공간은 골격만 남겨 두고 외이도 일부만 막는 귀꽂이로, 골격의 크기에 따라 skeleton과 semi-skeleton으로 구분한다. 외이도형은 몸체가 외이도만 막는 것으로, 대이주절흔(antitragal notch) 근처에 골조만 남기는 canal lock, 외이도 일부만 채우는 몸체로 구성된 canal, 몸체가 canal형처럼 외이도 윤곽을 그대로 유지하지만 도음관과 외이도벽 부분만 남기고 속이 빈 hollow canal형으로 구분한다.

개방형 귀꽂이는 contralateral routing of signal (CROS)형, 음장(free field)형 등이 있다([그림 5-3]). CROS나 음장형은 몸체가 이개강 골조와 도음관 외부 직경보다 조금 큰 외이도 골조만 있는 것으로, 외이도 안쪽 공간이 외부와 직접 소통한다.

최근에는 귀꽂이 대신 돔(ear dome 또는 ear tulip)이 사용되기도 한다. 돔은 개방형 돔 귀걸이(receiver in the aid BTE: RITA-BTE), 수화기 삽입 귀걸이(receiver in the canal BTE: RIC-BTE) 등의 보청기에 사용한다. 돔은 따로 주문하여 제작하지 않는 기성품이며, 돔에는 날개가 닫혀 있어서 외이도 내부와 외부의 소통을 차단하는 closed dome과 날개에 여러 개의 구멍을 내어 소통하는 open dome이 있다.

3. 귀꽂이 구조

귀꽂이는 각 부분을 몸체(body), 도음관(tube), 저항체(damper), 환기구(vent) 등으로 구분하여 부른다. 몸체는 이개강이나 이개 모양으로 된 부분이며, 도음관은 몸체의 중심을 가로지르는 관으로 이개 갈고리부터 외이도 안쪽까지 소리를 전달하는 부분이다. 저항체는 체처럼 갑자기 강해진 소리 일부를 부드럽게 걸러 주는 것이고, 환기구는 외이도 안쪽 공기를 외부와 소통시키는 것이다. 도음관, 저항체, 환기구 등은 그 모양을 다양하게 바꾸어 수화기가 출력한 소리의 음향 특성을 조절할 수 있는 장점이 있다([그림 5-4]).

[그림 5-4]는 환기구, 저항체, 도움관으로 조절할 수 있는 주파수 응답 특성을 설명하는 그림이다. 위쪽 그림에서 가로축은 주파수, 세로축은 출력 음압을 의미한다. 아래 그림은 차례로 환기구, 저항체, 도음관 끝의 음향 개구부 모양(horn)이다. 환기구는 도음관 바로 아래 나란히 뚫린 구멍이다. 저항체는 도음관 내부 두 개의 빗금친 사각형 부분이다. horn은 도음관 끝부분 직경이 나팔 모양으로 커진 곳이다. 환기구는 직경, 위치, 모양에 따라 저주파수 대역의 주파수 응답을 조절할 수 있으나 직경에 의한 영향이 가장 크다. 저항체는 이개 갈고리(earhook), 도음관에서 넣은 위치와 촘촘한 정도에 따라 중간 주파수 대역의 주파수 응답을 조절할 수 있다. 도음관 출구는 직경, 모양, 길이 등을 이용하여 고주파수 대역의 주파수 응답을 조절할 수 있다.

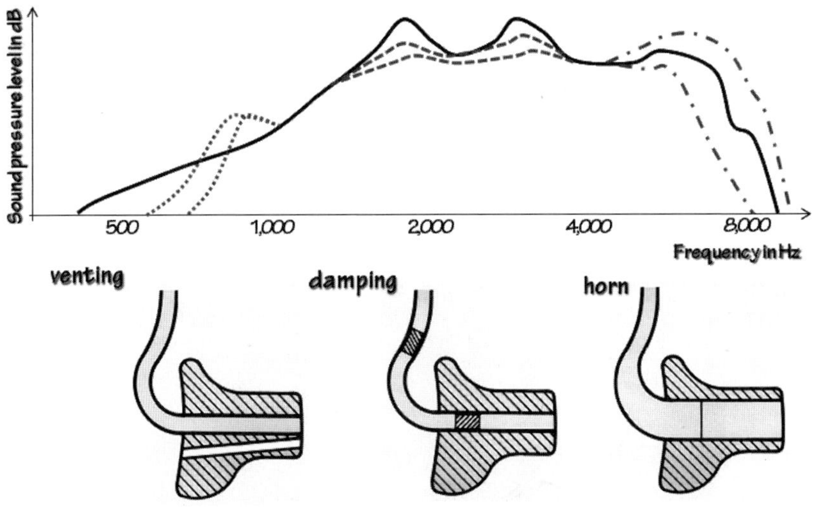

그림 5-4 환기구, 저항체, 도음관 끝의 음향 개구부에 의한 주파수 응답 특성 조절 범위

1) 도음관

도음관은 폴리비닐(polyvinyl)로 만든 관을 말하며, National Association of Earmold Laboratories (NAEL)에서 내경과 외경에 대한 규격을 정하고 있다. 관의 규격은 9번(No 9, 내경 3ø, 외경 4.01ø), 표준 12번(No 12 Standard, 내경 2.16ø, 외경 3.18ø), 표준 13번(No 13 Standard, 내경 1.93ø, 외경 2.95ø), 중간 13번(No 13 Medium, 내경 1.93ø, 외경 3.1ø), 굵은 13번(No 13 Thick, 내경 1.93ø, 외경 3.31ø), 아주 굵은 13번(No 13 super thick, 내경 1.93ø, 외경 3.61ø), 14번(No 14, 내경 1.68ø, 외경 2.95ø), 표준 15번(No 15 Standard, 내경 1.5ø, 외경 2.95ø), 표준 16번(No 16 Standard, 내경 1.35ø, 외경 2.95ø), 얇은 16번(No 16 Thin, 내경 1.35ø, 외경 2.16ø)얇은 관(Thin-tube, 내경 0.8ø, 외경 1.4ø) 등이 있다. 번호가 낮아질수록 내경이 커지며, 중심주파수(critical frequency, 1,000 Hz 근처) 대역의 음향이득이 높아진다. 보청기에 따라서는 BTE가 13번 정도, ITE, ITC, CIC가 16번을 기본으로 사용한다.

길이는 BTE 보청기가 이개 갈고리를 포함하더라도 10 cm를 초과하지 않으며, 수화기가 외이도 내부에 삽입되는 RIC-BTE, ITE, ITC, CIC 보청기가 1 cm 이내로 짧다. 길이는 길어질수록 공명 동조주파수가 낮아진다. 도음관은 외이도 안쪽 출구 부분(sound bore, 이하 bore)의 모양을 바꾸어 고음역 이득을 조절할 수 있다. bore 직경을 좁게 하면 공명 동조주파수가 저주파수 대역으로 낮아지고, bore 직경을 크게 하면 고주파수 대역으로 높아진다. 안쪽 출구 내경을 4 mm 정도까지 크게 한 뿔피리 모양(horn)(Libby horn)은 bore 변형의 대표적인 예이다.

외이에서 공명은 머리, 목, 흉부 등에 부딪혀 생긴 간섭, 둥그런 머리 모양, 이개의 간섭, 이개강과 외이도 등에 의해 발생한다. 이들 공명을 모두 합하면 2,000~3,000 Hz 범위에서 최대 20 dB 정도이다(Choi, Lee, Choi, & Heo, 2009; Heo, 2012b; Heo, Lee, Jeon, & Kim, 2010; Kim & Heo, 2016). 외이의 구조나 공명은 말소리의 음향학적 특성에도 영향을 미친다(Heo & Knag, 2017; Heo, Kang & Kim, 2017; Heo, Kang, & Ko, 2017; Heo & Kim, 2018; Kang & Heo, 2019). 그러나 귀꽂이는 외이도를 막아 고주파수 대역에서 발생하는 공명 이득이 없어지고(삽입손실, insertion loss), 소리 전달로를 차단하여 추가 손실이 생길 수 있다. 이러한 손실은 실이 폐쇄 반응(real ear occluded response: REOG)으로 확인할 수 있다. Libby horn은 고주파수 대역의 음향이득을 일부 증강시켜 삽입손실 일부를 보상하고, 음질도 개선할 수 있다. bore 변형에 의한 음향이득 증강은 주로 3,000부터 4,000 Hz 대역에서 관찰할 수 있다. 그러나 horn은 그 길이가 짧아서 6,000 Hz 이상의 주파수 대역에서의 음향이득 증강을 기대할 수 없다. 외이도 내부 안쪽 출구 직경을 좁히면 이와 반대의 음향 효과를 기대할 수 있다.

도음관 두께는 출력 음압과 연계하는데, 출력 음압이 높아질수록 소리 되울림이 생길 수 있다. 도음관은 외이도 내부 땀과 귀지로 관이 좁혀지거나 막힐 수 있어서 일일 관리가 중요하고, 사용 기간이 길어지면 수축하고 경화되면서 손상되므로 교환이 필요하다.

2) 저항체

저항체는 이개 갈고리(earhook), 도음관(tube) 내부에 넣는 깃털, 스펀지, 좁쌀보다 작은 플라스틱 구슬과 같은 거름막을 말한다. 저항체를 넣으면 공명 동조주파수의 출력 음압을 체처럼 걸러 주어 소리를 부드럽게 한다. 마치 주방 수도꼭지에 샤워 필터를 달아 물의 흐름을 부드럽게 하는 것과 같은 이치이다. 이렇게 하면 소리가 도음관을 지나면서 생긴 여러 개의 공명 동조주파수(소리 속도를 관 길이의 4배로 나눈 값의 홀수 배에 해당)의 출력 음압을 일부 걸러내어 거친 소리를 부드럽게 하거나 사용자의 불쾌역치를 자극하는 것을 예방할 수 있다. 때로는 소리 되울림을 억제하기 위해 체가 없는 관 모양의 저항체를 송화기(microphone) 앞쪽에 설치하기도 한다.

저항체가 출력을 차단하는 정도는 거름막의 촘촘한 정도와 수화기부터 외이도 안쪽 출구 중 어느 위치에 넣는가에 따라 다르다. 증폭한 소리의 거름막 효과는 당연하게도 수화기 바로 앞에서 가장 강하고 외이도 안쪽 출구로 갈수록 약해진다. 따라서 저항체가 출력 음압을 낮춰주는 정도는 수화기 바로 앞에 넣을수록 더 크고, 외이도 안쪽 출구 쪽에 넣을수록 작아진다. 또 공명 동조주파수가 관의 길이에 영향을 받으므로 수화기 쪽에 넣을수록 중심주파수 가까운 주파수를, 외이도 안쪽 출구 쪽에 넣을수록 고주파수 대역에 있는 동조주파수를 효과적으로 걸러낸다. 그러나 저항체는 습기에 특히 약해서 출력 음압을 급격하게 낮출 수 있으므로 자주 교환하는 것이 좋다.

3) 환기구

환기구는 외이도 건강을 위하여 안쪽 공간의 공기를 외부와 소통하게 하거나 이루가 있는 경우 이를 배출하여 보청기 사용이 가능하게 하기도 한다. 또 높은 출력 음압이나 골전도를 통해 외이도 내부로 진입한 저음역 에너지 일부를 외부로 배출하여 스스로의 목소리가 울리는 자성강청(autophony)을 예방하기도 한다. 반대로 저음역 소리가 보청기를 지나지 않고 외이도로 직접 진입하기도 한다. 이때 환기구가 외이도 안쪽 저음역 출력 음압을 감쇠하거나 바깥의 소리를 외이도 안쪽으로 직접 전달하는 주파수 범위는 Helmholtz 공명의 동조주파수보다 낮다.

환기구는 저음역 음향 특성 조절에 유용하다. 내경을 기준으로 1.1, 2.1 mm일 때 400 Hz 이하 주파수 대역에서, 3, 4 mm일 때 500 Hz 이하 주파수 대역에서, 외이도를 개방하였을 때 600 Hz 이하의 주파수 대역에서 각각 효과가 크고, 조절 정도는 2 mm 이상에서 5 dB 이상, 3 mm 이상에서 7 dB 이상을 각각 감쇠할 수 있다(Kim & Heo, 2016). 그러나 환기구를 내경 1 mm 미만으로 하면 음향 특성에 영향을 주지 않고 음압이 주는 귀가 꽉 차는 느낌(이충만감, earfullness)을 줄일 수 있다. 반대로 환기구가 지나치게 크면 대부분 주파수 소리가 외부로 누설되어 음향이득이 현저하게 줄어든다. 환기구를 단 보청기의 전기음향특성은 환기구뿐 아니라 입력 음압 강도, 음원 방향에 따라 달라지는 위상각, DSP 보청기의 신호처리 시간 등에 따라 큰 계곡을 만들거나 여러 개의 너울이 그려질 수 있다. 이 계곡 또는 너울 모양의 변동은 해당 주파수 대역의 소리 왜곡으로 해석하지 않는다.

환기구가 저음역에 영향이 큰 것은 외이 및 중이에서 소리 전달(admittance, compliance)에 반대 개념인 음향 저항(impedance; Z)이 226 Hz 대역에서 800 Ω 정도로 다른 주파수 대역보다 높고, 고막과 중이에서 발생하는 긴장성 반작용(stiffness reactance)도 음향 저항과 비슷하게 저음역에서 높은 것이 원인이다. 만약 주파수를 높이면 긴장성 반작용의 영향이 줄어들고 공간 반작용(mass reactance)의 영향이 높아지는데, 반작용(reactance; X) 총량이 낮아지면서 고주파수의 감쇠 효과가 낮아지는 것이다(Heo, 2004; Heo, 2015d; Martin & Clark, 2015).

환기구는 도음관이 그 역할을 대신(bonded tube)하게 하거나 귀꽂이 몸체 외부에 도랑을 만들기도(external vent) 하고, 몸체 안쪽에 도음관과 별도의 구멍을 뚫거나

(lateral vent) 귀꽂이 몸체를 지나는 도음관과 연결하기도(diagonal vent) 한다. 또 몸체에 구멍을 뚫어 이미 만들어진 관을 삽입(positive venting valve, select-A-vent)하기도 한다. 이들 환기구는 외이도 크기 등을 고려하여 결정할 수 있으나 diagonal vent는 고주파수 대역의 음향 특성을 바꿀 수 있어서 커플러 등을 이용한 전기음향 특성을 확인하는 것이 좋다.

/ 제6장 /

개인 휴대용 보청기

보청기는 모양과 크기 및 휴대 가능 여부 등에 따라 개인이 휴대하면서 사용하는 개인 휴대용 보청기(personal hearing aids), 특정한 장소에서 필요한 경우에만 선택적으로 사용하거나 휴대용 보청기와 연결 또는 단독으로 사용하여 듣기 능력을 개선하는 청각 보조 장치(assist listening devices: ALD), 중이, 내이, 청신경 등 인체 내부로 이식하여 손상된 청각기관과 청신경 계통의 기능을 대신하는 이식형 보청기(implantable hearing aids) 등으로 크게 구분할 수 있다. 이 외에도 서랍형(in the drawer) 보청기가 있다.

개인 휴대용 보청기는 착용하는 위치와 크기, 모양 등에 따라 상자형(또는 호주머니, badge, body worn, box, pocket), 안경형(eyegalss), 귀걸이형(behind the ear: BTE, over the ear: OTE), 외이형(in the ear: ITE), 외이도형(in the canal: ITC), 비노출 외이도형(completely in the canal: CIC), 골부 외이도형(peritympanic), 고막형(tympanic membrane, contact lens) 등으로 구분한다.

BTE는 본체에 있는 수화기와 개방형 돔을 얇은 도음관으로 연결하는 receiver in the aid BTE (RITA-BTE)형(Dillon, 2012, Hallenbeck & Groth, 2008), 수화기를 본체와 분리하여 전선으로 연결한 후, 외이에 넣는 수화기 외이 삽입 귀걸이(receiver in the ear BTE: RITE-BTE)형, 수화기 외이도 삽입 귀걸이(receiver in the canal BTE: RITC-BTE)형 등으로 추가로 분류한다. 이 책에서는 RITA-BTE를 BTE에 포함하고, RITE-BTE와 RITC-BTE는 BTE와 따로 구분한다. 아울러 RITE-BTE와 RITC-BTE는 하나처럼 혼용해서 기술한다.

외이 및 외이도 안쪽으로 보청기를 삽입하는 ITE, ITC, CIC 등은 귀 밖 신체에 사용하는 것과 구분하기 위하여 귀속형 보청기로도 한다. 귀속형 보청기는 일회용(disposable, instant) 등 제한된 용도로 사용하는 기성품(ready made)과 사용자 외이 모형을 떠서 만드는 주문(custom made)형이 있다. 고령 난청자들은 손동작이 무뎌서 보청기 착용과 제거에 어려움을 느끼는데, 크기가 작은 귀속형을 굴곡이 있는 외이에 넣거나 빼는 데 무척 어려워할 수 있다. 잘못 넣은 상태로 오랫동안 사용하면 외이에 통증, 부종, 염증 등을 유발하기도 한다. 이 경우 보청기 사용자의 의사소통 기회가 적고, 난청 자각 정도가 낮다면 보청기 사용을 포기할 수도 있어서 청각전문가, 보청기 전문가, 관련 분야 전문가들의 상담 및 조언과 동거 가족, 사회적 동반자 등이 함께 지지하는 것이 무엇보다 중요하다(Ahn & Heo, 2022; Heo, 2018b; Heo, 2019a; Heo, 2020).

수화기의 음향 출력 방식에 따라서는 기도(air conduction: AC)형과 골도(bone conduction: BC)형 보청기로도 나눌 수 있다. 이 외에도 소리의 공명현상을 이용하여 소리를 모아 주는 뿔피리(acoustic horn)를 사용하는 집음 보청기와 전지를 사용하여 소리를 증폭하는 전기 보청기로 분류할 수 있다. 이러한 구분은 보청기마다 하나의 범주로만 분류하기보다 물리적으로 하나인 보청기를 다양하게 분류할 수 있다는 것으로 이해해야 한다.

증폭 특성에 따라서는 선형 방식과 비선형(압축형) 방식으로 구분할 수 있다. 압축은 다시 자동이득조절, 강음 압축 방식, 가청 범위 압축 방식, 저음역 약음 증강 방식, 고음역 약음 증강 방식, 프로그램 약음 증강 방식 등으로 구분한다. 증폭 음의 신호 처리 방법에 따라서는 아날로그(analog) 방식, 프로그램 방식, 디지털 방식 등으로 구분한다.

1. 상자형 보청기(Box/Pocket type hearing aids)

1930년대 최초 휴대용 전기 보청기는 송화기, 증폭기, 수화기, 전지 등의 크기를 줄이는 데 어려움이 많았다. 보청기를 사용하기 위해서는 증폭기와 전지를 배낭(backpack)처럼 등에 짊어진 후, 강연장에서나 볼 수 있는 커다란 유선 마이크를 들고, 헤드셋 수화기를 착용해야 했다. 1950년대 들어 크기는 약 2×5×7 cm 정도로 줄고 모양이 상자와 비슷한 보청기가 소개되었다. 지금의 상자형 보청기는 크기가 훨씬 작아졌고, 디자인이 수려한 플라스틱 틀에 송화기, 증폭기, 전지를 담고, 전선으로 단추형 수화기를 연결하여 사용한다. 이와 같은 방식의 뼈대는 지금도 달라지지 않았다. 단추형 수화기는 고무 캡(eartip)이나 표준형 귀꽂이(standard earmold)를 똑딱이 단추(snap ring)로 연결한다([그림 6-1]).

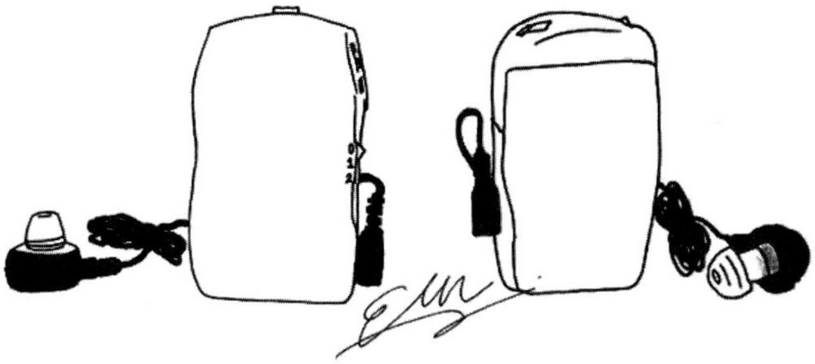

그림 6-1 상자형 보청기의 전형적인 모양

상자형 보청기 사용은 귀걸이가 소개되면서 현저하게 줄었다가 어린이를 위한 크리스마스용 장난감 무전기(pocket talker) 덕분에 다소 회복되었다. 그러나 예전 같지는 않다. pocket talker는 노인성 난청 성인과 대화에서 높은 신호대잡음비로 의사소통에 도움이 되고, 손동작이 무딘 고령 성인이 조작하기도 쉬워서 사용이 늘었다. 장난감 무전기는 사용자들의 경험담이 세간에 알려지면서 고령 성인을 위한 보청기로 인식하기 시작했다. 이후 상자에 세련된 디자인이 적용되기도 하고, 배지(badge) 모양으로 크기도 작아지면서 부담없는 비용으로 노인성 난청 보상에 도움이 되고 있다([그림 6-2]).

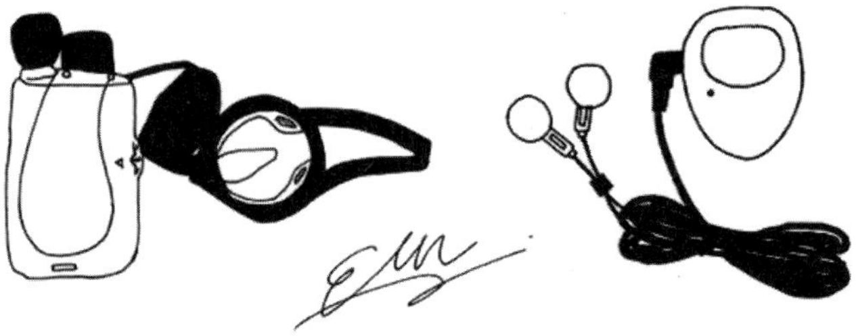

그림 6-2 **상자형(pocket talker, 왼쪽)과 배지형(오른쪽) 보청기**

상자형은 크기가 커서 높은 출력 음압을 실현할 수 있고, 음향 특성을 다양하게 조절할 수 있는 장점이 있다. 장착 범위는 미세(slight) 또는 경도(mild) 난청부터 농(profoundly deafness)까지 폭넓다. 그러나 보청기 본체에 송화기가 내장되어 있어서 착용 위치에 따라 상반신이나 겉옷이 가림막(body baffle) 역할을 할 수 있다. 가림막 효과는 옷과 송화기 겉면이 닿아 마찰하면서 생긴 저음역 잡음이 말소리를 왜곡하여 이해를 방해한다. 이때 저음역의 증강은 고음역 소리를 차폐(상향차폐, upward spread masking)하여 말소리 이해를 어렵게 만든다. 대부분 보청기의 공통된 현상이지만 화자와 거리가 멀어질수록 SNR이 급격하게 낮아지는데, 상자형 보청기는 더욱 크다.

2. 안경형 보청기(Eyeglass type hearing aids)

안경형 보청기는 구성 장치들을 안경테 내부로 설치하거나 귀걸이형을 안경테에 연결하는 방식(spectacle adaptor)이 있다. 장치를 내장하는 안경형은 송화기, 증폭기, 수화기, 전지 등을 안경테에 설치해야 해서 테가 두껍고 투박하며, 최근 들어 디자인이 상당히 개선되었으나 사용자 선택의 폭은 여전히 좁다. BTE 연결 안경형 보청기는 사용자가 안경테를 자유롭게 선택할 수 있으나 보청기 제원(specification)에서 spectacle adaptor를 설치할 수 있는 사양이 있어야 한다.

안경형 보청기는 수화기 종류에 따라 기도([그림 6-3])와 골도([그림 6-4])의 두 가지 방식으로 소리를 전달한다.

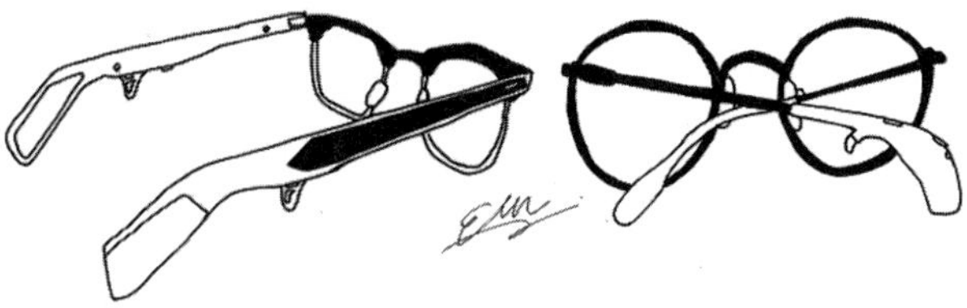

그림 6-3 기도 방식 안경형(왼쪽)과 BTE 연결 안경형(오른쪽) 보청기

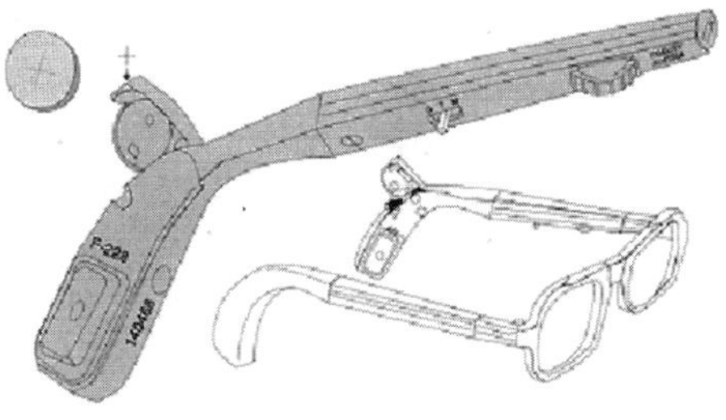

그림 6-4 골도 방식 안경형 보청기

장치가 내장된 기도 방식 안경형 보청기는 수화기를 귀꽂이와 연결하기 위해 이개(pinna) 상부의 앞쪽 이륜(helix) 전방 부근에서 안경테로부터 음향 출구가 돌출된다([그림 6-3]의 왼쪽). BTE 연결 기도 방식은 귀걸이형 보청기를 그대로 사용한다([그림 6-3]의 오른쪽).

골도 방식은 보청기의 모든 구성 장치를 안경테에 내장하며, 골도 수화기는 안경테 관자놀이 끝(temple tip)에 위치하는 것이 일반적이다([그림 6-4], [그림 6-21]). 만약, BTE 연결 골도 방식을 선택하고 싶다면 BTE 보청기에서 기도 수화기를 제거하고 증폭기와 안경테에 설치된 골도 수화기를 연결해야 한다([그림 6-21], [그림 7-10]). 이 경우 제조회사에 따로 주문하여 기술 지원을 받아야 한다. 골도 방식은 수화기를 안경테에 내장하는 대신 단추형으로 제작하여 머리띠를 이용하기도 한다([그림 6-21]). 이 방식은 BTE 보청기 증폭기와 단추형 골도 진동자를 연결하며 머리띠에 설치한다. 마찬가지로 사용을 위해서는 제조회사 기술팀의 지원이 필요하다.

안경형 보청기 사용은 안경을 벗는 경우 보청기를 제거해야 하고, 보청기를 빼야 하는 경우 안경도 벗어야 하는 번거로움이 있다. 골도 방식은 피부 보호와 소리 전달 특성에 대한 이해가 필요하다.

골도 보청기에 대해서는 이 장의 '12. 기도와 골도 보청기'에서 다시 언급하기로 한다.

3. 귀걸이형 보청기[Behind the ear (BTE) type hearing aids]

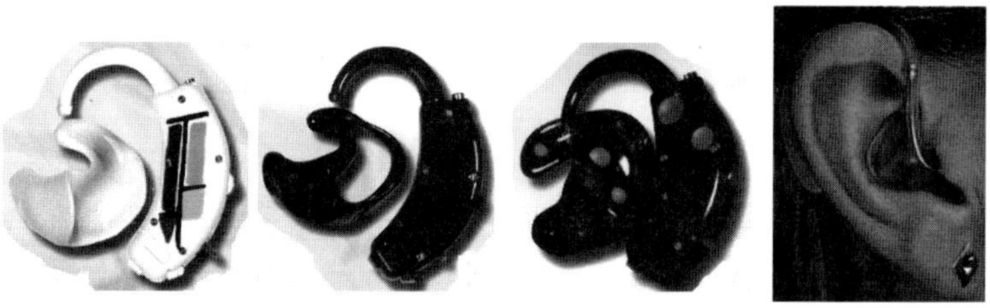

그림 6-5 귀걸이형 보청기

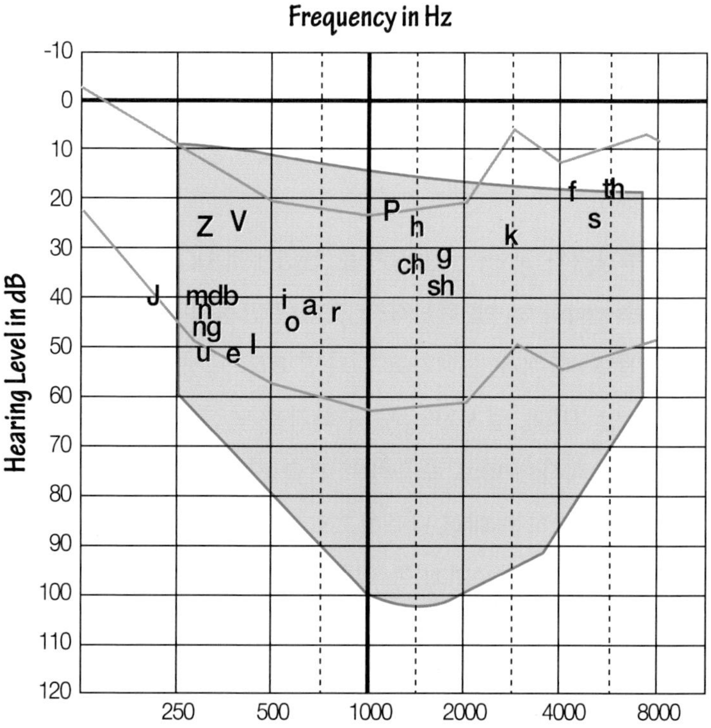

그림 6-6 귀걸이형 보청기 장착 범위

귀걸이(behind the ear: BTE)형은 송화기, 증폭기, 수화기, 전지 등을 모두 새끼손가락보다 작은 바나나 모양의 틀에 담는다([그림 6-5]). 수화기와 연결된 이개 갈고리는 보청기를 외이에 거는 역할과 함께 수화기의 출력 음압을 귀꽂이(earmold)나 이어폰 고무 캡(eartip)으로 중계하는 역할을 함께 수행한다. BTE를 이개에 걸면 이개 갈고리 위쪽으로 소리를 받아들이는 송화기의 음향 입력관이 있다. 증폭기는 음량조절기(volume controller)와 함께 중앙에 위치하며, 전지는 맨 아래쪽에 위치한다. 본체와 별도로 장착하는 귀꽂이의 환기구, 저항체, 도음관 개량을 통해 음향 특성을 조절할 수 있어서 장착 범위를 더욱 넓힐 수 있다(Heo, 2004)([그림 6-6]).

BTE는 보청기를 구성하는 부품이 소형화된 정도에 비하면 크기가 비교적 커서 청각언어재활에 다양한 시각의 접근을 시도할 수 있다. 그중 하나가 이중 송화기(dual microphone) 기술이다. 전통적으로 송화기는 하나만을 사용하며, 극성 감도를 기준으로 사방의 말소리를 비슷한 감도로 받아들이는 무지향성(omnidirectional)과 한 방향의 말소리 감도가 높은 지향성(directional)이 있다. 무지향성은 신호대잡음비가 다소 낮고, 지향성은 높은 감도로 다양한 소리가 동시에 여러 방향에서 들리거나 사용자가 춤을 추듯 심하게 움직이면 본연의 성능을 구현하지 못할 수 있다. 이중 송화기는 이 한계를 극복하려는 시도로 두 개의 지향성 송화기를 DSP 기술과 접목한 것으로([그림 4-7]), 대개는 두 개 중 하나의 송화기가 받아들인 전기 신호의 진폭을 낮추거나 시간을 지연하여 음원 방향과 신호대잡음비 개선에 도움을 줄 수 있다. 이중 송화기 작동은 자동이나 수동으로 조작할 수 있다. BTE는 이 외에도 텔레코일(audiocoil, telecoil)([그림 7-4])이나 FM 수신기 등을 설치할 수 있어서 폭넓게 활용할 수 있다.

만약, 귀꽂이 착용감으로 귀가 꽉 차는 느낌이 든다면 본체와 개방형 돔(open dome/ear tulip)을 직경이 가는 도음관으로 연결하여 사용할 수 있다. 이러한 방식은 본체가 여전히 수화기를 담고 있어서 BTE 보청기에 포함한다. 마찬가지로 개방형 돔을 사용하나 외이에 수화기가 있는 수화기 외이 삽입 귀걸이형(RITE-BTE)이나 수화기 외이도 삽입 귀걸이형(RITC-BTE) 보청기로 구분하고, 수화기가 본체에 있는 보청기는 receiver in the aid (RITA) 귀걸이형(RITA-BTE)으로 분류하고 개방 착용(open-fit)이라고도 한다(Dillon, 2012; Hallenbeck & Groth, 2008). 개방 착용은 편안함과 소리 되울림 개선, 그리고 음향이득 증강, 음질 개선 등의 혜택이 있다

(Denk, Hiipakka, Kollmeier, & Ernst, 2018; Hallenbeck & Groth, 2008).

4. 수화기 외이/외이도 삽입 귀걸이형 보청기[Receiver in the ear/canal behind (RITE-BTE, RITC-BTE) type hearing aids]

수화기 외이 삽입(receiver in the ear: RITE) 귀걸이(RITE-BTE)형, 수화기 외이도 삽입(receiver in the canal: RITC) 귀걸이(RITC-BTE)형은 수화기 외이도 장착(canal receiver technology: CRT)이라는 용어로 분류하기도 한다(Dillon, 2012; Groth & Christensen, 2015). 이 책에서는 특별히 구분할 사정이 없다면 RITE-BTE, RITC-BTE, CRT를 함께 사용할 예정이다. 그러나 CRT는 수화기가 BTE에 내장된 RITA-BTE의 open-fit과 구분해야 한다.

RITE-BTE와 RITC-BTE는 크기나 디자인 등이 BTE와 크게 다르지 않다. 다만, 수화기가 본체 틀 안에 있지 않고 가는 전선으로 연결하여 외이도 내부에 놓이도록 설계되었다([그림 6-7]). 수화기는 개방형 돔을 사용하여 외이도 내부에 착용하고, 사용자가 쉽게 교환할 수 있다. 수화기를 본체에 있는 송화기와 분리하여 BTE보다 소리 되울림(howling, acoustic feedback)이 덜하고, 크기를 줄일 수 있어서 노출이 적다. 개방형 돔은 저음역의 높은 음압을 완화하여 귀가 꽉 찬 느낌을 줄여 소리를 자연스럽게 하고, 크기가 작아진 수화기는 박막 긴장도(stiffness)를 높여 고음역

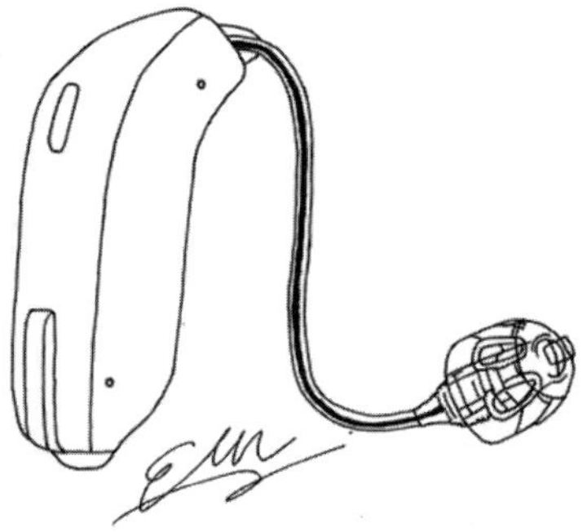

그림 6-7 수화기 외이 삽입 귀걸이형 보청기

출력에 유리하게 작용한다. 이 외에도 수화기가 본체에 내장되어 도음관이 필요한 BTE와 달리 공명의 영향을 염려하지 않아도 되는 장점들이 있다.

CRT는 개방 착용하는 RITA-BTE와 마찬가지로 편안한 착용감, 음향이득 증강과 음질 개선 등의 혜택(Denk, Hiipakka, Kollmeier, & Ernst, 2018; Hallenbeck & Groth, 2008)은 물론 크기를 줄여 더욱 편안한 착용감으로 영유아 난청 재활에 사용할 수 있고(Caporali et al., 2013), 돔으로 저음역을 억제(low cut)하여 소리를 자연스럽고 선명하게 제공할 수 있어서 청신경 동기화에 어려움을 느끼는 청각신경병증(auditory neuropathy spectrum disorder: ANSD) 청각재활에 사용한 보고(Prabhu & Barman, 2017)가 있다. 그러나 중등-고도 이상의 난청에서는 소리 되울림을 예방하기 위해 폐쇄형, plus, power형 돔을 사용하고, 이 경우 중등도의 폐쇄 효과를 감수해야 한다(Conrad & Rout, 2013; Ueno et al., 2022).

5. 외이형 보청기[In the ear (ITE) type hearing aids]

외이(in the ear: ITE)형은 이개강(concha)과 외이도 연골부 외측 일부 공간에 보청기를 착용하는 방식이다. ITE는 보청기 틀이 이개강을 반만 채우기도 하고(부분 외이형, half concha, half shell)([그림 6-8]의 왼쪽, [그림 6-11]의 왼쪽), 완전히 채우기도 하며(완전 외이형, full concha, full shell)([그림 6-8]의 오른쪽), 드물지만 이개정(이개정형, cymba concha)만 채우기도 한다([그림 6-9]).

완전 외이형은 크기가 커서 BTE처럼 텔레코일이나 이중 송화기를 선택할 수 있다. 이개정형은 지속적인 이루로 외이도 개방이 필요하거나 이루로부터 보청기를 보호하기 위해 또는 난청을 자각하지 않는 이명 재활용 소리치료기로 사용할 수 있고, 일회용 보청기 등으로 사용할 수도 있다. 때로 송화기와 증폭기, 전지 등은 이개정 틀 내부에 설치하고, 수화기만 RITC처럼 따로 분리하여 외이도에 넣어 사용하기도 한다(receiver in the canal-cymba concha: RITC-cymba concha).

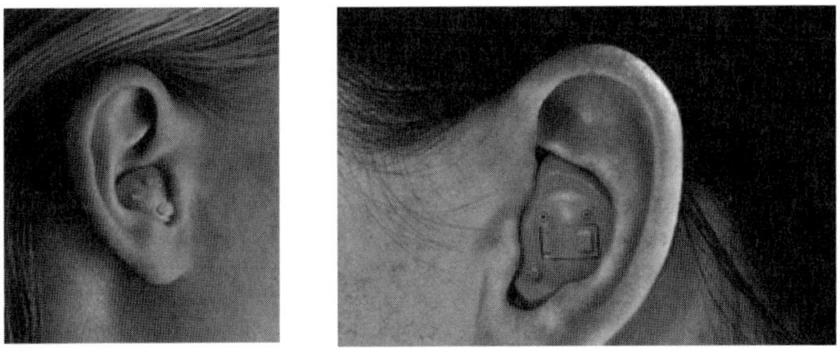

그림 6-8 half concha(왼쪽)과 full concha(오른쪽) 외이형 보청기

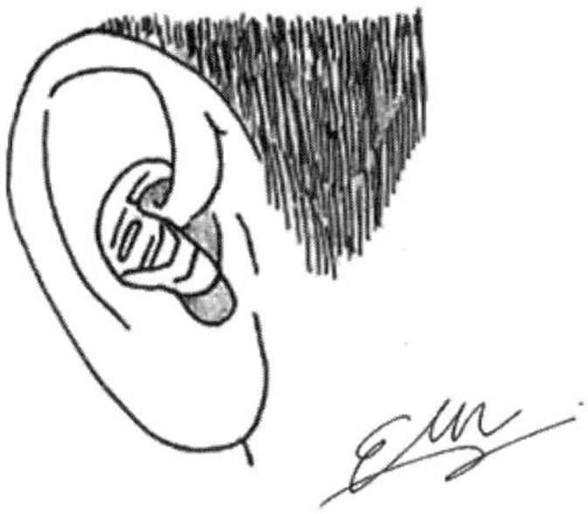

그림 6-9 이개정 외이형 보청기

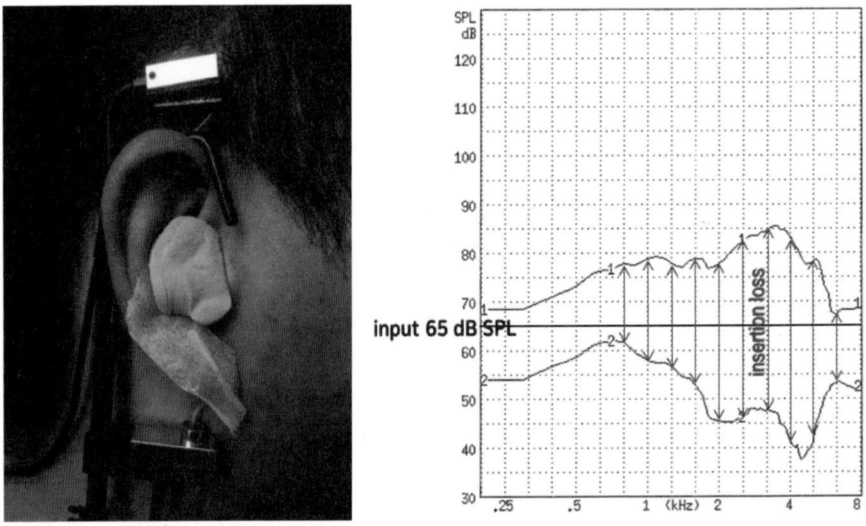

그림 6-10 귀속형 보청기가 외이를 폐쇄하여 생기는 공명 이득 저하(삽입손실, insertion loss)

ITE는 귀속형 중에서 출력 음압이 상대적으로 높으나 외이가 갖는 음향 전달 특성 이득을 충분히 활용하지 못하는 단점도 있다. 대표적인 현상이 삽입손실(insertion loss)이다([그림 6-10]). 삽입손실은 귀틀이 외이도 입구를 막아 소리 전달을 방해하여 외이도에서 생기는 공명이 사라져서 생기는 이득손실을 말한다. 삽입손실은 보청기가 갖는 전기음향특성에 비해 장착 범위를 좁힐 수 있다.

ITE 사용 중 주의할 점은 귀틀이 이개정까지 바르게 넣는 것을 잊지 말아야 한다는 것이다. 만약, 바르게 삽입하지 않으면 이륜각(crus of helix), 대이륜(anti-helix), 이개정 부위에 통증과 발적, 염증 등이 생길 수 있다.

[그림 6-10]은 귀속형 보청기가 외이를 폐쇄하여 생기는 공명손실을 설명하는 그림이다. 그림에서 왼쪽은 실이 계측(real ear measurement: REM)을 위하여 탐침을 설치한 후, 보청기를 장착한 것과 같은 효과를 얻기 위해 외이도 입구를 검(ear putty)으로 막아 놓은 모습이다. [그림 6-10]의 오른쪽 그림은 REM 결과로, 가로축은 주파수(kHz)이고 세로축은 출력 음압(dB SPL)이다. 검사를 위해 65 dB SPL을 들려주었다. 실이 응답 곡선 1은 외이도를 막기 전 구한 것(real ear unaided response; REUR)이며, 실이 응답 곡선 2는 외이도를 막고 구한 것(real ear occluded response; REOR)이다. 삽입손실은 곡선 1과 곡선 2의 차이(화살표 범위)로, 2 kHz의 경우 약 33 dB에 이른다.

6. 외이도형 보청기[In the canal (ITC) type hearing aids]

외이도(in the canal: ITC)형 보청기는 소형화가 빠르게 진행되던 1980년대 초반부터 사용이 늘었다. ITC는 보청기 틀을 ITE보다 외이도 안쪽으로 더 넣을 수 있어서 외이도 입구 앞쪽 이개강 일부만 채우고, 외이도 연골부 첫 번째 굴곡 정도까지 삽입한다([그림 6-11]의 중간).

ITE처럼 삽입손실이 있지만 ITE보다 높은 이개강의 공명을 얻을 수 있고, 잔류용적도 작아져서 다소 유리하다. 장착 범위는 중등도 난청에 가장 좋고, 중등고도 난청까지 사용할 수 있다. ITC는 외이도 안쪽 음향 출구가 첫 번째 굴곡 근처에 놓이는데, 음향 출구 방향이 외이도 벽으로 향하면 음향 출구가 막힐 수 있다. 음향

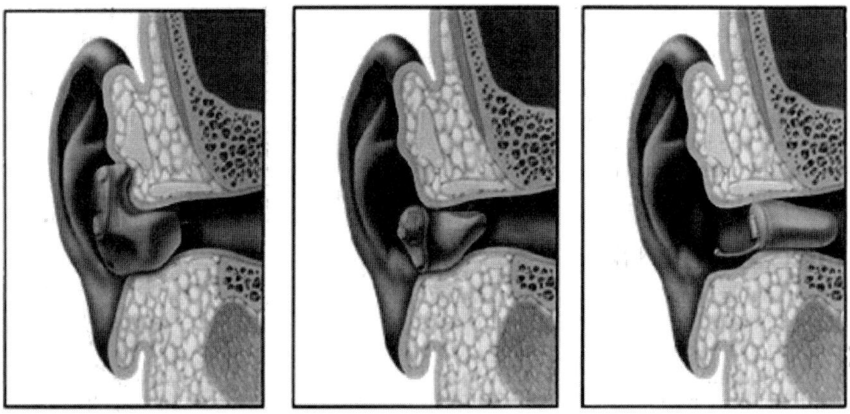

그림 6-11 왼쪽부터 외이(in the ear: ITE), 외이도(in the canal: ITC), 비노출 외이도형 (completely in the canal: CIC) 보청기

출구가 막히면 보청기 전기음향특성에 문제가 없더라도 사용자는 들리지 않거나 매우 작게 또는 날카롭게 들린다고 호소한다. 이러한 문제는 인상과 보청기 틀의 비교, 실이 계측, 청각학적 사용 평가, 주관적 만족도 평가 등으로 확인할 수 있다.

ITC 중에는 CRT와 다르게 송화기를 ITC 본체에서 분리하여 이개정(cymba concha)에 넣고 사용할 수 있는 것도 있으며 원격 송화기 이개정형(remote microphone-cymba concha), 이를 원격 송화기 착용(remote microphone technology)이라 한다. 이 기술은 이개 집음을 포함한 외이 공명을 활용하고 방향성을 개선하며, 바람 소리 증폭을 완화하는 등의 도움이 있다.

7. 비노출 외이도형 보청기[Completely in the canal (CIC) type hearing aids]

비노출 외이도(completely in the canal: CIC)형 보청기는 증폭기와 전지의 기술 발전으로 1990년대부터 빠르게 시장을 점유하였다. CIC는 기판면(face plate)을 외이도 연골부의 첫 번째 굴곡 가까이 삽입할 수 있으며, 외이도 안쪽 틀이 이연골 협부까지 삽입할 수 있다(deep canal insertion)([그림 6-11]의 오른쪽).

보청기를 깊숙이 삽입하면 외이도 안쪽에 놓인 기판면에서 이개 간섭, 이개강 공명, 기판면 바깥쪽의 외이도 공명(pop bottle) 등의 장점을 활용할 수 있다. 이에 따른 이득은 5~10 dB 정도이며, 틀 안쪽 공간 부피를 현저하게 감소시켜 8~15 dB 정도의 추가 이득을 기대할 수 있다(Boyle의 법칙)([그림 6-12])(Chasin, 1997; Choi, Lee, Choi, & Heo, 2009; Heo, Lee, Jeon, & Kim, 2010; Heo, 2012b). 더불어 지향성 송화기를 사용하여 방향성 개선, 자성강청(autophony) 예방, 그리고 출력 음압이 포화되기까지 상당한 여유(head room)를 가질 수 있어서 긍정적인 효과를 기대할 수 있다. 특히 충분한 head room은 왜곡을 현저하게 낮출 수 있어서 보청기 장착 범위를 기대 이상으로 넓힐 수 있다. 이 외에도 수화기 박막의 긴장도(stiffness)가 높아져서 고음역 출력 음향 특성이 평탄하게 유지된다. 이러한 이득으로 CIC 보청기는 드물게 완만한 하강형 고도 난청까지도 보상할 수 있다([그림 6-13]). 실이 계측(real ear measurement: REM)은 이러한 이득을 확인하는 데 매우 중요한 역할을 한다. 이 외에도 적은 노출로 미용상 만족도가 높고, 편안한 착용감과 함께 소리 되울림이 없어서 전화 통화도 쉽다(Staab, 1997).

CIC 보청기는 귀틀이 외이도 굴곡을 사이에 두고 장착하므로 ITC처럼 음향 출구 방향과 함께 통증 유무를 확인해야 한다. 수화기 음향 출구가 외이도 벽에 지나치게 가까이 있으면 출력 음향 특성이 왜곡되어 소리가 날카롭게 들릴 수 있다. ITC와 달리 송화기 음향 입구도 확인할 필요가 있다. 송화기의 음향 입구와 수화기의 음향 출구가 모두 또는 둘 중 하나가 외이도 벽에 막히면 소리가 들리지 않는다. 드물지만 이주(tragus)는 외이도에 난기류를 발생시켜 바람 소리를 거북하게 느끼기도 한다. 바람 소리의 거북한 정도가 심하다면 기판면 각도 수정 등을 통해 해결할

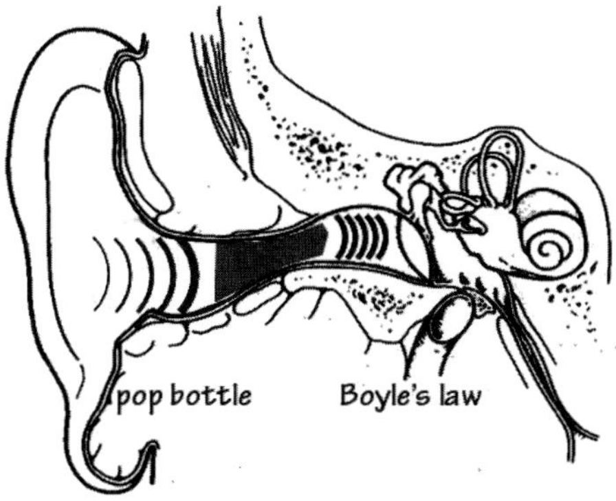

그림 6-12 비노출 외이도형 보청기 장착으로 얻을 수 있는 공명 이득

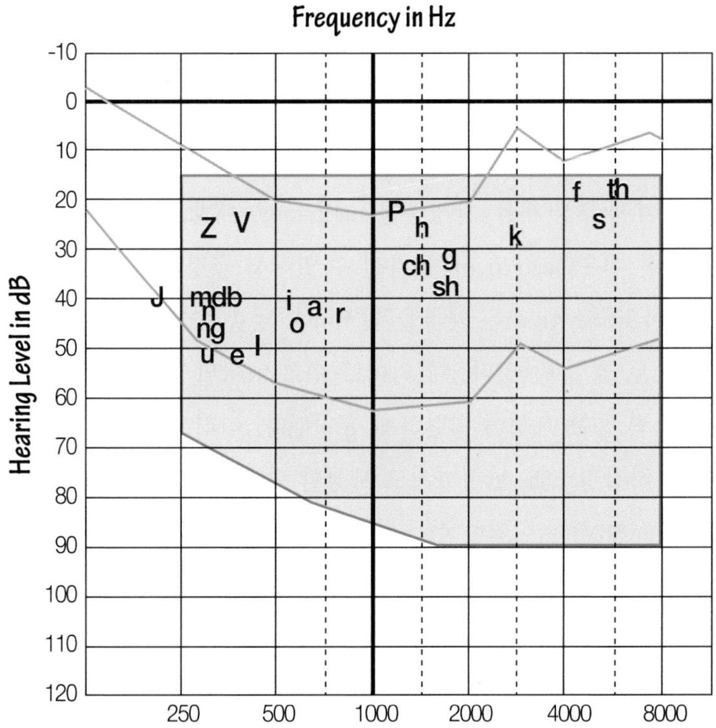

그림 6-13 비노출 외이도형 보청기 장착 범위

수 있다. 통증은 틀이 바르게 제작되지 않은 보청기를 넣거나 빼면서 또는 사용 중 하악 움직임으로 틀이 외이도 골부를 자극하는 경우에 느낄 수 있다. 보청기 사용 초기에는 통증에 대한 세심한 감시가 중요하다.

8. 골부 외이도형 보청기(Peritympanic type hearing aids)

골부 외이도(peritympanic)형 보청기는 기판면(face plate)을 이연골 협부까지 삽입하여 보청기 틀 대부분 외이도 골부 안에 넣는다([그림 6-14]). 골부 외이도형은 외이 공명을 대부분 포함하고 출력 음압이 외이도 잔류 용적에 반비례하여 증강되는 효과를 극대화할 수 있다. 그러나 골전도에 의한 폐쇄효과로 자성강청을 쉽게 느낄 수 있다. 골부 외이도는 피부가 매우 얇고 부속기가 없어서 보청기를 외이도에 넣

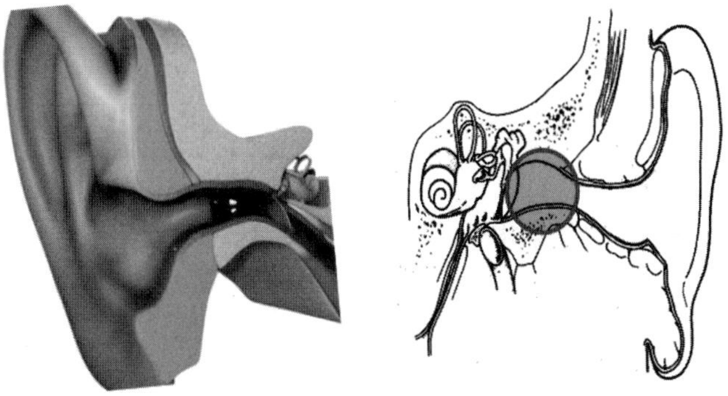

그림 6-14 골부 외(peritympanic) 보청기 장착 부위(동그라미 안쪽)

거나 빼기가 쉽지 않고, 넣고 빼면서 외이도 벽을 자극하기 쉽다. 외이도 벽이 자극되면 혈관띠(vascular strip)를 건드려 쉽게 충혈(Beak, 1993)된다. 외이도에는 미주신경 이개분지(auricular branch of vagus nerve), 삼차신경 하악분지(mandibular branch of trigeminal nerve) 이개측두신경(auriculotemporal nerve) 등이 분포하여 재채기(vagal reflex)나 연관통(referred pain) 등을 유발한다. 이러한 단점들로 골부 외이도형은 실용화되지 못했다. 최근에는 외이도 벽에 닿는 부분을 발포 고무(foam)로 보청기 겉 부분을 포장하여 귀꽂이 모양을 만들어 골부 외이도형 보청기의 장점을 활용하면서 통증을 없애려는 시도도 있다.

9. 고막형 보청기[Contact lens hearing aids (CLHA)]

고막형 보청기(contact lens hearing aids: CLHA)는 압전(piezoelectricity) 방식 진동자를 고막에 부착하여 지어진 명칭이다. CLHA는 BTE형 소리 처리기(sound processor), 소리 처리기와 유선으로 연결된 송화기와 유도 장치(coil derive), 고막에 부착하는 진동자의 세 부분으로 구성된다. 유도장치는 개방 장착(open fit)하여 외이도 깊숙이 삽입하며, 소리 처리기는 이개 상부에 BTE 보청기처럼 착용한다. 진동자는 접착테이프로 고막에 부착한다. CLHA의 작동은 외이도에 삽입한 송화기가 소리를 받아들여, 이개에 착용한 소리 처리기가 음성을 분석하고 변환하여 고막에 부착한 진동자로 보낸다. 진동자는 말소리 신호에 따라 고막을 직접 진동시킨다([그림 6-15]). 고막은 외이도로 들어온 말소리와 CLHA가 증폭한 신호에 따라 동시에 진동한다(vibrosonic)(Earlens, hearing contact lens)(8장의 '3. 고막 부착형 보청기' 참고).

진동자는 고막에 부착하더라도 염증, 천공, 감염이 생기지 않고, 외이도, 고막,

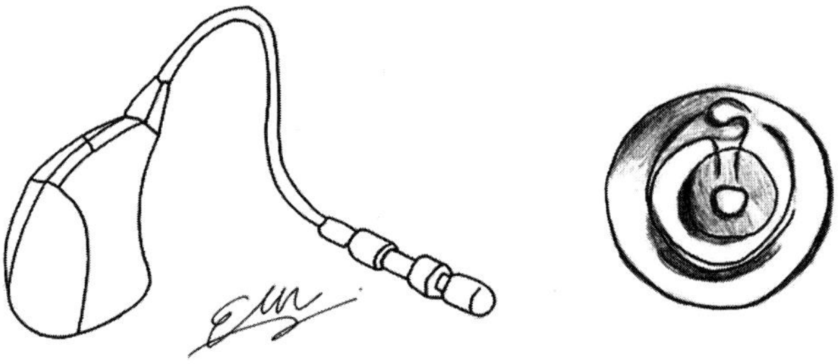

그림 6-15 고막형 보청기

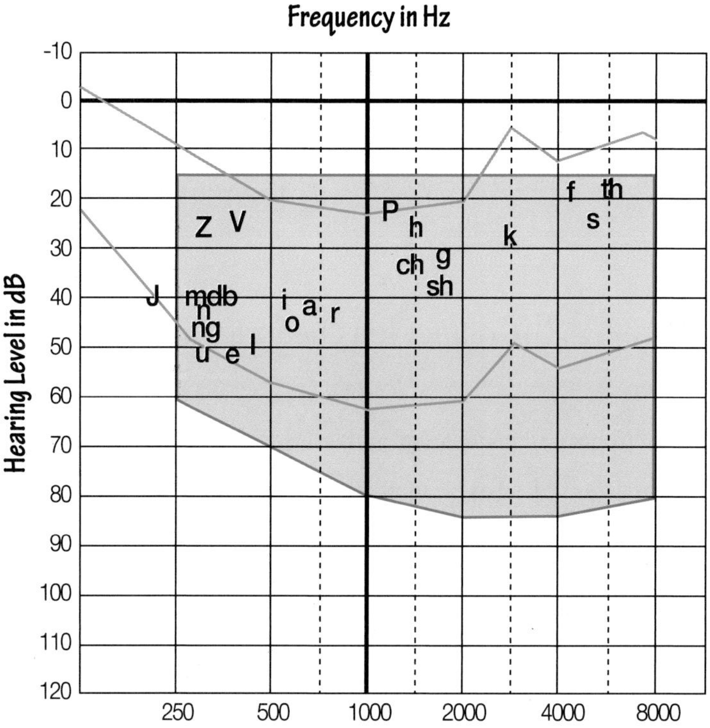

그림 6-16 고막형 보청기 착용 범위

중이 손상을 일으키지 않는다. 가청역치는 수술 후에도 변하지 않고 유지한다. 신호대잡음비는 3 dB 정도 개선되고, 작동 이득은 평균 30~40 dB, 최대 68 dB에 이른다. 장치에 대한 선호도와 소리 품질에 대한 사용자의 주관적 만족도 높다.

10. 기성품과 주문형 귀속형 보청기

기성품(ready made, disposable, instant)은 귀속형 보청기가 시장에 소개되었을 당시 귀틀 제작 기술상 문제로 잠시 사용되었다가 지금은 사용이 현저하게 줄었다. 그러나 최근 외형상 디자인이 세련되어지고, 여행이나 특정한 순간 한시적 목적으로 사용하는 경우도 많아지면서 사용이 다시 늘고 있다.

디자인은 창의적 기술이 접목되면서 '외이형 보청기'에서 이미 소개한 주문형 이개정형 보청기가 기성품으로 소개되어 있고(Siemens Vibe Crest), 이개 뒤쪽을 유연하게 감싸 고정하는 방식의 '보석형(a chic piece of jewelry, 고안자 명명)' 기성품 보청기가 새로이 소개되기도 했다.

주문형은 외이의 모형을 인상으로 뜬 후, 보청기 틀을 제작하여 틀 속에 청력손실 보상에 가장 적합한 송화기, 증폭기, 수화기, 전지 틀 등을 넣어 완성한 보청기를 말한다. 지금까지 소개했던 대부분 귀속형 보청기는 이 범주에 포함된다. 최근에는 틀 제작 기술에 3차원 입체 스캔과 출력 기술을 접목하여 음향 특성 조절과 사용 이득 조절이 쉽고, 우수한 디자인을 적용하면서 다양한 파생형이 소개될 것으로 기대한다.

11. 음향관 보청기와 전기식 보청기

사람들은 먼 곳의 소리를 들을 때 본능적으로 손을 둥그렇게 하여 귀에 댄다. 손을 둥그렇게 하는 동작은 소리를 모으기 위한 것(집음)이며, 집음은 다양한 도구를 사용하여 그 효과를 기대할 수 있다([그림 6-17]). 이러한 현상을 이용한 것이 음향관 보청기이다. 음향관 보청기는 실내에 두고 사용하는 실내용([그림 6-18])과 개인이 휴대할 수 있는 휴대용([그림 6-19])이 있다.

역사적으로는 1800년대 사용한 기록이 있으나 이보다 훨씬 이전부터 사용하였을 것으로 추정한다. 음향관 보청기는 뿔피리, 나팔, 깔대기 등을 이용하여 소리를 모으는 집음관, 모은 소리를 외이도 입구로 전달하는 도음관, 그리고 음향관 끝부분에 연결하여 외이도 입구에 꽂는 귀꽂이 세 부분으로 나눌 수 있다.

증폭 성능은 집음관 크기에 크게 의존하며, 개인도 쉽게 만들 수 있다. 집음관은 대개 2.75부터 3.75 인치(7.06~9.53 cm) 정도의 직경과, 14 cm 정도의 길이가 적당하다. 이 정도 크기이면 완만한 하강형 중등도 난청까지는 유용하게 사용할 수 있는데, 집음관 직경이 클수록 청력손실 보상 범위가 넓다([그림 6-20]). 소리 품질은 크기가 작은 수화기로 출력하는 전기식 보청기와 비교하면 에너지 형태를 변환하지 않고 자연 그대로 듣는 음향관 보청기가 우수하다.

전기 보청기는 전지로 전원을 공급받아 전자 회로가 작동하는 형태를 한 모든 보청기를 말한다. 지금까지 설명한 상자형, BTE, RITA-BTE, RITE-BTE, RITC-BTE, ITE, ITC, CIC, 고막형 등이 모두 여기에 해당한다.

[그림 6-17]은 음향관 보청기를 이해할 수 있는 조형물 사진이다. 이 조형물은 울산광역시 방어동 슬도 소리 체험관에 설치되어 있고, '소리의 향기'라는 이름을 갖

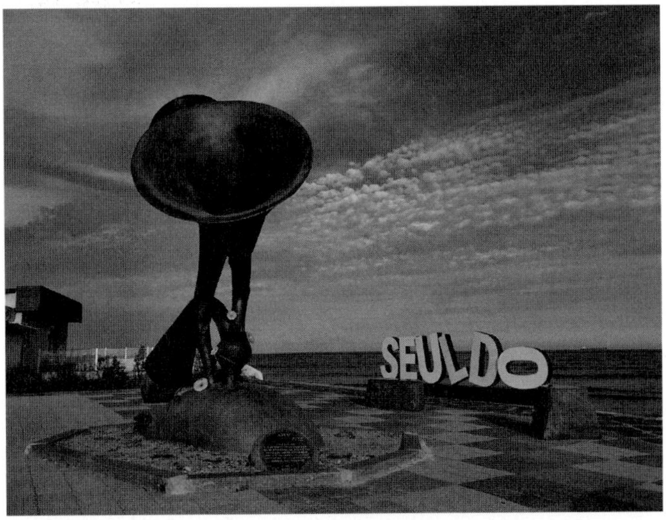

그림 6-17 울산광역시 방어동 슬도 소리 체험관 조형물 '소리의 향기'

고 있다. 음향관 보청기를 이해할 수 있는 조형물이다.

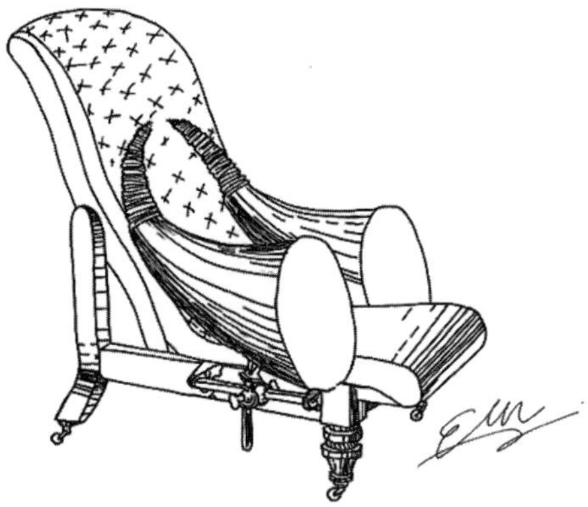

그림 6-18 실내용 음향관 보청기

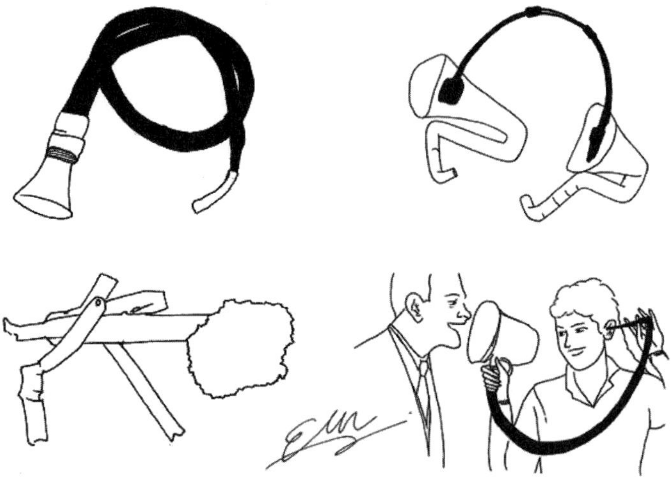

그림 6-19 개인 휴대용 음향관 보청기

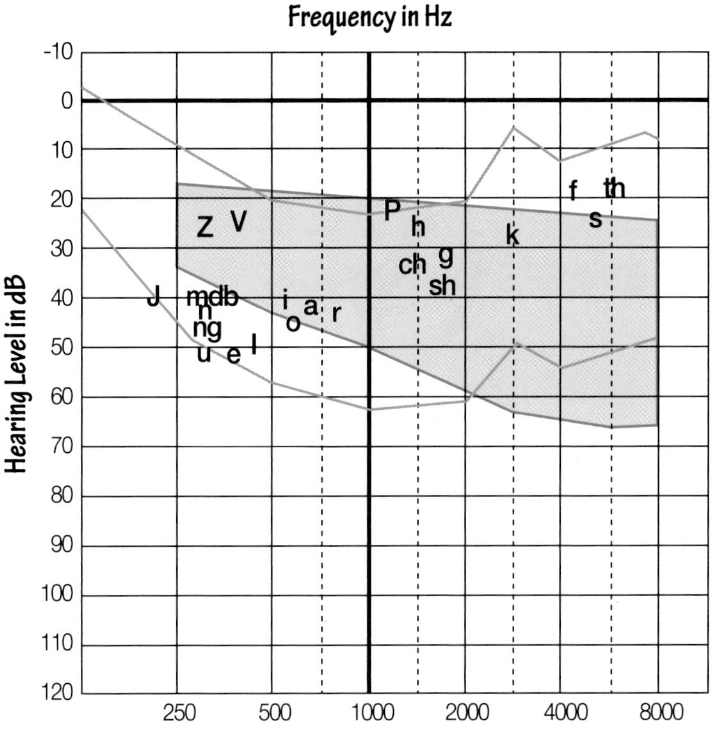

그림 6-20 개인 휴대용 음향관 보청기 착용 범위

12. 기도와 골도 보청기(Air and bone conduction hearing aids)

기도 보청기는 박막을 진동시켜 매질인 공기 입자로 소리를 전달하는 방식의 보청기를 말한다. 진동을 두개골에 전달하거나 진동 또는 전기를 청각기관 특정 부위에 전달하는 이식형 보청기를 제외한 대부분 개인 휴대용 보청기가 이 범주에 해당한다. 보청기 구성이 아날로그이거나 디지털 신호 처리 여부와 관계없이 수화기 박막을 통해 공기 입자를 운동시키는 방식이다. 기도 보청기는 헤드셋 수화기(headphone), 삽입 수화기(insertphone), 단추형 수화기(button receiver), 스피커(speaker)와 같이 공기를 매질로 소리를 전달하는 모든 종류의 수화기를 사용할 수 있다.

골도 수화기는 소리를 전기로 바꾸고 얇은 박막 대신 골도 수화기 플라스틱을 떨리게 한다. 골도 보청기(bone conduction hearing aids)는 보청기가 증폭한 소리를 골도 수화기에 연결하여 두개골에 전달하고, 두개골 진동은 와우를 감싸고 있는 측두

골로 전달시켜 소리를 전달하는 방식이다. 이 방식으로는 두개골 전체를 진동시켜 양쪽 와우를 직접 자극할 수 있다. 골도 수화기는 안경형의 경우 진동면을 이개 후방 유양돌기에 착대하며, 머리띠형은 머리 어느 부위라도 착대할 수 있다. 최근 소개되는 블루투스 골도 수화기는 이개 앞쪽 관골에 진동면을 댄다.

골도 보청기의 증폭은 안경형, 귀걸이형, 상자형 보청기를 이용하며, 골도 수화기는 안경테, 머리띠 등을 이용한다([그림 6-3], [그림 6-4], [그림 6-21]). 이 외에도 고막형 보청기(CL-HA), 중이 이식기, 골도 이식기 등이 골도 수화기를 사용한다. 이식형 골도 보청기의 경우 종류에 따라 진동 수화기 이식 위치가 달라진다.

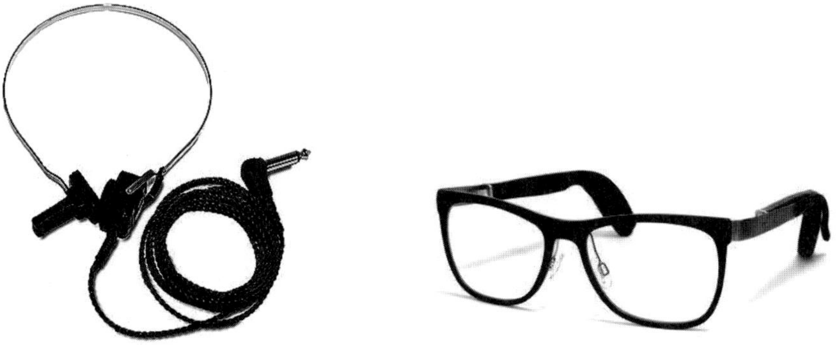

그림 6-21 머리띠형(왼쪽)과 안경형(오른쪽) 골도 수화기

청력검사 기준(audiometric zero)에서 1,000 Hz의 0 dB HL은 기도 수화기의 경우 7.5 dB SPL (TDH 49-50 기준)이지만 골도 수화기를 유양돌기에 대는 경우 42.5 dB SPL 이다(Heo, 2015d). 이것은 기도 수화기가 얇은 박막을, 골도 수화기가 딱딱한 플라스틱을 자극하는 데서 오는 차이이다.

기도 수화기는 외이도 안쪽에서 출력 음압을 측정(실이 계측, real ear measurement: REM)할 수 있다. 그러나 골도 수화기는 사람에게 출력되는 음압을 직접 측정하기 어렵고 인공 골도(artifical bone)로 간접 확인해야 한다. 골도 수화기는 진동을 전달하기 위해 가압(400~600 gram)이 필요하며, 가압은 골도 보청기를 사용하는 동안에도 계속해야 한다. 두개골 진동을 위해 가하는 압력은 피부에도 작용하여, 착대 부위에서 통증을 느끼기도 하고, 발적이 생길 수 있으며, 심하면 염증으로 진행될 수 있다. 피부 문제는 골도 수화기를 유돌첨(mastoid tip), 전두골(frontal bone), 관골(zygomatic bone, 광대뼈) 등 두개골 여러 부분에 번갈아 가며 착대하여 예방할 수 있다.

골도 보청기 진동면은 대부분 유돌첨 주변에 착대한다. 다행히도 골도 전도는 소리를 전달하는 도중에 감쇠가 생기지 않아서 좌우 어느 쪽을 대더라도 전달되는 에너지는 같다. 다만, 유돌첨에 착대하면 외이, 중이, 내이에 이르는 소리 전달 축이 같아 골도 출력 음압은 변하지 않으나 전두골이나 관골에 대면 소리 전달 축이 달라져서 대략 10 dB 정도 작게 들릴 수 있다(Martin & Clark, 2016). 편측성 난청을 보상하는 경우에도 골도 수화기 착대 방법은 같다. 이것은 골도 전도가 두 귀 사이에서 감쇠(이간 감약, interaural attenuation)가 일어나지 않고, 청력손실이 있는 귀에 골도 수화기를 대더라도 골도 전도를 통해 청력손실이 없는 귀로 전도(transcranial CROS, interanl CROS, 경두개 CROS)되기 때문이다. 이때 경두개 CROS 사용 목적이 방향성 회복이 주된 것이라면 골도 수화기는 난청이 있는 귀에 착대 해야 한다. 그러나 방향성 개선 효과는 장담할 수 없다.

골도 보청기는 사용하는 동안 외이도를 막지 않는 것이 좋다. 골도 전도된 소리는 측두골을 통해 외이도 골부나 중이로 나온 후 일부가 외부로 빠져나가는 것이 자연스럽다. 일상에서 우리는 이러한 방식으로 소리를 듣는다. 외이도를 막으면 골도 전도 과정에서 빠져나온 소리, 특히 저음역의 소리가 외부로 나가지 못하고 다시 내이로 진행한다(폐쇄 효과, occlusion effect). 만약 전음성 난청이 없는 사람이라면 자신의 말소리를 더욱 크게 들을 수 있고(자성강청, autophony)(Heo, 2015b), 골도 보청기 사용자라면 자신의 목소리와 함께 증폭된 소리의 저음역 성분까지 크게 들을 수 있다. 자신의 말소리를 항상 크게 듣게 되면 청각적 피드백 회로가 작동하여 스스로의 목소리를 낮추게 되고, 말소리는 자신이 없는 것처럼 작고 움츠러들 수 있다. 때로는 웅석피우는 아이처럼 코맹맹이로 말하는 습관이 생길 수도 있다. 코맹맹이 소리처럼 비성(nasality)을 포함하는 습관은 보청기의 저음역 음향이득과 출력 음압이 높아도 생길 수 있다. 골도 보청기의 성공적 사용을 위해서는 보청기의 특징과 적용 범위 및 한계를 사용자에게 교육하고 상담하여 충분히 이해하게 하는 것이 중요하다(Heo, 2020).

골도 보청기는 외이도염, 만성 천공성 중이염 등으로 지속적인 이루가 있을 때,

소이증(microtia) 또는 무이증(anotia)으로 보청기나 귀꽂이를 사용할 수 없을 때, 기도와 골도 청력 모두 손실이 있으면서 두 청력의 차이가 있는 기도골차(air-bone gap: AB gap)가 큰 혼합성 난청일 때, 그리고 편측성 농(unilateral deafness)일 때 도움이 있다. 장착을 위해서는 위와 같은 조건과 함께 청력손실 특성을 최우선으로 검토해야 한다. 일반적인 장착 범위는 두 귀 중 좋은 귀의 골도 순음 청력이 어음역에서 30~40 dB HL 이내로 낮을수록, 어음이해도(speech discrimination score: SDS)가 80% 이상으로 높을수록 좋다. 만약 이보다 나쁘다면 주관적, 객관적 착용 평가와 장착 후 검증을 통해 최종 사용을 결정하는 것이 좋다.

13. 선형과 비선형(압축) 보청기[Linear and non-linear (compression) hearing aids]

선형과 비선형(압축) 보청기는 입력 음압과 출력 음압의 관계를 고려하여 구분한다. 이들 방식의 보청기는 '2장 청력손실과 보청기' '4장 보청기 구조' '5장 귀꽂이' 등에서 이미 설명하였다. 한 번 더 정리하면, 선형 보청기는 음향이득을 결정하면 입력 음압과 비례하여 출력 음압이 증강하는 방식의 보청기이다. 비선형 보청기는 선형처럼 음향이득이 일정하지 않고, 입력 음압을 높일수록 음향이득이 낮아져서 출력 음압도 입력 음압에 비례하여 증강하지 않는 방식의 보청기를 말한다.

선형 보청기의 증폭기는 출력 음압이 최대 강도(saturation sound pressure level: SSPL, 포화 음압)에 이르면 입력 음압이 커지더라도 출력 음압은 증강되지 않고 정점을 절단(peak clipping)한다. 정점 절단의 진화 단계에 따라 비대칭 증폭 단계(single ended output stage; class A), 대칭 증폭 단계(push-pull stage; class B), 펄스폭 변조 단계(pulse-width modulation stage; class D) 등이 있다. 비대칭 증폭은 음파의 정점(peak)과 골(trough) 중에서 위쪽에 있는 정점만을 차단하는 방식이다. 음향이득이 크지 않아서 가청 범위가 넓은 중등도의 전음성 난청일 때 부담스럽지 않은 비용으로 선택할 수 있으나 가청 범위가 좁아진 감각신경성 난청에서 사용은 주의할 필요가 있다. 대칭 증폭은 증폭기로 소리가 들어올 때만 작동하며, 음향이득은 비대칭보다 높다. 펄스폭 변조는 선형 보청기에 사용하는 증폭기 중에서는 기술적 완성도가 높다. 음향이득이 높고 SSPL도 높지만 건전지 소모는 적다. 크기도 작아서 보청기 소형화에 기여한 증폭기 중 하나이다. 대칭 증폭과 펄스폭 변조는 SSPL에 이르면 음파의 정점과 골을 모두 절단한다. 정점 절단은 최대 출력 음압(maximum power output: MPO)을 제한하는 데 사용할 수 있으며, 정점을 절단하면 출력되는 소리에서 화음 왜곡(harmonic distortion)이 생길 수 있다. 단독으로 사용하는 것보다 먼저 압축으로 출력 음압을 제한한 후, 압축이 작동(attack time)하는 동안 초과하는 음압을 차단하는 것이 효과적이다.

비선형 보청기는 입력 음압(input automatic gain control: iAGC)이나 출력 음압(output automatic gain control: oAGC), 또는 수시로 변하는 입력 강도에 의존(level depend frequency response: LDFR)해서 출력 음압 강도가 자동으로 조절되기도 한다. 자동 조절은 모든 주파수 범위에서 동일하게 작동하거나 주파수를 나누어 다르게 작동할 수 있다. 이들 방식은 모두 가청 범위가 좁아진 감각신경성 난청에 유리하고, iAGC가 상대적으로 청력손실이 심하지 않은 중도 감각신경성 난청에, oAGC가 청력손실이 심한 중등고도 감각신경성 난청에 유리하다. LDFR은 주파수 대역을 여러 개로 나누고 이들 대역마다 압축 역치와 압축비를 달리하는 저음역 약음 증강(bass increment at low level: BILL), 고음역 약음 증강(trouble increment at low level: TILL), 프로그램 약음 증강(programing increment at low level: PILL) 등이 있다. BILL은 저음역의, TILL은 고음역의 작은 소리를 더욱 강조하며, BILL은 저음역 손실이 큰 상승형 감각신경성 난청에, TILL은 고음역 손실이 큰 하강형 감각신경성 난청에 유리하다. k-amp로 알려진 증폭기가 TILL을 구현하는 증폭기이다. PILL은 프로그램으로 작은 소리를 강조할 수 있다. PILL은 필터를 사용하여 대역마다 프로그램을 달리할 수 있어서 원하는 대역의 작은 소리를 강조한다.

14. 주파수 전위/압축 보청기(Frequency transposition/compression hearing aids)

주파수 전위(frequency transposition) 또는 주파수 압축(frequency compression) 보청기는 말소리 주파수 대역을 여러 개로 나눈 후, 청력손실이 심하고 보청기로 보상이 어려운 고주파수 소리를 저주파수로 이동(전위) 또는 압축하여 들려주는 방식이다([그림 6-22], [그림 6-23]).

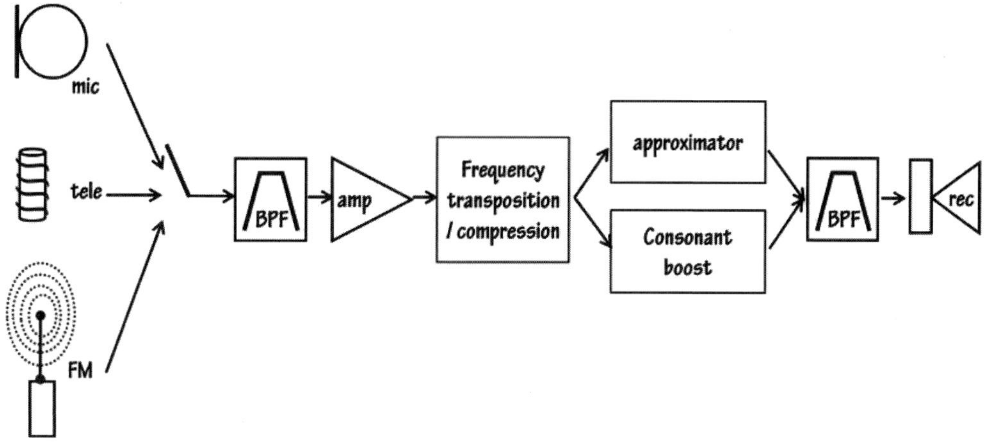

그림 6-22 주파수 전위/압축 보청기 구성

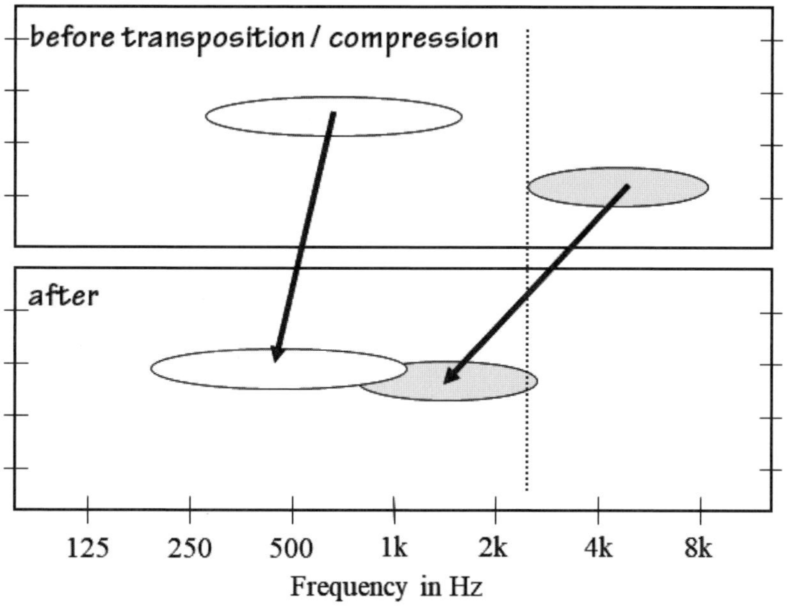

그림 6-23 주파수 전위/압축 보청기의 주파수 이동

주파수의 이동이나 압축은 주파수를 여러 대역으로 나누어 대략 4,000~8,000 Hz 범위의 고주파수 대역의 소리를 4,000 Hz 이내의 낮은 주파수 대역으로 이동하거나(Velmans, 1973) 포먼트 주파수를 기준으로 이동하기도 하며, 유성 및 무성 자음의 경계 주파수인 약 2,600 Hz를 기준으로 이동(McDermott, Dorkos, Knight, & Ching, 1999)하기도 한다([그림 6-23]). 사용자의 초기 적응은 전위보다 압축이 쉽고(Salorio-Corbetto, Baer, & Moore, 2019). 지연이나 음소 손실은 주파수 이동 비율을 고정하는 것보다 불균형 유리하다. 주파수 이동에 필요한 시간은 2~13 ms 정도이며, 사용자는 소리를 실시간으로 들을 수 없다.

주파수 전위/압축 보청기는 특히 고음역 손실이 큰 감각신경성 난청, 선천성 농에서 수행력 개선을 확인하였다(Fraga, Prates, Marotta, & Iorio, 2011; Gou, Smith, Valero, & Rubio, 2011; Heo, Lee, Heo, & Kim, 2000; McDermott, Dorkos, Knight, & Ching, 1999; Rees & Velmans, 1993; Salorio-Corbetto, Baer, & Moore, 2019; Velmans, 1974). 그러나 전위와 압축의 선택(Salorio-Corbetto, Baer, & Moore, 2019), 장착 범위나 사용 효과에 대해서 추가 연구가 필요하다(Mao, Yang, Hahn, & Xu, 2017; McDermott, Dorkos, Knight, & Ching, 1999).

주파수 전위/압축 보청기 장착 범위는 순음청력검사상 최소가청역치가 2,000 Hz 이상 고음역에서 맨귀 90 dB HL 이상, 교정 청력 50 dB HL 이상으로 나쁘고, 1,000

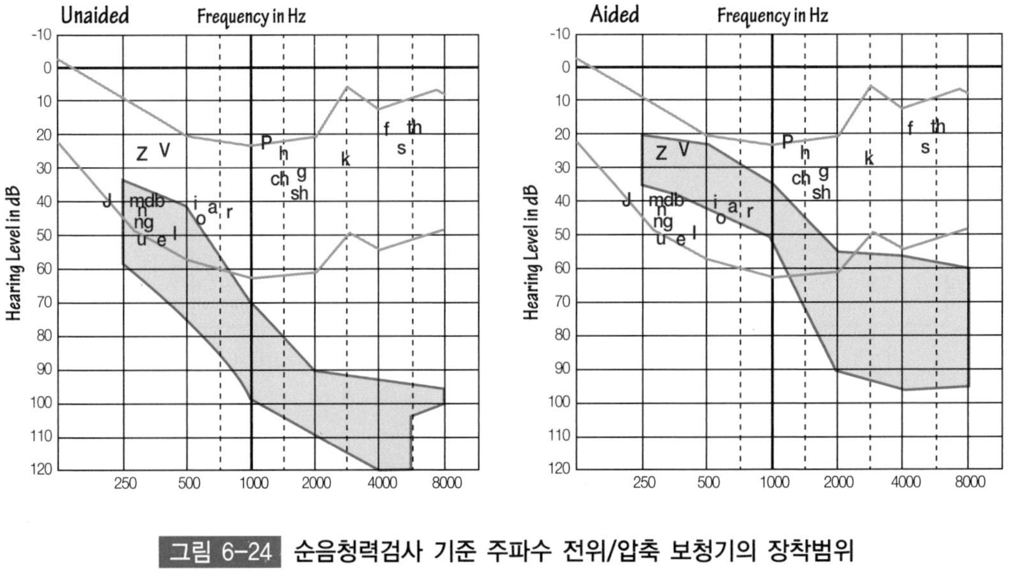

그림 6-24 순음청력검사 기준 주파수 전위/압축 보청기의 장착범위

Hz 이내 저음역에서 잔존 청력이 있어야 한다([그림 6-24]). 언어평가는 음소 듣기 검사상 마찰음, 파열음을 듣지 못하거나 듣더라도 변별하지 못하는 경우 대상이 될 수 있다([그림 6-25]).

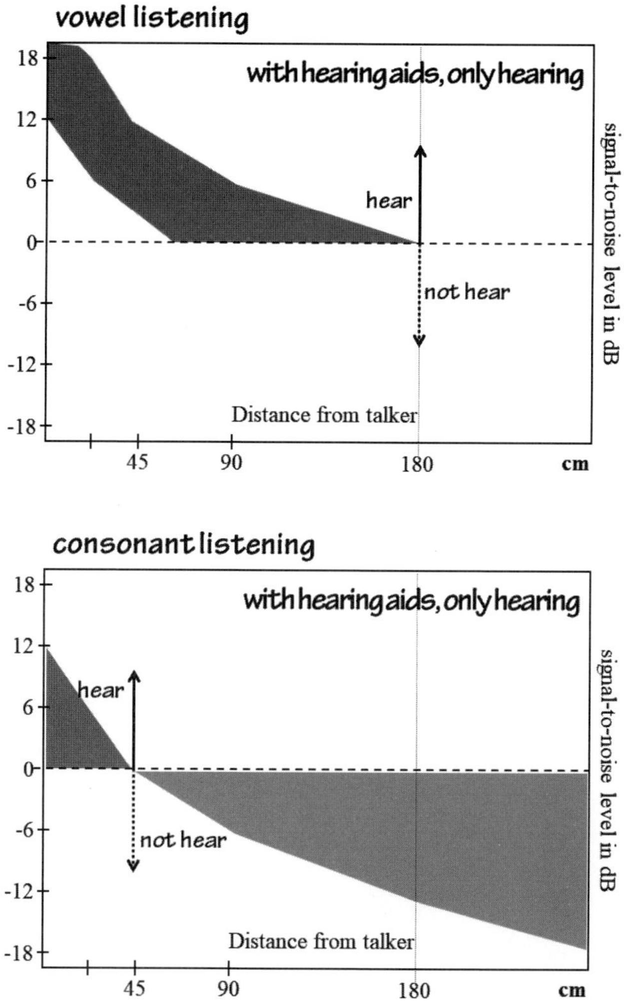

그림 6-25 음소 듣기 기준 주파수 전위/압축 보청기의 장착 범위

15. 아날로그(analog), 프로그램(programmable 또는 digital controlled analog: DCA), 디지털 신호 처리(digital signal processing: DSP) 보청기

아날로그 보청기는 증폭과 이득, 음질, 압축, 출력제한 등의 조절을 모두 아날로그 방식으로 처리하는 보청기를 말한다. 외형상으로는 음향 특성 조절 패널 뚜껑을 열면 '1'자 모양의 드라이버로 조절할 수 있는 가변저항이 눈에 띈다.

프로그램(programmable 또는 digital controlled analog: DCA) 보청기는 이득, 음질, 압축, 출력제한 등을 드라이버로 조절하는 대신 보청기와 동기화한 컴퓨터 소프트웨어에서 진행하는 방식의 보청기이다. 그러나 전기신호로 변환, 증폭, 음성 신호로 변환 등의 모든 과정은 아날로그 방식이다. DCA 보청기는 컴퓨터와 연결, 동기화할 수 있는 인터페이스 장치와 보청기를 조절할 수 있는 소프트웨어가 필요하다. 인터페이스는 범용으로 Hi-Pro가 널리 사용되고 있으나 제조회사마다 별도의 장치를 사용하기도 한다. 조절용 소프트웨어는 제조회사마다 서로 다르게 사용하며([그림 6-27]), 환자 관리 등을 위하여 공용 플랫폼 소프트웨어([그림 6-26])의 모듈

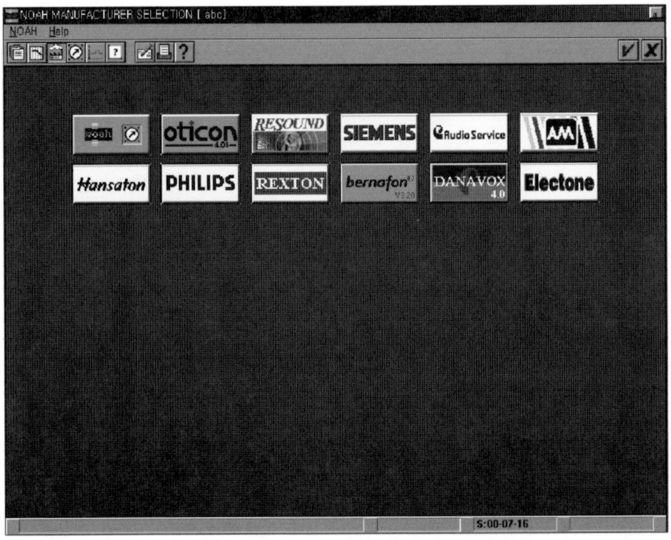

그림 6-26 보청기 사용자 관리 및 보청기 조절용 플랫폼 소프트웨어 화면

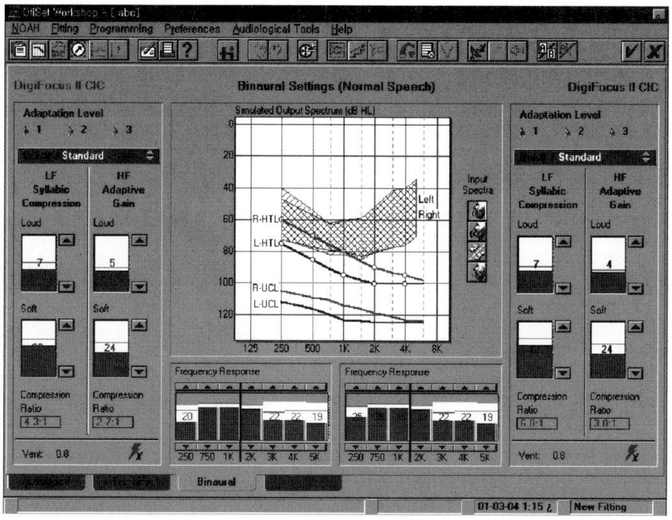

그림 6-27 **플랫폼 소프트웨어에 설치된 제조회사별 모듈 선택 화면**

형태로 사용하기도 한다([그림 12-5~7]).

디지털 신호 처리(digiatal signal processing: DSP) 보청기는 아날로그 신호를 디지털 신호로 변환하고 모든 과정을 디지털 신호 처리한 후 아날로그로 다시 변환하는 방식이다. DCA 보청기와 마찬가지로 Hi-Pro와 같은 인터페이스와 조절용 소프트웨어 또는 모듈이 필요하다.

16. 서랍형 보청기(In the drawer heraing aids)

서랍형 보청기는 모양이나 특성이 뚜렷하게 존재하지 않는다. 개인 휴대용 보청기, 청각 보조 장치, 이식형 보청기 등 종류를 가리지 않고, 모든 보청기에서 서랍형이 있다.

보청기는 청력손실 특성을 고려하여, 선택 조절하여야 한다. 보청기 사용을 선택하고 장착을 결정하기 위해서는 장착 후보자에게 보청기가 제공할 수 있는 이득을 구체적으로 설명해야 하고, 장착한 후에는 기대한 수준의 적절한 보상이 제공되어야 한다. 그러나 무엇보다 보청기가 해결할 수 없는 한계에도 불구하고 꾸준히 사용하여 도움을 받겠다는 사용자의 의지가 있어야 한다.

보청기 사용을 계속하기 위해서는 사용 결정, 기종 선택, 음향 특성 조절, 장착, 추적 관찰 및 조절, 사용 상담 등에 이르는 전 과정에서 사용자가 느끼는 불편을 경청하고, 이를 반영하여 해결하거나 설명하여 이해를 구하는 절차가 반복된다. 청각 전문가나 보청기 전문가가 사용자에 대한 이러한 배려를 게을리하였다면 사용자는 보청기 사용을 포기하기도 한다. 이것은 마치 안경을 구입하고도 시력에 맞지 않고, 사용하면서 불편이 계속되어 착용하지 않고 책상 서랍에 넣어 버리는 것과 같다. 사용을 포기한 보청기도 난청자의 귀에 걸리지 않고 서랍 한구석을 장식하고 마는 것이다.

서랍형 보청기는 난청자가 보청기 장착 후 첫인상이나 사용하면서 느끼는 여러 가지 문제가 해결되지 않으면 신뢰하지 못하고 값비싼 비용을 지불하였음에도 불구하고 사용을 포기한 보청기를 말한다. 이 보청기는 난청자와 그 가족의 보청기 선택과 사용에 대한 인식 부족, 보청기 분야 전문가들의 무지 또는 게으름, 사용자와 전문가의 소통 부족 등이 만든 것으로 볼 수 있다.

서랍형 보청기는 난청자 개인 및 사회적 경제적 비용 손실은 물론 난청자와 가족 모두에게 정신적 고통을 줄 수 있으며, 보청기 및 청각 관련 분야 전문가들에 대한 사회의 부정적 시각을 키우는 수단이 될 수 있다는 점을 명심해야 한다.

/ 제7장 /

청각 보조 장치

1. 잡음과 보청기

우리는 크고 작은 잡음 속에서 살아가고 있다. 잡음은 우리를 끊임없이 간섭하며 소리를 듣고 이해하며 소통하는 것을 방해하기도 한다. 잡음의 방해로부터 자유로워지기 위해서는 생리, 심리, 환경 등의 측면에서 이해와 기술의 적용 등이 필요하다. 환경적 측면에서는 소음원을 없애거나 줄이고, 소음을 차단하거나 막는 노력이 중요하다.

소음은 깊은 산속일지라도 예외 없이 존재한다. 깊은 산속이든, 집 안이든, 교실이든 장소를 가지지 않으며, 때로는 말소리를 알아듣지 못하게 하기도 한다. 소통에서 지적 정보 전달이 매우 중요한 공간은 학교이다. 학교 공간의 소음 정도는 빈 교실이 50～56 dBA 정도이며, 수업이 시작되면 이보다 10～20 dB 정도까지 높아진다(Lewis, 1995). 말소리 크기는 조용한 집안에서 65부터 83 dB SPL 정도이며, 최대 93 dB SPL 정도까지 이른다.

말소리 크기는 조용한 공간에서 180 cm 거리를 두고 편안하게 발성했을 때 60 dB SPL이다. 말소리를 충분히 듣고 이해하기 위한 화자와의 거리는 최대 180 cm

또는 이보다 가깝게 하는 것이 좋다. 보청기 감도 또한 이보다 가까운 거리를 두고, 보통 크기의 말소리를 알아들을 수 있도록 설계한 것이다. 만약 거리가 이보다 멀어지거나 말소리가 작아지면 보청기를 사용하더라도 이해하지 못하거나 듣지 못하는 경우가 많아진다.

소리 크기(power)는 음원과 거리가 멀어질수록 거리 제곱에 반비례하여 작아진다. 말소리를 기준으로 하면, 거리를 두 배 단축하거나 연장할 때마다 어음 강도(intensity)가 6 dB씩 높아지거나 낮아진다(Ross, 1992). 거리가 멀어지면 말소리를 이해하기 어려워진다. 문장 이해는 거리를 180 cm에서 360 cm, 540 cm로 연장하면 89%, 55%, 36%로 낮아지며(Crandell, Smaldim, & Flexer, 1995), 교실 환경 소음과 학생들이 만드는 잡음, 잔향 등은 말소리 더욱 알아듣기 어렵게 만든다(Crandell & Smaldino, 1995). 이해도의 저하는 학령 아동의 음성 언어, 행동, 정서, 인지, 학습 등 전반적 발달에도 부정적 영향을 줄 수 있다(Min, 2004; Park & Kwon, 2003; Park & Bae, 2003; Lee & Choi, 2011; Jang, Shim, & Ko 2013; Jang, Choi, & Lee, 2007; Jung & Bae, 2002; Choi, Park, & Seong, 2010; Hwang & Jung, 2004).

개인 휴대용 보청기의 송화기는 대부분 사용자 귀 주변에 위치한다. 구체적으로 살펴보면 BTE는 이개 상부에, ITE, ITC, CIC 등은 이개강 또는 외이도 안쪽에, 이식형 보청기의 단추형 어음처리기는 이개 후방 측두부 두피 바깥쪽에 송화기가 놓인다. 송화기는 말소리를 따로 선택하지 않고, 가까운 곳의 소리를 중심으로 주변의 모든 소리를 한꺼번에 받아들인다.

청각 처리(auditory processing)는 청각기관과 청신경 말단부터 중추에 이르는 모든 단계에서 간섭하면서 선택적 주의집중(selective attention, cocktail party effect)이 가능해진다. 선택적 주의집중은 신호대잡음비(signal-to-noise ratio: SNR)로도 확인할 수 있다. 여기서 SNR은 잡음 속에서 말소리 50%를 이해할 수 있는 가장 낮은 강도를 의미한다. 청력손실이 없고 언어를 체계적으로 습득한 성인이라면 2~3 dB SNR 정도에서 말을 이해할 수 있다. 유소아의 언어 및 학습발달을 위해서는 깨끗한 말소리가 무엇보다 중요하다. 잡음이 없는 곳부터 +6, +3, 0, -3, -6 dB SNR로 잡음의 영향을 높여 주면 문장 이해도는 모국어 사용 아동에서 35% 정도, 외국어 사용 아동에서 60% 정도씩 나빠진다(Crandell, Smaldim, & Flexer, 1995). SNR은 나이가 어리고 잡음이 많을수록 더 높아야 하며(Nábělek, 1993), 언어를 배우는 과정에 있는 학령 전기 유소아라면 15～20 dB SNR 이상으로 높아야 한다. 만약, 청력손실이 있다면 SNR은 10 dB SNR 정도 높아야 한다. 결국 보청기 사용자에게는 말소리를 크게 하거나 거리를 가깝게 하는 것이 더 잘 듣고 더 잘 이해할 수 있는 지름길이다.

청각 보조 장치(assist listening devices: ALD)는 청력손실 유무와 관계없이 말을 듣고 이해하는 데 도움을 주는 장치를 말한다. 가장 대표적인 것이 교실에서 사용하는 확성기이다. 확성기는 마이크와 스피커를 분리한다. 마이크는 강연자 입술 가까이 대어 잡음을 줄이고 깨끗한 말소리를 모아 주고, 스피커는 청중 가까운 곳에 두어 깨끗하게 모은 말소리를 증폭하여 들려주는 것이다. ALD는 크기나 용도에 관계없이 분명한 소통을 목적으로 사용하는 장치라고 할 수 있다.

ALD는 확성기처럼 개인보다 특별한 목적을 가진 집단을 위해 사용하기 시작했다. 청각언어재활 분야에서 ALD는 개인용 보청기가 성능에 한계가 많고, 사용이 일반화되지 않았을 때 난청자를 위한 특수교육 장비로 사용을 시작했다. 개인이 휴대할 필요가 없고 교실에 두고 사용할 용도여서 크기가 충분히 컸다. 본체에는 증폭기와 조절기가 있고, 전선으로 마이크와 헤드셋 수화기를 연결한다. 본체를 중심으로 한 두 명의 교사와 수 명의 난청 학생이 함께 사용할 수 있었다. 그러나 본체와 연결한 전선은 교사와 학생의 동선을 제한하는 가장 큰 단점이다. 이러한 단점은 다양한 무선 방식을 사용하면서 해결하였고, 크기를 줄이고 디자인을 개선하면서 사용 범위가 대중에서 개인으로 확장되었다. 무선은 적외선(infrared system), 유도파(induction loop), FM (frequency modulation), 블루투스(bluetooth) (2,400 MHz～2.4 GHz 대역) 등을 사용한다. 유무선 기술을 이용한 ALD로는 전통적 장치인 적외선 보청기, 유도파 보청기, FM 보청기 등을 시작으로 contralateral routing of signal (CROS), 진동 촉각 보청기(vibrotactile device), 음향 직접 연결 장치(direct audio input: DAI), 다중 기억(multi-memory) 장치, 초인종이나 기상 알람 등 생활 지원 장치, 전화 통화나 보청기 조절 또는 개인용 증폭기로 사용할 수 있는 블루투스 연동 장치, 청각 보조용 앱(application)과 연동한 각종 스마트장치 등을 들 수 있다.

청각 보조 장치에 사용하는 다양한 기술은 개인별 상황, 편이성 및 효과 등을 고려하여 하나 또는 여러 개를 선택하여 적절한 상황에 따라 선별적으로 사용할 수 있다. 특별한 장치가 아니더라도 듣기와 소통에 도움을 받을 수 있다면 ALD라 할 수 있고, 이를 적극적으로 활용하는 것이 좋다.

2. 적외선 보청기(Infrared system)

가시광선의 파장은 3,800~7,700 Å(10 THz = 10,000 GHz 대역) 범위이며, 파장은 주파수와 역의 관계이다. 가시광선에서 파장이 짧은 보라색은 3,800~4,000 Å 정도이며, 파장이 이보다 짧은(높은 주파수) 4,000~4,100 Å 정도를 자외선(ultraviolet, '보라색보다 높은 주파수')이라 한다. 또 가시광선에서 파장이 긴 빨강은 7,000~7,700 Å 정도이며, 이보다 파장이 긴(낮은 주파수) 7,500~10,000 Å 범위를 적외선(infrared, '빨강보다 낮은 주파수'로 0.3~400 THz 범위)이라 한다. 적외선 보청기는 이러한 주파수 특성을 갖는 눈에 보이지 않는 광선을 이용하며, 일상에서 가장 흔하게 사용하고 있는 것이 텔레비전 원격 조절기(remote controller)이다.

적외선 보청기는 텔레비전 스피커 가까이 설치한 송화기(마이크)가 소리를 받아 변환하고 증폭하여 적외선 발신기가 신호를 적외선 반송파에 실어 실내 공간에 쏘아 준다. 적외선 수신기는 청진기 모양([그림 7-1])이며, 적외선 반송파에서 음향신호를 추출(복조)한다. 추출한 음향신호는 스피커로 직접 듣거나 DAI, 목걸이형 유도파 발생기(neck loop)([그림 7-2]), BTE용 유도파 발생기(silhouette)([그림 7-3]) 등을 이용하여 보청기와 연결한다.

적외선 보청기는 텔레비전 시청용으로 가장 많이 사용한다. 신호대잡음비 개선 효과가 크고, 잔향을 줄여서 TV 시청, 음악 감상, 소규모 강의실에서 세미나 등을 하는 데 유용하다. 교실에서 사용하는 경우 교사와 학생이 마주 보지 않으면 신호가 전달되지 않을 수 있으나 흰색 칠판(white board)은 적외선을 반사하여 사용에 도움이 될 수 있다. 햇빛이 있는 곳이나 반사광이 있는 실외, 창문이 있는 실내, 주광색 전등을 사용하는 실내에서는 태양광선에 의해 적외선이 간섭받을 수 있다.

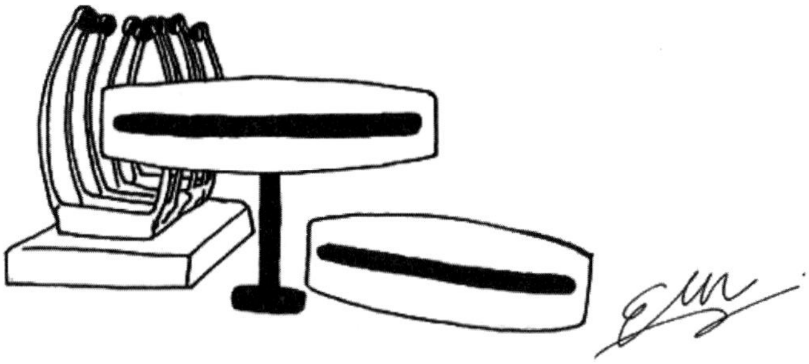

그림 7-1 적외선 보청기

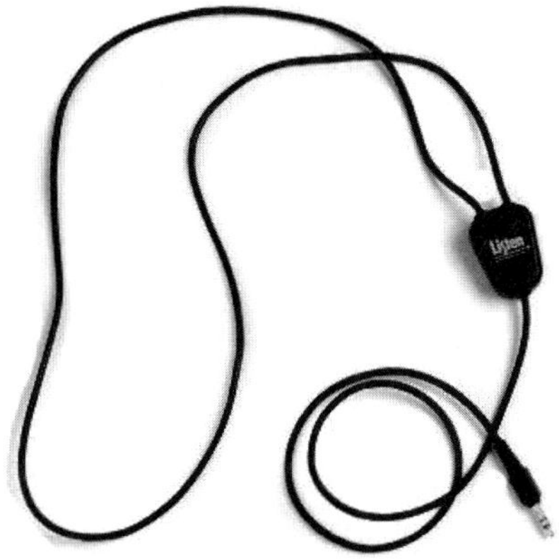

그림 7-2 개인 휴대용 유도파 장치 neck loop

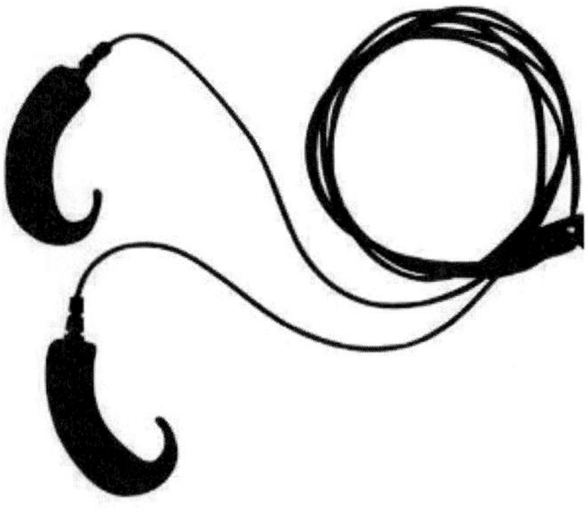

그림 7-3 개인 휴대용 유도파 장치 Silhouette

3. 유도파 보청기(Induction loop system)

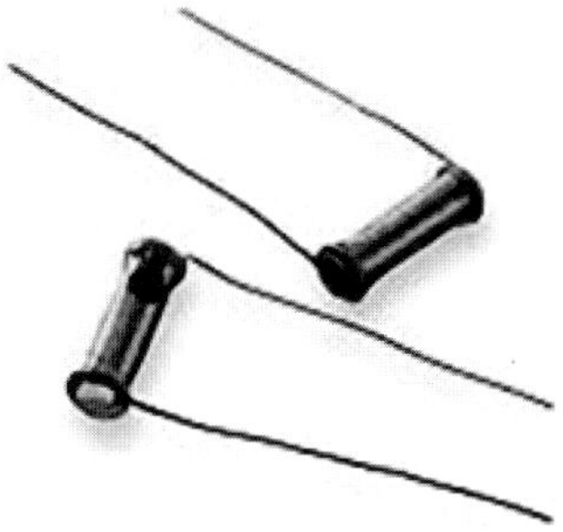

그림 7-4 개인 휴대용 유도파 수신장치 텔레코일

전선에 전류를 흘리면 특정 방향으로 자장이 발생한다(Fleming 오른손 법칙). 오른손으로 엄지척(thumbs up) 모양을 만들어 엄지손가락이 가리키는 방향으로 전류를 흘려주면 주먹을 쥐고 있는 나머지 손가락 끝이 향하는 방향으로 원을 이루며 자장이 만들어진다. 이때 자장은 원의 지름이 작을수록 세기가 강해지고, 원의 지름이 커지면 자장은 약해진다. 이렇게 유도되는 자장에 음성 신호를 실어 전달하는 장치를 유도파 보청기라고 한다. 유도파 보청기는 변환기와 유도 자장을 만들어 주는 배선, 그리고 자장을 감지하고 수용하는 수신기 등이 필요하다. 적외선 보청기에서 이미 언급한 neck loop나 silhouette은 개인 휴대용 유도 자장 발생장치 중 하나이며, 텔레코일(audiocoil, telecoil)([그림 7-4])은 BTE나 ITE 보청기에 내장할 수 있는 가장 흔한 개인 휴대용 보청기의 유도 자장 수신기이다.

유도 자장 발생에 필요한 전선은 주로 실내 공간에서 모서리 바닥에 배선하며([그림 7-5]), 이렇게 배선하면 Fleming 법칙에 따라 바닥과 직각을 이루는 방향으로 자장이 만들어진다. 자장 세기(magnetic field strength; H)는 전류 강도(current intensity; I)와 전선으로부터 거리(원의 반지름, r), 그리고 자장의 회전수(n)에 따라 달라진다. 이를 수식으로 표현하면 $H=\frac{nI}{r}$ 이다. 즉, 자장 세기는 전류 강도와 회전수에 비례하고, 전선으로부터 거리에 반비례하여 달라진다. ALD용 자장 세기는 전선이 배선된 바닥으로부터 수신기가 있는 높이에서의 세기를 말하며, 개인 휴대용 보청기 유도 코일을 사용한다면 귀 높이 정도에서의 세기를 말한다. 자장 세기는 바닥으로부터 수직 높이에서 확인하나 자장은 배선을 따라 수평으로 흐른다. 전류 강도는 음향에서 정점 절단(peak clipping)이 생기지 않도록 증폭기 출력을 높일 수 있고, 증폭기 출력을 높이더라도 필요한 자장 세기를 유지하면서 과열되지 않는 것이 좋다. 보청기 텔레코일이 유도 자장을 흡수하는 정도는 전기음향특성을 검사하여 분석할 수 있다. 유도 자장 전기음향특성은 방음 상자(sound chamber) 전용 유도 자장 발생기를 연결하면 간단하게 검사할 수 있다. 유도 자장 출력 음압(sound pressure level inductive: SPLI)은 입력 음압(60 dB SPL)이 같더라도 보청기 송화기로 구한 출력 음압(output sound pressure level)과 차이가 있을 수 있다. 이 차이는 보청기 사용 지도 및 상담에 활용할 수 있다. 자장 세기는 배선된 공간의 중앙 지점에서 100 mA/m 이상(IEC 60118-4, 2018; KS C IEC60118-4, 2017), 난청자용 전화기 수화기에서 125 mA/m 이상(ANSI C63.19, 2019)이어야 한다. 자장 세기는 전류 강도, 전선으로부터 거리, 회전수 이외에도 저항(resistance impedance)과 유도 저항(inductance impedance)에 의해서도 영향을 받는다.

자장은 철골 구조 건물이면 세기가 약해지거나 흐름이 달라질 수 있으며, 네모난 방의 구석진 곳의 경우 위상 간섭(phased array loop)으로 상쇄될 수 있다. 방이 넓으면 위상 간섭을 피할 수 있도록 배선한다([그림 7-5]). 여러 개의 방에 설치하려는 경우 나란히 인접한 것보다 20~30 미터 정도 거리를 두는 것이 좋다. 유도파 배선을 전원이 흐르는 전선과 나란히 두었거나 가까이 지나는 경우 전원 주파수(우리나라는 60 Hz)의 간섭을 받을 수 있다. 사용자가 움직일 때마다 소리 크기가 변하고 SNR이 달라진다면 유도 자장이 간섭받은 것을 의심할 수 있고, 이렇게 간섭을 받으면 오래된 스피커에서 나는 것과 같은 잡음('웅')이 들릴 수 있다.

유도파 보청기는 교실, 가정, 매표소, 박물관, 공연장 등에서 사용자의 청력손실 유무와 관계없이 사용한다. 개인 휴대용 보청기 송화기는 사용자의 이개 주변에 위치한다. 그러나 유도파 보청기 송화기는 공연장에서 사용하는 경우 신호대잡음비를 고려하여 화자 입술 가까이 둘 수 있고, 강의실이나 회의실 등에서 사용하는 경우 회의용 송화기(conference microphone)를 사용할 수 있다. 유도 자장이 발생하는 공간은 보청기 사용자나 이를 이용할 수 있는 모든 사람에게 알리는 것이 중요하며, 표지판으로 알릴 수 있다([그림 7-6]).

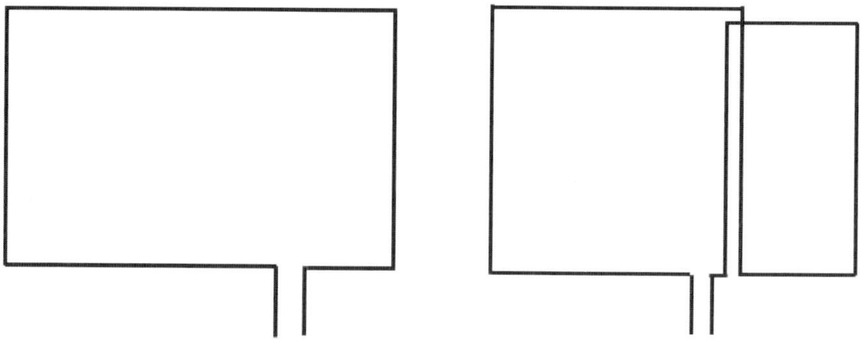

그림 7-5 **유도파 보청기 배선.** 공간 면적에 따라 배선을 달리할 수 있다.

그림 7-6 **유도 자장 발생장치가 설치되어 있음을 알리는 표지판**

4. Frequency Module (FM) 보청기(FM system)

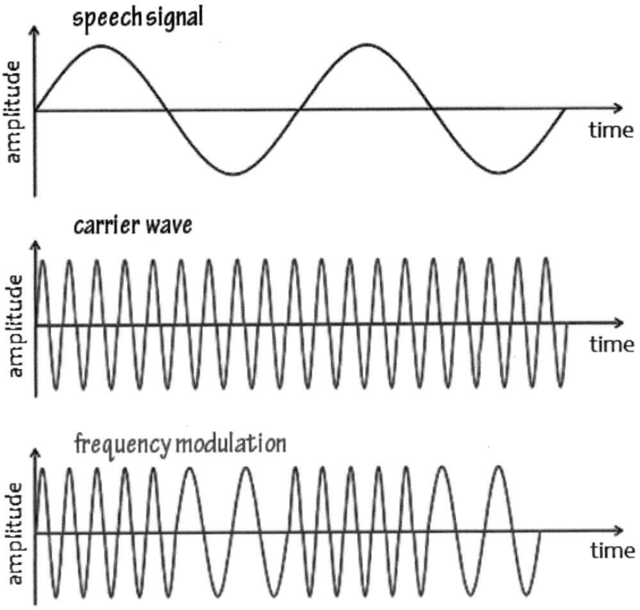

그림 7-7 음성 신호, 반송파(carrier wave), 주파수 변조(frequency modulation) 신호. 음성 신호를 반송파에 실으면 주파수가 변조되고, 변조된 주파수가 무선으로 전파된다.

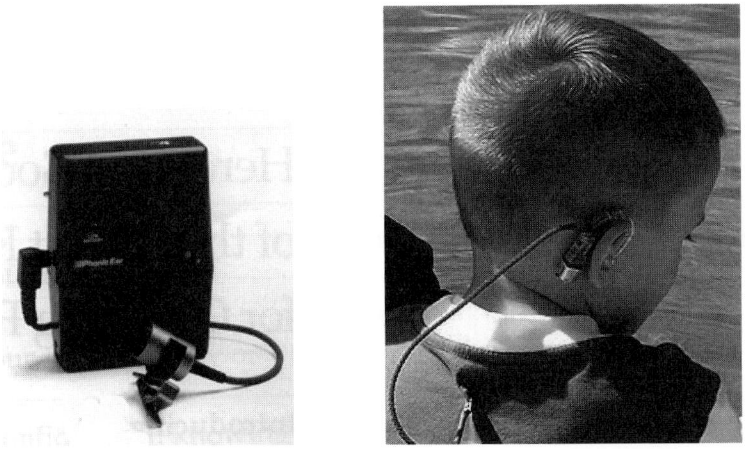

그림 7-8 FM 발신기(왼쪽)와 BTE 보청기에 연결된 FM 수신기(오른쪽 그림에서 BTE 보청기 아랫부분)를 착용한 모습

FM (frequency modulation)은 주파수가 낮은 음성 신호를 수부터 수천 MHz 대역으로 높은 주파수를 변조하여 먼 곳까지 실어(반송파, carrier wave) 보내고([그림 7-7]), 이를 받아서 음성으로 바꾸는(복조, demodulation) 기술을 말한다. 보청기에서는 화자와 보청기, 분리된 송화기와 보청기 사이에서 신호를 전달할 때 FM을 사용하며, 사용자를 자유롭게 해 주고 말소리도 깨끗하게 전달한다([그림 7-9]). 가장 대표적인 장치는 FM 보청기이며([그림 7-8]), CROS 보청기도 이 기술을 사용하기도 한다.

FM 보청기는 발신기(transmitter)와 연결된 송화기가 음성 신호를 수집하고 변조하여 신호를 보내 준다([그림 7-7]). 송화기는 화자의 입술과 20 cm 이내로 최대한 가까이 두는 것이 좋고, 송화기와 발신기를 연결하는 전선을 송신용 안테나로 사용하기도 한다. 반송파는 수십부터 수천 MHz 범위에서 특정 대역을 선택하여 사용한다. 이 주파수는 국가마다 사회 분야마다 서로 다른 대역을 배정한다. 우리나라는 72, 75, 216, 217 MHz 등을 FM 보청기용으로 배정하며, 이 주파수를 다시 10개의 광대역 또는 40개의 협대역으로 전송 채널을 나누어 사용한다. 이렇게 송신한 FM은 주로 BTE 보청기로 전달한다. 같은 공간에서 하나의 수업에 참여하고 있다면 하나의 발신기와 여러 대의 수신기가 하나의 전송 채널을 사용한다. 그러나 가까운 곳에서 서로 다른 사람이 FM 보청기를 동시에 사용하거나 금속성 장애물을 만나면

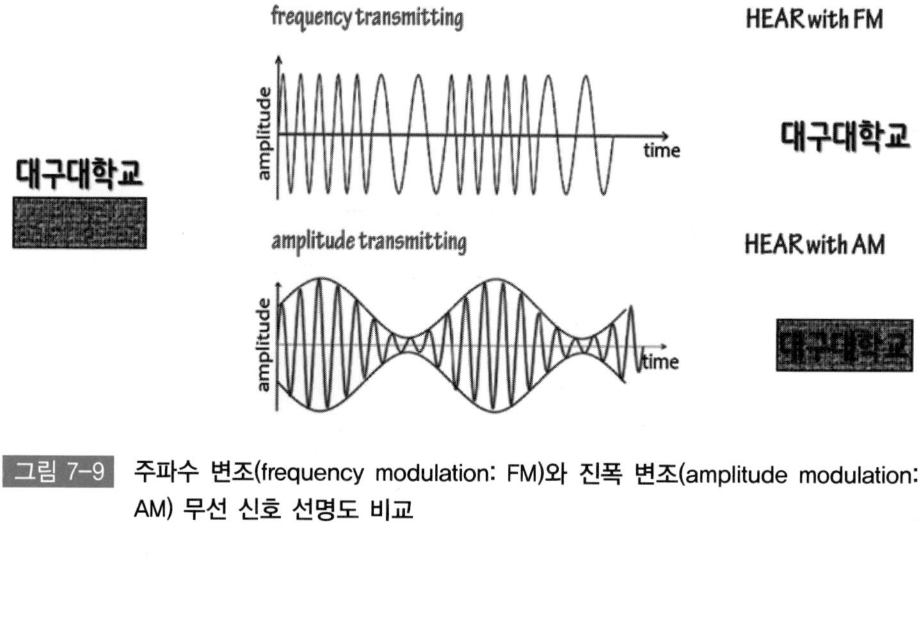

그림 7-9 주파수 변조(frequency modulation: FM)와 진폭 변조(amplitude modulation: AM) 무선 신호 선명도 비교

주파수가 중복되거나 간섭으로 수신하지 못하거나(drop out) 잡음만 들리기도 한다. 이 문제는 전송 채널을 서로 다르게 선택하거나 장애물을 치우면 이를 해결할 수 있다. FM은 소리처럼 거리가 멀어지면 신호가 약해지며, 장애물이 없는 운동장이라면 100미터 정도 수신할 수 있으나 장애물이 있다면 신호는 더욱 빠르게 약해지고 수신 거리도 단축된다.

복조한 음향 전기신호는 전용 수신기가 내장된 BTE 보청기를 사용하기도 하며, 전용 수신기는 FM 또는 보청기만 독립적으로 사용하거나 FM과 보청기 기능을 동시에 사용할 수 있다. 이 외에도 BTE 보청기 맨 아랫부분(전지 뚜껑 부분)에 신발처럼 신게(shoes)([그림 7-8]의 오른쪽, 보청기 아랫부분에 달린 은색 상자) 하거나 잭(jack)으로 꼽아 전기신호를 보청기에 직접(DAI) 보내거나 neck loop나 silhouette에 연결하여 텔레코일로 보내기도 한다. 이후의 신호전달 체계는 사용자 개인의 휴대용 보청기 작동과 똑같다.

2 cc 커플러를 이용한 FM 보청기 전기음향특성은 화자의 입술과 발신기 송화기 사이가 단축되는 점을 고려하여 입력 음압을 10 dB 높게 검사한다. 검사 결과는 출력 음압이 포화되지 않고 head room이 보장되는지, 사용자의 음량 조절에 제한이 따르는지 등을 검토하는 것이 중요하다.

말소리 이해를 높이는 방법은 화자와 청자가 최대한 가까운 곳에서 말하고 듣는 것이다. FM 보청기는 사용자의 거리와 행동을 제한하지 않고, 높은 신호대잡음비를 구현할 수 있으며, 잔향을 줄일 수 있어서 말소리 이해도를 크게 개선하는 장점이 있다. 실지로 청력손실이 없는 학령기 아동을 대상으로 발화자와 거리를 180 cm에서 360 cm, 540 cm로 연장하면 문장 이해도가 85%, 55%, 45%로 각각 낮아지는데, FM 장치를 사용하면 거리와 관계없이 80%를 유지하며, 문장 이해도는 모국어 사용자보다 외국어 사용자가 크게 향상된다(Crandell, Smaldim, & Flexer, 1995). 따라서 FM 장치는 주의력이 부족한 아동, 청력손실이 있는 학령기 난청 아동, 학습장애에서 유용하게 사용할 수 있다.

청각신경병증(auditory neuropathy spectrum disorder: ANSD)은 말소리 정보가 청각전달로에서 동기화되지 않아 이해에 어려움을 느끼는 증상이다. ANSD가 있는 경우 개인 휴대용 보청기를 착용하더라도 말소리 이해도 도움이 되지 않고 순음 aided HTL만 일부 개선된다(Kim, Jung, Lee, & Heo, 2003; Rance et al., 1999). 청각신경병증에서 보청기 사용을 계속하면 강한 출력 음압이 건강한 외유모세포(outer hair cell: OHC)의 영구적 역치 상승(permanent threshold shift: PTS)을 일으키기도 한다(Macrae, 1995). 결국 개인 휴대용 보청기는 사용상 이득이 없어서 오히려 해로운(detrimental effect) 것으로 보고(Starr et al., 1996) 장착과 조절을 기피하기도 하며(Berlin, 1999; Doyle, Sininger, & Starr, 1998), 장착하더라도 절반 이상이 사용하지 않는다(Rance et al., 1999). LDFR 방식 보청기는 보통 말소리 강도 범위로 출력을 집중할 수 있고, 출력 음압을 효과적으로 제한할 수 있어서 건강한 OHC를 보호하고 착용 효과를 개선하기도 한다(Hood, 1998). FM 보청기는 출력을 증강하지 않고 신호대잡음비만을 개선하여 개인 휴대용 보청기의 한계를 극복하고 청각신경병증의 말소리 이해에 도움을 줄 수 있다(Cone-Wesson, Rance, & Sininger, 2001; Crandell & Smaldino, 2015; Kim, Jung, Lee, & Heo, 2003). 신호대잡음비 개선은 청각처리장애(auditory processing disorders; APD)에도 유용한 도움을 줄 수 있다.

5. Contralateral routing of signal (CROS) 보청기

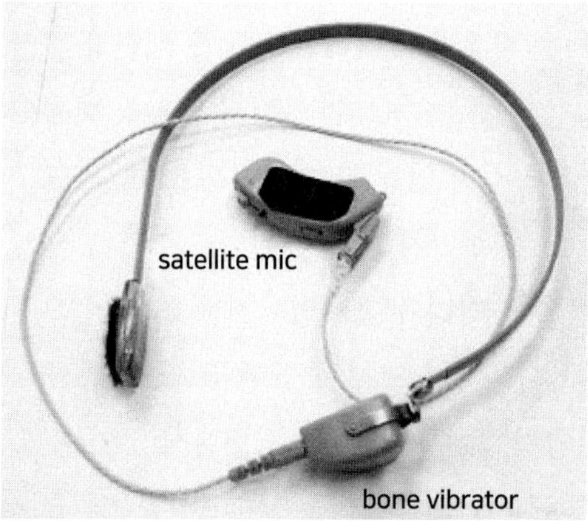

그림 7-10 위성 송화기(satellite microphone)를 전선으로 연결하고, 골도 수화기를 머리띠로 눌러 주는 방식의 contralateral routing of signal (CROS) 보청기

Contralateral routing of signal (CROS) 보청기는 소리를 수집하는 송화기의 방향과 증폭한 음향 정보를 전달하는 수화기의 방향을 서로 다르게 사용하는 보청기를 말하며, 송화기와 보청기 본체가 분리된다. 이렇게 본체에서 분리한 송화기는 위성 송화기(satellite microphone)라고 한다([그림 7-10]). 위성 송화기와 보청기 본체 사이의 신호전달은 전선, FM 통신, 블루투스, 골도 전도(경두개 CROS, transcranial CROS) 등을 이용한다.

전선은 목 뒤나 머리띠, 안경테 등에 장식하여 사용한다([그림 7-10]). FM은 이미 설명한 FM 보청기의 주파수 변조 기술을 적용한 방식이다.

블루투스는 FM과 마찬가지로 MHz 또는 GHz 단위의 고주파수 대역에 신호를 실어 10 미터 안팎의 근거리에서 무선으로 통신하는 기술이다. 블루투스 기술은 반송파 주파수 범위에서 1 MHz의 폭을 갖는 수십 개의 협대역 채널을 만들고, 이 협대역 채널을 매초 수천 회 정도의 속도로 반복하여 이동하면서 신호를 안전하게 전달한다. 그러나 협대역 채널 탐색에는 다소의 시간이 필요해서 맨귀와 개인 휴대용 보청기로 함께 들으면 블루투스가 지연시킨 시간의 차이를 두고 말이 반복되는 문제가 생기기도 한다. 블루투스 기술은 PC와 보청기를 연결하는 장치인 Hi-Pro 무선용 장치에서도 사용한다.

골도 전도는 이간 감약(interaural attenuation)이 없어서 기계적 진동이 두개골 어느 방향에서 오더라도 두 귀 내이에 전달되는 힘은 같다(Heo, 2004; Martin & Clark, 2016). 골도 전도 CROS는 이러한 청각생리적 현상을 이용한 것으로 내부 CROS (internal CROS)라고도 하는데, 공식적으로는 경두개 CROS (transcranial CROS)라고 한다. 경두개 CROS 보청기는 청력손실이 심한 쪽에 위성 송화기와 골도 수화기를 장착하면 청력이 좋은 반대쪽 와우로 골도 전도된다. 효과는 개인마다 다르고, 음영 청취(cross hearing, shadow hearing)를 통해 난청 귀 방향의 소리를 들을 수 있다.

CROS 보청기는 편측성 농이나 두 귀 청력이 차이가 큰 양측성 비대칭성 난청을 보상하며, 청력손실이 심한 귀에 위성 송화기를, 청력손실이 없거나 심하지 않은 귀에 본체와 수화기를 두어 반대 방향으로 신호를 전달한다. 따라서 정상이거나 청력손실이 심하지 않은 귀는 맨귀로도 소리를 들을 수 있어야 한다. 이를 위해 CROS 보청기는 도음관만 있거나 외이도를 막지 않는 전용 CROS 귀꽂이(open ear mold)를 사용한다. 음향이득과 출력 음압의 조절은 맨귀로 듣는 것을 방해하지 않는 수준에서 권장 값보다 낮게 하는 것이 좋다.

CROS 보청기는 좋은 귀의 청력이 모든 주파수 범위에서 정상 범위에 있는 것보다 고음역 손실이 있는 하강형 청력손실이 있을 때 사용자 만족도가 높다. CROS 보청기로 기대할 수 있는 이득은 방향성 개선이다. CROS 보청기는 출력 음압과 음향이득을 다소 낮게 조절하여 대부분의 정상이거나 좋은 귀로 소리를 듣는다. 만약, 좋은 귀 방향에서 소리가 오면 맨귀로 듣고, 이 소리가 반대쪽으로 넘어가면 머리가 칸막이 역할을 하여(baffle effect) 크기가 작아진다. 따라서 위성 송화기가 수집하더라도 청력이 좋은 맨귀로 듣는 소리가 커서 청력이 좋은 맨귀 쪽에서 온 소리로 인식한다. 그러나 위성 송화기를 착용한 방향에서 소리가 오면 약해지지 않은 상태로 수집하여 증폭하는데, 반대쪽의 맨귀는 머리의 칸막이 효과에 영향을 받아 작아진다. 결국 맨귀로 듣는 소리는 CROS 보청기 소리보다 작아서 청력손실이 심한 위성 송화기를 착용한 방향에서 온 것으로 인식하게 된다. 이러한 이득은 사용자의 노력에 따라 다르게 나타날 수 있다. CROS 보청기의 방향성 이득에도 불구하고 말소리 이해는 방향에 따라 상반된 효과를 보인다. 어음 이해는 청력이 좋은 귀 방향에서 말소리가 들려오면 유리하나 청력손실이 심한 귀 방향에서 말소리가 들려오면 오히려 낮아질 수 있다. 이 문제는 CROS 보청기 사용을 피하는 원인 중 하나이다.

CROS 보청기 사용 후보자는 한 귀의 청력이 정상이거나 고음역에 국한한 하강형 난청이고, 나머지 한 귀가 청력손실이 매우 커서 고출력의 개인 휴대용 보청기를 사용하더라도 교정 청력이 반대쪽 좋은 귀의 청력에 근접할 수 없는 경우이다. 그러나 두 귀 모두 자각할 수 있는 난청이 있고, 두 귀 중 한 귀의 청력손실이 심한 양측성 비대칭성 난청의 경우 좋은 귀로만 보청기를 사용하는 경우가 많다. 이들에게 방향성 개선 등의 이득을 주기 위하여 CROS 보청기를 응용한 Bilateral CROS (BiCROS) 보청기가 소개되었다. BiCROS 보청기는 UniCROS, crossCROS (stereoCROS 또는 CRISCROS) 등으로 구분한다(Martin & Clark, 2016).

BiCROS 보청기는 청력이 좋은 귀의 손실 보상에 적합한 개인 휴대용 보청기에 위성 송화기만 추가로 연결(Jung & Heo, 2018)한 것으로 multiCROS라고도 한다. 두 개의 송화기를 사용하여 제한적이지만 두개 음영(head shadow), 양이 가중(binaural summation), 양이 혼합(binaural fusion), 양이 잡음 억제(binaural squelch), 양이 작용

(binaural interaction) 등(Heo, 2014; Heo, Choi, & Kang, 2006)에 의한 이득을 기대할 수 있다. BiCROS 보청기는 귀꽂이 방식에 따라 regular BiCROS와 open BiCROS로 구분하기도 한다.

BiCROS 보청기는 좋은 귀가 1 kHz 이상 고음역에서 청력손실이 심해지는 하강형 또는 급추(sharply slop)형의 경도부터 고도 난청이고, 나쁜 귀가 보청기 도움을 받을 수 없는 고도 이상 난청일 때 적용할 수 있다.

UniCROS 보청기는 두 귀 모두 청력손실을 자각할 수 있으나 청력의 차이가 큰 비대칭성 양측성 난청에 사용한다. BiCROS 보청기와 달리 두 귀 청력손실 모두 보청기로 보상할 수 있는 정도일 때 사용할 수 있다. uniCROS 보청기는 송화기를 뗀 두 대의 서로 다른 개인 휴대용 보청기와 청력이 나쁜 귀에 착용한 한 대의 위성 송화기를 연결하는 방식이다. 여기서 송화기를 뗀 개인 휴대용 보청기는 장착 귀의 청력손실 보상에 적합한 기종을 사용한다. 귀꽂이는 BiCROS 보청기와 마찬가지로 청력 보존 정도에 따라 표준형 또는 개방형을 선택한다.

CrossCROS 보청기는 높은 출력 음압으로 생기는 소리 되울림을 예방하기 위해 고안한 것으로 CROS 보청기를 두 귀 각각에 착용한 것과 같다. 즉, 오른쪽 보청기 위성 송화기는 왼쪽 귀에, 왼쪽 보청기의 위성 송화기는 오른쪽에 각각 교차하여 착용하는 방식이다.

최근에는 편측성 고도 이상의 난청의 경우 골도 이식형 보청기를, 두 귀 청력손실이 심한 비대칭성 양측성 난청의 경우 인공와우를 이식하거나 소리 되울림을 억제하는 기술을 접목한 고출력의 보청기를 사용하면서 CROS 보청기 적용 대상이 줄고 있다.

CROS 보청기 사용 효과는 REM, 방향성 검사(directional test), 잡음하 듣기 검사(hearing in noise test: HINT), 잡음하 이해도 검사(speech in noise test: SPIN), 축약형 보청기 이득(abbreviated profile of hearing aid benefit: APHAB) 등으로 확인할 수 있으나 경두개 CROS 보청기는 실이 계측이 불가능하다.

6. 진동 촉각 보청기(Vibrotactile device)

고도 이상 농과 전농에 이르는 청력손실은 소리를 들을 수 없다. 이들에게 소리를 진동으로 변환하여 자극하면 촉각(tactile sensation)이 이를 수용할 수 있다. 진동은 음향에너지가 갖는 말소리 정보를 포함하고 있어서 의사소통에 도움을 받을 수 있다. 이와 같은 방식으로 촉각을 자극하여 신호를 전달하는 방식의 장치를 진동 촉각 보청기(Vibrotactile device)라 한다. 실지로 음악가들에게 음악을 진동으로 변환한 자극을 들려주면 일반인이 느끼지 못하는 변화를 느낄 수 있다(Madsen, Standley, & Gregory, 1991). 인공와우 이식은 고도 이상 난청 재활의 일반적 추세로 바뀌는 과정에 있다. 그러나 잔존 청력이 없는 인공와우 사용자가 진동 촉각 보청기를 함께 사용하면 잡음하 듣기 검사(hearing in noise test: HINT)에서 어음 인지가 평균 2.2 dB 개선되고(Huang, Sheffield, Lin, & Zeng, 2017), 촉각과 시각을 함께 자극하면 의미 전달 오류가 35~40% 이상 개선(Debus, Becker, Dupont, Jang, & Howe, 2002; Plant, Gnosspelius, & Levitt, 2000)되어, 여전히 관심을 가져야 할 도구 중 하나이다. 이것은 다양한 감각을 동시에 활용하면 뇌 가소성에도 긍정적 영향이 있고(Glick & Sharma, 2017), 총체적으로 의사소통(total communicaton) 능력이 향상된다.

진동은 소리의 기본 주파수, 포만트 주파수와 같은 음향 정보를 분석하고 손가락, 손목([그림 7-11]), 이개 주변, 흉곽 등에 분포하는 촉각 감각을 통해 의사소통에 도움을 받는다. 그러나 촉각 정보의 주된 단서는 소리의 유무와 지속 등 초분절 자

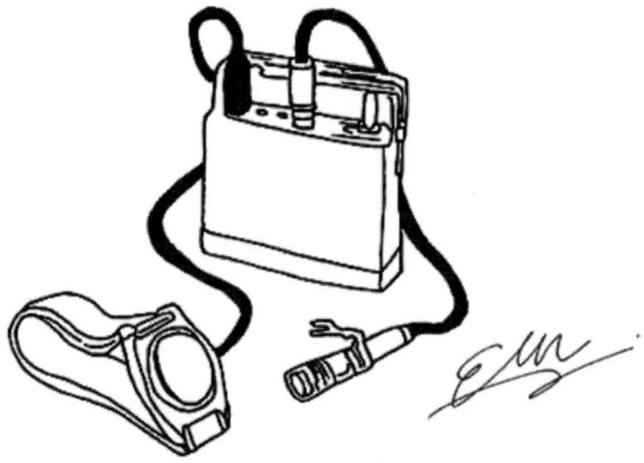

그림 7-11 손목 시계형 진동 촉각 보청기

질이며, 진동 촉각 보청기 사용자는 지금까지 사용하지 않았던 전혀 새로운 수단(modality)으로 정보를 해석해야 해서 성과를 느끼려면 수개월 정도의 훈련과 교육이 필요하다.

7. 음향 직접 연결

지금부터 소개하는 보조 장치는 별도의 독립한 장치로 보지 않는다. 단지, 보청기의 구성 요소 중 하나이다. 이 책에서는 소프트웨어나 하드웨어 등으로 그 기능적 개선이 가능한 도구들에 대해서도 설명한다.

음향 직접 연결(direct audio input: DAI) 장치는 텔레비전, 오디오 장치, 컴퓨터 등의 음향 출력 단자와 보청기 음향 입력 단자를 전선으로 직접 연결하는 잭과 전선을 말한다([그림 7-12]). 직접 연결을 위해서는 두 장치의 저항이나 입출력 전압 범위를 일치시켜야 하며, 보청기의 입력 전압 범위는 1 mV 정도이다. 음향 직접 연결은 보청기나 인공와우 등은 자신의 청력손실 특성에 맞게 조절되어 있어서 음악이나 배우의 대사, 인터넷 강연 등을 높은 신호대잡음비로 들을 수 있게 도와준다.

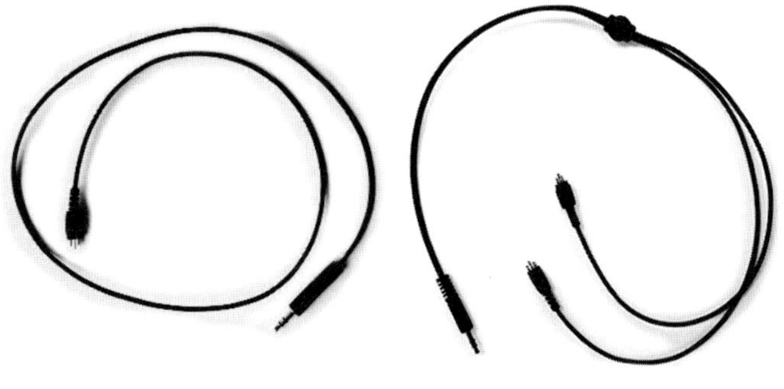

그림 7-12 Direct audio input

8. 블루투스 연결(Bluetooth technology)

블루투스는 CROS 보청기에서 설명한 것처럼 MHz 또는 GHz 단위의 고주파수 대역에 신호를 실어 10 미터 안팎의 근거리에서 무선으로 통신하는 기술이다. 무선통신은 약 2.4 GHz 대역의 반송파 주파수를 이용하며, 1～2 MHz 대역의 40～80개 협대역 채널로 나누어 사용한다. 음성신호는 이들 대역을 초당 1600번 정도 무작위 이동하면서 간섭이 적은 주파수 대역을 찾아 전송한다. 전송 속도는 최대 1 M bps(mega beat per second) 정도이다. 블루투스는 보청기와 스마트 폰을 연동하여 음량과 프로그램 등을 조절하거나 전화 통화에 사용할 수 있고, CROS 보청기에서 두 귀 사이 신호를 전달에 응용하고 있다. 블루투스 기술은 최근 개인 휴대용과 이식형 보청기까지 아주 폭넓게 사용하고 있다([그림 7-13]).

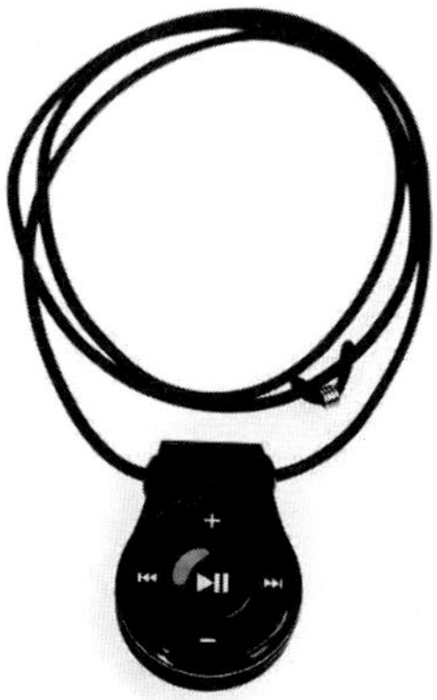

그림 7-13 MedEl의 Bluetooth Neck loop 장치

9. 다중 기억 장치

보청기 사용자들은 다양한 듣기 환경에 노출되어 보청기 출력 특성을 상황에 따라 다르게 조절할 필요를 느끼고, 개인적 선호 등에 따라 소리를 다른 느낌으로 듣기를 원할 수 있다. 이러한 조절은 이퀄라이저(equalizer)처럼 여러 단계가 필요하여 복잡하다. 최근 컴퓨터의 오디오 장치들은 이퀄라이저를 사용자가 조절할 수도

있고, 클래식, 재즈, 팝 등의 장르에 따라 선택하면 최적의 청취 조건을 제공하기도 한다. 다중 기억(multimemory) 보청기는 이러한 목적과 용도를 충족하기 위하여 음향 특성을 서로 다르게 조절하여 수 개의 기억 장치에 저장한다. 이 프로그램은 사용 과정에서 필요에 따라 선택하여 사용한다. 프로그램은 조용한 환경, 소음이 있는 환경, 음악 듣기, 전화 통화 등의 상황에 맞도록 음향 특성을 조절하며, 대체로 2개부터 4개 정도를 메모리에 기억시킬 수 있다. 메모리에 기억된 프로그램은 사용자가 환경이 변할 때마다 보청기에 부착된 조절 단추나 전용 원격조절기 또는 스마트 폰 앱을 통해 선택할 수 있다.

10. 생활 지원 청각 보조 장치

생활 지원 청각 보조 장치(assist listening devices for everyday life)는 아기 울음, 초인종, 시간 알림, 기상 알람, 전화벨, 연기 감지, 화재 알람 등의 소리를 센서가 감지하면, 섬광, 진동, 강한 저주파수 소리 등으로 사용자를 각성시킨다. 이들 장치는 청력손실이 없는 사람들을 위한 제품들이 많으므로 사양을 자세하게 확인하고, 섬광 또는 진동으로 변환이나 보청기와 연계 사용이 가능한지 등을 검토해야 한다.

초인종, 기상 알람, 비상벨 등은 취침 중에도 확인할 수 있도록 베개나 매트리스를 진동시키는 방식도 유용하다. 최근에는 이러한 기능을 가진 스마트 폰 애플리케이션들이 다양하게 소개되고 있으므로 이를 활용하면 크게 도움을 받을 수 있다.

11. 장치의 활용

ALD는 하나의 장치만을 사용할 수도 있으나 서로 다른 장치의 액세서리들을 응용해서 편리하게 사용할 수 있다(ASHA, 2002; Loovis, Schall, & Teter, 1997; Tyler & Schum, 1995). 텔레비전 시청이나 음악 감상은 이어폰 잭을 직접 연결하거나 적외선 보청기로 가능하고, 보청기 사용자라면 DAI로 직접 연결하거나 neck loop([그림 7-2]), silhouette([그림 7-3])와 보청기에 내장된 텔레코일([그림 7-4])을 이용하여 유도파를 수신할 수 있다. FM 보청기 사용자는 송신기의 송화기를 음향기기 스피커 앞에 두고 편리하게 사용할 수 있고, 블루투스 기술은 음향기기와 보청기가 직접 연결되어 가장 편리하게 사용할 수 있다([그림 7-13]). 청자 수를 고려하면 1:1 상황은 적외선이나 FM 보청기가 유리하고, 여러 사람이 대상이면 방송장비, 유도파 보청기, FM 보청기가 유리하다. 이 외에도 스마트폰 애플리케이션을 활용하면 다양하고 유용한 도움을 받을 수 있다.

/ 제8장 /

이식형 보청기

이식형 보청기는 장치의 체내 이식 정도와 전극의 이식 부위에 따라 서로 다르게 구분할 수 있다. 체내 이식 정도에 따라서는 모든 장치를 체내에 이식하는 완전 이식형 보청기(totally implantable hearing aids)와 장치의 핵심 부분만을 체내에 이식하는 부분 이식형 보청기(partially implantable hearing aids)가 있다. 전극의 이식 부위에 따라서는 고막 부착형 보청기(앞서 설명한 고막형 보청기와 동일), 골도 이식형 보청기(bone conduction implantable hearing aids: BCIHA), 중이 이식형 보청기(middle ear implantable hearing aids: MEIHA), 와우 이식형 보청기(cochlear implantable hearing aids: CI)(인공와우, 이 책에서는 '와우 이식형 보청기'를 주로 사용), 청성 뇌간 이식형 보청기(auditory brainstem implantable hearing aids: ABI), 청성 중뇌 이식형 보청기(auditory midbrain implantable hearing aids: AMI), 청성 피질 이식형 보청기(auditory cortex implantable hearing aids: ACI) 등이 있다.

이식형 보청기는 난청자와 그 가족이 갖는 신체적, 심리적 부담에 매우 크고, 경제적 비용은 개인뿐만 아니라 사회적으로도 높은 부담을 동반한다. 따라서 난청자와 그 가족, 관련 분야 전문가 모두가 장치를 올바르게 이해하고(Heo, 2020) 현명하게 선택하는 것이 특히 중요하다. 이 책은 이식형 보청기의 전반적 개요를 중심으로 서술하며, '이식형 보청기'라는 용어를 '이식기'와 혼용하여 사용한다.

1. 완전 이식형 보청기

완전 이식형 보청기(totally implantable hearing aids)는 이식형 보청기를 구성하는 송화기, 어음처리기(speech processor, sound processor), 전극 그리고 이들 장치의 작동에 필요한 전지까지 모든 장치를 몸 안으로 이식하는 방식이다. 지금까지 중이 이식형과 와우 이식형 보청기가 완전 이식형으로 소개되었다. 중이 완전 이식형 보청기는 Carina (Middle Ear Transducer; Otologics), Esteem (Envoy Medical) 등이 있고, 와우 완전 이식형은 Totally Integrated Cochlear Amplifier (TICA; Cochlear Ltd.)가 있다. 여기에는 피부 두께에 따른 송화기 감도(microphone sensitivity) 저하와 음압 감쇠 및 공명주파수 저하(Deddens, Wilson, Lesser, & Fredrickson, 1990), 건전지 충전과 수명 등의 문제가 남아 있다. 이들 문제 해결에 관한 후속 연구가 더딘 편이다(Haynes, Young, Wanna & Glasscock, 2009).

2. 부분 이식형 보청기

부분 이식형 보청기(partially implantable hearing aids)는 진동자와 전극 그리고 진동 또는 전기 형태 자극으로 체내에서 동작을 제어하는 부분을 이식한다. 나머지 보청기 작동에 필요한 부분인 송화기, 말소리 처리기(audio processor, sound process, speech processor), 전지 등은 작은 상자, 귀걸이, 동전 등과 같은 모양이며, 호주머니나 귀 주변에 착용한다. 현재 이식이 가능한 중이, 골도, 와우, 뇌간, 중뇌 이식형 보청기 등 대부분이 이와 같은 방식이다.

3. 고막 부착형 보청기

고막 부착형 보청기(contact Lens hearing aids: CLHA)는 6장의 '9. 고막형 보청기'에서 언급한 고막형 보청기와 같다([그림 6-15]). 소리 처리기(sound processor)는 BTE 보청기 안에 내장되고, 송화기는 BTE 보청기에 연결된 도음관 모양으로 설계하여 개방 장착(open fit)한 것처럼 외이도 내부에 위치한다([그림 6-15]). 진동자(EarLens)는 콘택트렌즈 모양이며 고막에 부착하고, 압전 방식으로 진동한다([그림 6-15], [그림 8-1]). 고막에 부착한 진동자는 안테나(소리 처리기와 안테나를 연결하는 부분)를 통해 광선으로 신호를 주고받는다.

CLHA는 송화기를 외이도 내부에 두어, 맨귀의 외이 공명 이득을 얻을 수 있고 방향성 단서 획득에도 좋다. 중이 전달 특성(Aibara, Welsh, Puria, & Goode, 2001)이 유지되며, 소리 되울림이 적다(Puria, 2017).

수술 후 120일째 측정한 맨귀 청력은 500 Hz, 1,000 Hz, 2,000 Hz, 4,000 Hz의 4 PTAs가 평균 -0.4 dB로 낮아지지 않았고, SRT in noise는 지향성 송화기에서 3.14 dB 개선되었으며, 수술 후 30일째 측정한 SDS (NU-6)는 수술 전보다 평균 35%, 작동 이득(functional gain)은 2～10 kHz 범위에서 평균 31 dB (최대 68 dB) 정도이다(Gantz, Perkins, Murray, Levy, & Puria, 2017).

이식 대상자의 청각학적 기준은 두 귀의 125 Hz, 250 Hz, 500 Hz, 1,000 Hz, 2,000 Hz, 4,000 Hz, 8,000 Hz, 10,000 Hz의 8개 주파수에서 인접한 5개 주파수 가청역치 차이가 15 dB 이내이고 대칭성 난청이면서, 500 Hz, 1,000 Hz, 2,000 Hz, 4,000 Hz의 네 개 주파수의 기도 골도 차이(air-bone gap; AB gap)가 10 dB을 이내인 감각신경성 난청이어야 한다. SDS 또는 최고명료도(maximum score of phonetical balance word; PB_{max})가 60% 이상이면서 두 귀의 차이가 25%을 이내로 신경 병리를 배제할 수 있어야 한다. 고막운동도(tympanogram)는 반드시 A 형이어야 하고, 개인 휴대용 보청기는 적어도 6주 이상 착용 경험이 있어야 한다. 그러나 고실 경화증이나 고막 천공, 환기관 삽관을 위한 고막 절개 등 중이 수술 병력, 콘택트렌즈 보청기 장착에 부적절한 고막과 외이도의 해부학적 구조를 가진 경우 이식 대상자가 될 수 없다. 아울러 최근 24개월 이내 만성 또는 재발성 외이 및 중이 질환, 어지러움

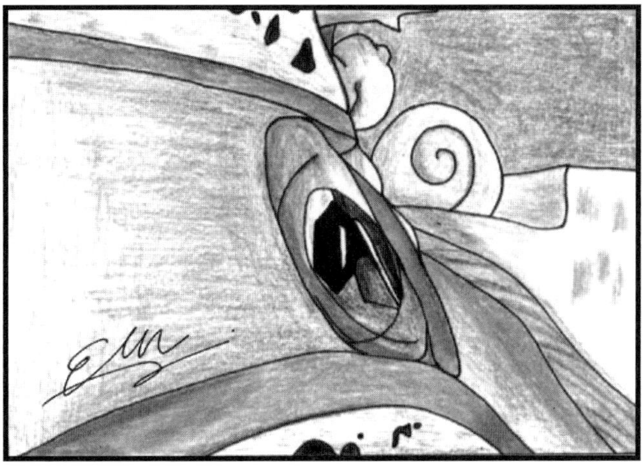

그림 8-1 고막 부착형 보청기 진동자(Earlens)

증 등을 경험한 경우, 이독성 약물 치료, 진행성 또는 변동성 청력, 외이 등에 영향을 줄 수 있는 면역 질환, 방사선 및 화학적 암 치료 등을 진행하고 있는 경우 후보자가 될 수 없다(Gantz, Perkins, Murray, Levy, & Puria, 2017).

4. 골도 이식형 보청기

골도 이식형 보청기(bone conduction implantable hearing aids: BCIHA)는 닻 고정 방식 골도 이식기(bone anchored hearing devices: BAHD)와 가교 방식 골도 이식기(bone bridge implant hearing devices: BBHD)가 있다. 닻 고정 방식이 먼저 소개되었고(Tjellstrom & Hakanssonet, 1995) 지금은 두 가지 방식 모두 시술되고 있다. BAHD는 두피를 뚫고(percutaneous) 소리 처리기(audio processor)와 진동자를 직접 연결하는 방식이며, bone anchored hearing aid (BAHA, Cochlear, Australia), Ponto (Oticon, Denmark) 등이 있다. BBHD는 두피를 사이에 두고 소리 처리기와 진동자가 무선으로 신호를 주고받는(경피적, transcutaneous) 방식이며, Bonebridge implant system (BIS; MedEl, Austria)이 있다.

청각학적으로는 두 귀 모두 0.5, 1, 2, 3 kHz의 골도 순음청력손실 평균(4 PTAs)

이 45~50 dB HL 이내인 양측성 난청이거나 AB gap이 30 dB 이상인 전음성 또는 혼합성 난청, 좋은 귀 기도 청력이 20 dB HL 이내로 정상인 편측성 전농으로 개인 휴대용 보청기나 CROS 보청기 사용이 곤란한 5세 이상(Cochlear BAHA, MedEl Bonebridge, Oticon Ponto)부터 이식 후보자가 될 수 있다.

의학적으로는 물 귀지, 외이도 만성 습진, 이루가 잦은 만성 재발성 외이도염, 외상에 의한 후천성 외이도 손상, 선천성 외이 기형, 이루가 잦은 중이염, 증후군성 선천성 중이 기형, 진주종성 중이염에 의한 침골과 등골의 괴사, 이경화증, 외상성 이소골 탈구 등으로 개인 휴대용 보청기 사용이 곤란한 경우가 이식 대상이 될 수 있다. 이 외에도 증후군이 없는 소이증이나 무이증, Treacher Collins 증후군, 기도 청력 변동이 있는 Down syndrome 등의 경우도 이식할 수 있다. 편측 청신경종양, 편측성 돌발성 감각신경성 난청, 중이 수술에 의한 감각신경성 난청, 메니에르병, 선천성 편측성 감각신경성 난청도 이식 후보자로 포함할 수 있다.

두개골 두께는 골도 이식에 중요한 변수이며, 닻을 이식하는 측두골 두께는 적어도 4 mm 이상이어야 한다. 삼염색체 증후군은 이식 결정에 주의가 필요하다. 그러나 21번 삼역색체 증후군(Down syndrome)은 수술 후 수행력이 비교적 좋다.

5. 중이 이식형 보청기

중이 이식형 보청기(middle ear implantable hearing aids)는 완전 이식형으로 Carina (Otologics), Esteem (Envoy Medical) 등이, 부분 이식형으로 Maxum (Ototronix), Vibrant Soundbridge (MedEl) 등이 있다.

작동 방식에 따라 압전 방식(piezoelectricity)과 전자기 방식(electromagnetic)이 있다.

압전은 물리적 힘을 가하여 순간 전압이 발생하거나 전기를 가하여 기계적 변화가 일어나는 현상을 말한다. 수정이나 세라믹 등은 대표적인 압전소재이며, 인공 세라믹은 압전 세라믹으로 불리며, 자주 사용한다. 압전 방식을 이용하는 중이 이식형으로 Carina (Otologics), Esteem (Envoy Medical) 등이 있다.

전기를 띤 입자인 전하가 진동하면 전기장의 변화가 나타난다. 전기장의 변화는 다시 자기장을 만들고, 자기장은 다시 새로운 전기장을 만든다. 이와 같은 현상은 반복하면서 연쇄적으로 일어나 주변으로 펼쳐진다. 자기장은 자석뿐만 아니라 전하로도 만들 수 있다. 이와 같은 전자기를 사용하는 중이 이식형 보청기로 Maxum (Ototronix), Vibrant Soundbridge (MedEl) 등이 있다.

Carina는 송화기, 소리 처리기, 진동자, 전지가 모두 일체형으로 체내에 이식된다([그림 8-2]). 난청 성질에 따라 진동자를 달리 이식하며, 감각신경성 난청은 추골에, 전음성 또는 혼합성 난청은 정원창에 진동자를 각각 이식한다. Carina는 압전 방식을 사용하며, 전자기 방식보다 전기 소모가 적다. 전지는 충전방식이며 두피를 사이에 두고 무선으로 충전한다. 1시간 충전으로 30시간 이상 사용 가능하고, 수명은 10년 정도이다. 전지 수명이 다하면 부분 마취 후 두피를 절개하여 간단하게 교체할 수 있다. 소리 되울림과 고장 비율이 높은 편이나 사용 만족도가 높고 청력손실이 있는 반대쪽 귀에도 수술을 받겠다는 의견이 많다(Lee & Choi, 2016).

Esteem은 완전 이식형이며([그림 8-3]), 센서(sensor)가 추골과 침골의 진동을 받아 소리 처리기로 보낸다. 소리 처리기는 등골에 연결된 진동자(transducer)를 진동시켜 소리 정보를 내이로 전달한다. 청각학적 이식 대상 기준은 18세 이상의 중등도부터 고도 난청으로 SDS가 60% 이상인 감각신경성 난청이어야 한다. 고막과 중이가 정상이어야 하며, 청력은 변하지 않고 안정되어야 한다. 이식 전 최소 30일 이상 보청기를 사용하여야 하며, 중이강은 센서와 진동자를 넣을 수 있도록 충분하게 넓어야 한다. 이식 후에는 수중 100미터 정도 잠수가 가능하다. 전지는 하루 1시간 이상 충전이 필요하며, 전지 수명은 4.5~9년 정도이나 강한 소리에 노출되면 2.8년까지 단축될 수 있다(Bruschini, Forli, Santoro, Bruschini, & Berrettini, 2009; Envoy, 2017; Medgadget, 2010; Sterkers, Boucarra, Labassi, Bebear, Dubreuil, & Frachet, et al., 2003).

Maxum은 부분 이식형으로 내부 장치와 외부 장치로 구성된다([그림 8-4]). 내부 장치는 자석(진동자)이며, 중이강 내부 이소골 연쇄의 침추관절(incudostapedical joint) 부위에 이식한다. 외부 장치는 송화기와 소리 처리기가 담긴 귀속형 보청기이다. 말소리를 송화기가 받아 소리 처리기로 보내면, 소리 처리기가 전자기파를 만들어 체내 이식한 진동자로 증강한 신호를 전달한다. 청각학적 이식 기준은 중등도부터 고도의 감각신경성 난청이어야 한다. 귀속형 소리 처리기를 외이도에 삽입하여 간섭(칸막이 효과, baffle effect)을 최대로 줄이고, 외이 공명을 이용할 수 있어서 하강형 난청에 유리하다.

Vibrant Soundbridge는 부분 이식형으로 내부 장치와 외부 장치로 구성된다. 외부 장치는 단추 모양으로 된 소리 처리기(Amade)이며, 자석으로 내부 장치와 고정한다. 신호는 두피를 사이(경피, transcutaneous)에 두고 전달한다. 내부 장치는 vibrant ossicular prosthesis (VORP), floating mass transducer (FMT)로 구성된다([그림 8-5]). VORP는 소리 처리기가 보낸 신호를 받아 FMT에 전달하고, 내부 장치 구동에 필요한 전원을 공급받는다. FMT는 전하에 영향을 받는 자석으로 전기가 공급되면 진동하면서 내이로 소리를 전달한다.

Vibrant Soundbridge 시술은 난청에 따라 침골 이식(incus vibroplasty)와 정원창 이식(round window vibroplasty)으로 나뉘며, 두 가지 방식 모두 좋은 수행력을 얻을 수 있다(Bruchhage, Leichtle, Schönweiler, Todt, Baumgartner, Frenzel, & Wollenberg, 2017; Lee, Jung, Moon, Kim, & Choi, 2017). 두 방법 모두 골도 청력이 45 dB HL을 넘지 않는 양측성 감각신경성 난청이거나 좋은 귀 가청역치가 20 dB HL을 넘지 않는 편측성 농이 이식 후보가 될 수 있다. 수술은 적어도 2주간의 시험 사용 후 결정하는 것이 좋다. 침골 이식은 감각신경성 난청이 대상이며, 고막운동도와 등골근 반사가 정상이어야 하고, 청력이 안정되어야 하며, 65 dB HL에서 SDS가 50% 이상, 0.5, 1, 2, 4 kHz의 AB gap이 10 dB 이내, 0.5, 1, 2, 3 kHz의 기도 가청역치가 최대 50, 60, 65, 70 dB HL을 넘지 않아야 한다. 정원창 이식은 전음성 또는 혼합성 난청이 대상이며, 이루나 중이 질환이 없어야 하고, 0.5, 1, 2, 3 kHz의 골도 가청역치가 최대 45, 50, 65, 65 dB HL을 넘지 않아야 한다. 소이증(Yu, Wong, Tsang, & Tong, 2014)이나 이경화증(Dumon, 2007)도 이식이 가능하다(Coordes, Jahreiss, Schönfeld, & Lenarz, 2017). 폐쇄 효과나 소리 되울림이 생기지 않고, 1.5 Tesla 자기공명영상(magnetic resonance image: MRI) 촬영이 가능하지만 500 Hz 이하의 저음역 이득에 한계가 있다. 이 장치는 우리나라 국민건강보험 급여가 인정된다.

국민건강보험 적용 기준은 만 18세 이상의 양측 비진행성 감각신경성난청 환자로 후미로성 또는 중추성 병변이 없어야 한다. 0.5, 1, 2, 3 또는 4 kHz의 4 PTAs가 41~70 dB HL 범위이고, SDS가 50% 이상, 1개월 이상 보청기 착용에도 불구하고 청각재활 효과가 제한적이거나 지속적인 보청기 사용이 어려워야 한다. 중이 이식기는 내부 장치와 외부 장치 각 1개씩을 인정하지만, 분실, 파손된 경우 외부 장치 1개를 추가 인정한다.

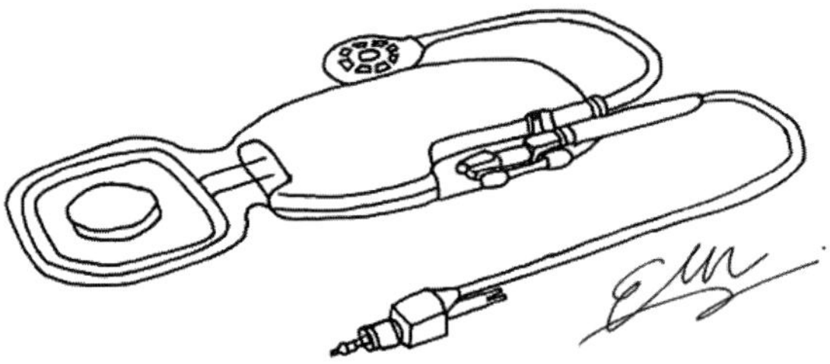

그림 8-2 완전 이식형 중이 이식기 Carina (Otologics, USA)

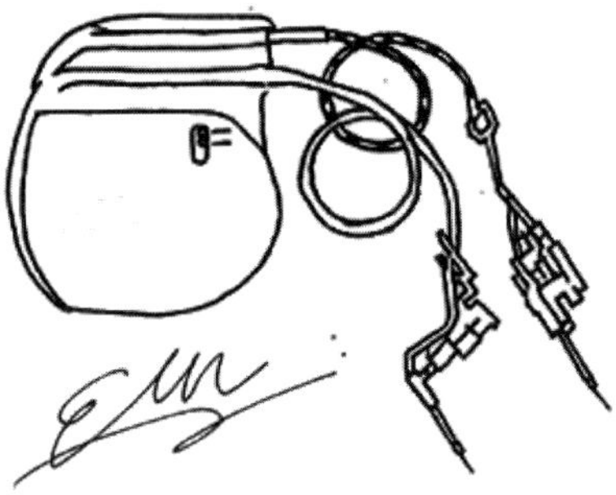

그림 8-3 완전 이식형 중이 이식기 Esteem (Envoy, USA)

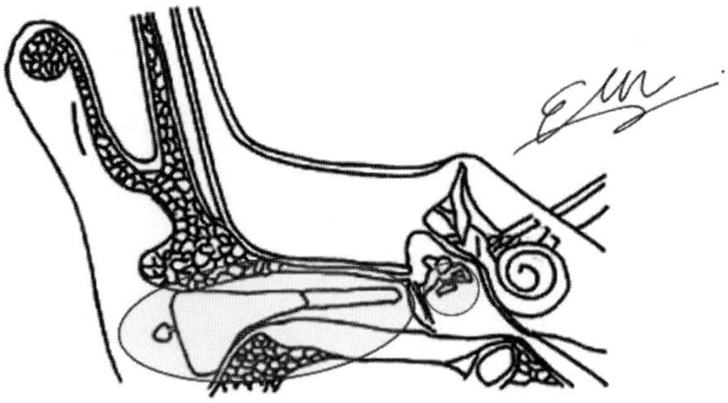

그림 8-4 부분 이식형 중이 이식기 Maxum (Ototronix, USA)

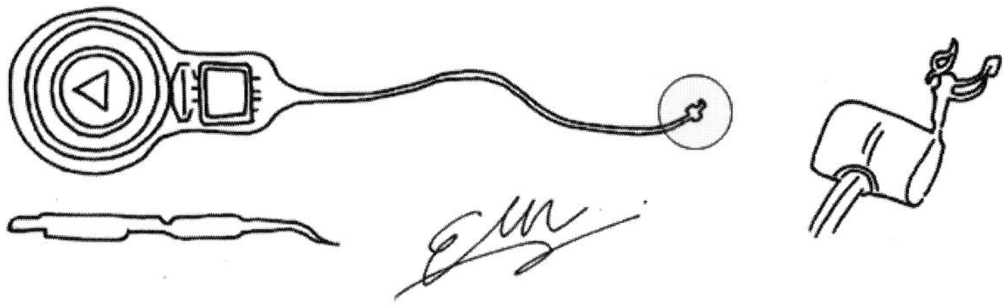

그림 8-5 **부분 이식형 중이 이식기 Soundbridge (MedEl, Austria)**

6. 와우 이식형 보청기

와우 이식형 보청기(cochlear implantable hearing aids)는 두 귀 모두 고도 이상인 난청으로 청신경 및 청각중추에는 이상이 없으나 개인 휴대용 보청기를 사용하여 청력손실을 보상하기 어려운 경우 이식을 받을 수 있다. 수술은 전극을 와우관 내부로 삽입하는 과정이며, 전극을 삽입한 후에는 소리 정보가 담긴 전기를 청신경 말단에 직접 자극하여 듣게 한다(Heo, 2016a). 와우 이식형 보청기는 모든 장치를 체내에 이식하는 완전 이식형과 부분 이식형이 있으나 이 책에서는 이식자가 대부분이 사용하는 부분 이식형을 중심으로 설명한다.

와우 이식형 보청기는 내부 및 외부 장치로 구성된다([그림 8-6]). 외부 장치는 송화기, 어음처리기(speech processor), 외부 안테나(FM 발신기), 전지 등으로 내부 장치는 내부 안테나(FM 수신기), 전극 등으로 구성된다.

송화기는 소리를 수집하고 장치가 처리할 수 있도록 전기신호로 변환하여 어음처리기로 보내 주는 역할을 한다.

어음처리기는 수집한 소리를 선별, 분석하여 다음 단계로 진행할 수 있도록 처리하는 장치이다. 어음처리기는 송화기와 분리된 분리형과 하나로 된 일체형이 있다. 분리형은 귀걸이에 송화기가 있고, 호주머니에 넣을 수 있는 작은 크기의 틀에 어음처리기와 전지가 내장된다. 송화기, 어음처리기, 외부 안테나는 전선으로 서로 연결된다(body level processor). 송화기 일체형은 귀걸이(ear level processor) 또는 동전(button processor) 모양의 틀에 송화기, 어음처리기, 전지가 모두 들어 있다. 외부 안테나는 귀걸이형의 경우 별도로 구성되어 수 cm 이내의 전선으로 연결된다. 동전형의 경우 외부 안테나도 포함되는 일체형이다.

외부 안테나는 고정용 자석(coupling magnet)과 전달 코일(transmiting coil)로 구성된다. 고정용 자석은 자력 세기가 여러 단계로 구분되어 있어서 두피의 두께나 머리카락 굵기 등에 따라 선택하여 사용할 수 있다. 외부 안테나는 어음처리기가 보내 온 신호를 10 MHz 이내의 라디오 주파수(FM)에 담아 내부 안테나로 보낸다.

내부 안테나는 연결용 자석(coupling magnet)과 FM 수신용 코일(antenna coil), 자극부(receiver stimulator) 등으로 구성된다. 내부 안테나는 FM으로 수신한 신호를 전기 펄스로 변환하고 전극으로 배분하는 역할을 한다.

내부 및 외부 안테나에는 연결용 자석이 하나씩 내장되어 있고, 이 자석이 서로 다른 극성으로 끌어당기면서 외부 안테나를 고정한다. 만약, 수술 후, 자기공명영상(MRI) 촬영이 필요하다면 MRI 촬영 허용 범위를 주치의나 담당 청각전문가와 반드시 상의한 후 결정해야 한다. 잘못된 경우 MRI 장치 자력에 의해 이식자가 외상을 입을 수도 있고, 내부 장치와 전극이 파손되는 등의 매우 곤란한 상황을 일으킬 수 있다.

전극은 와우관 내부에 삽입하는 10~30여 개의 내부 전극(intracochlear electrode)(활성 전극)과 와우관 외부에 대는 한 두 개의 외부 전극(extracochlear electrode)(기준 전극)이 있다([그림 8-6]의 왼쪽). 내부 전극은 내부 안테나가 배분한 전극 순서와 전류 자극 방식에 따라 와우축(modiolus) 각 회전부에 있는 청신경 말단 나선신경절 세포(spiral ganglion cell)를 전기 펄스로 자극한다. 외부 전극은 전류 자극을 위한 기준 전극이며, 전류 자극 방식에 따라 사용 여부가 결정된다. 전극 제조회사에 따라 외부 전극을 사용하지 않기도 한다(Heo, 2009; Heo, 2016).

전극은 내부 전극의 모양에 따라 반지형(band)과 접점형(contact, perimodiolar)이, 전극 틀의 모양에 따라 직선형(straight)과 곡선형(curved)이, 전극을 연결하는 전선의 배열에 따라 단선형(single wire)과 복선형(double wire)이 있다.

반지형은 전극 틀을 반지 모양으로 감싸는 전통적인 방식이며 전류가 골고루 퍼져서 청신경 말단의 위치를 예측하기 어려운 기형에서 유리할 수 있으나 전류 소모가 많다. 접점형은 와우의 중심인 축신경을 향해 점을 찍은 모양이며, 청신경 말단에만 최소한의 펄스를 자극하여 자극 효율이 높고 전류 소모가 적다. 직선형은 전극 틀이 '1'자형이다. 전극을 삽입하면, 둥그렇게 말린 와우 구조상 특성으로 전극이 중간부에서 축신경 가까이 놓이지만 기저부(basal turn)나 첨부(apical turn)에서 외벽 가까이 놓인다. 이러한 이유로 전극 삽입 위치에 따라 효율이 달라질 수 있다. 곡선형은 형상기억 소재를 사용하여 와우축을 감싸는 모양을 하고 있다. 와우가 정상일 때 적은 전류 소모로 높은 효율을 낼 수 있다. 전극은 제조사마다, 모델마다 전극 틀의 길이나 전극의 배치 등이 서로 다르며, 이러한 차이는 이식 후보자의 내이의 해부학적 구조 및 청력손실 특성을 고려하여 결정할 필요가 있다.

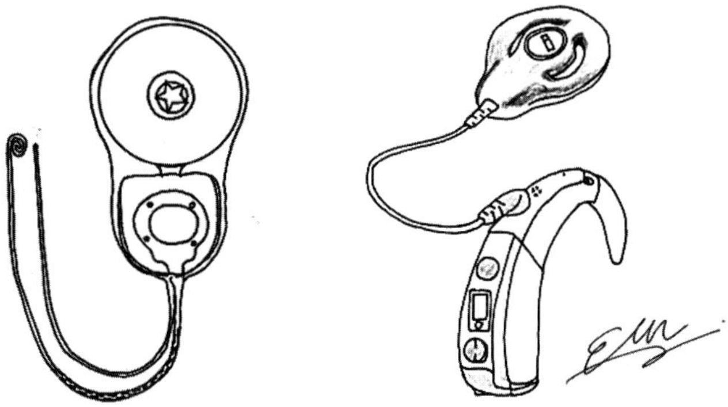

그림 8-6 **인공와우 이식용 내부 장치(왼쪽)와 외부 장치(오른쪽)**

인공와우 수술은 전극을 와우관 내부로 삽입하는 외과적 처치를 말하며, 올바른 전극의 삽입은 인공와우 이식의 성공을 결정하는 중요한 요인 중 하나이다. 전극의 삽입 상태는 외과 의사의 경험적 판단과 여러 가지 청각전기생리학적 평가를 통해 삽입 상태를 판단한다. 청각전기생리학적 평가는 수술 전, 수술 중, 수술 후 각각의 단계마다 시행하여 성공적인 수술에 기여할 수 있다(Heo, 2009a; Heo, Kim, Ahn, Jung, & Kang, 2007; Heo, Jung, & Jung, 2009; Heo, Kang, Park, Lee, & Choi, 2007; Heo & Lee, 2021; Heo, Lee, Kim, & Jung, 2020).

와우의 생리적 기능 중 하나는 주파수를 분석하는 것이다. 소리는 이소골 연쇄의 마지막인 등골의 진동이 족판(foot plate)과 연결된 정원창(round window)을 통해 내이로 전달된다. 정원창은 기저회전 전정(vestibule) 가까이 위치한다. 따라서 소리는 와우 아랫부분에서 출발하여 고실계(scala tympani)의 내림프 파동을 타고

꼭대기인 와우공(helicotrema) 쪽으로 진행한다. 소리가 진행하는 과정에서 최대 진폭은 파장이 짧은 고주파수가 기저회전 정원창 가까이에서, 파장이 긴 저주파수 소리는 와우공 가까이에서, 그리고 중간 주파수가 와우 중간 회전에서 각각 만들어진다(Heo, 2009b). 이때 최대 진폭 가까이 유모세포가 크게 흥분하면서 소리의 주파수 정보를 수집한다(진행파 이론, travelling theory). 유모세포와 연결되는 나선신경절(spiral ganglion) 세포도 와우 회전을 따라 위상학적으로 배열되어 있다(위치이론, place theory)(tonotopology). 이와 함께 소리의 자극 비율을 통해서도 주파수를 분석할 수 있다(rate pitch). 우리가 소리를 다르게 들을 수 있는 것은 이러한 와우에서 역할 덕분이다. 와우 이식형 보청기는 이러한 이론을 배경으로 주파수 정보를 분석하고 청신경 말단으로 전기자극한다.

와우 이식형 보청기는 진행파 및 위치이론을 근거로 와우 내부로 여러 개의 전극을 삽입하여 소리의 주파수 정보를 제공한다. 전극 수는 Advanced Bionics가 16개, Cochlear Ltd. 가 22개, MedEl이 12개, Oticon이 20개로 제조회사에 따라 다르다. 각각의 전극은 서로 독립된 채널로 작동하고 있으며, 소프트웨어를 이용하여 채널을 추가하기도 한다. 소프트웨어로 만든 가상 채널은 제조회사마다 다르고, 전극을 포함하여 최대 120개이다. 전극 틀은 와우 내로 삽입되는 깊이나 전극 사이의 간격에 따라 다르다. 이 차이는 이식 후보자의 잔존 청력 활용 가능성이나 회전하는 와우에 분포하는 청신경 나선신경절 세포 활용 계획 등을 고려하여 선택할 수 있다(Heo, 2016a).

와우 이식형 보청기 사용자의 청각적 수행력은 난청 발생 시기, 해부학적 기형 여부, 시술 전까지 보청기 사용 여부, 수술 동기 및 기대치, 시술 시기, 장치 및 지원 소프트웨어 기술, 가족 및 사회적 지원 등 다양한 요인에 영향을 받는다(Heo, 2012a).

이식 후보자는 연령 제한이 없다. 청력손실 정도는 개인 휴대용 보청기를 사용해서 이득이 없는 고도 이상의 양측성 난청이어야 한다. 드물게 나라에 따라 청력이 이보다 좋더라도 어음이해도가 현저하게 낮은 경우 이식 후보에 포함하기도 한다.

수술 금기 대상은 내이가 없거나(agenesis, Micheal dysplasia) 내이도 협착으로 청신경이 없는 경우, 청신경종양 수술로 청신경 손상이 있는 경우, 조현병이 있는 경우 등이다.

수술은 전신 마취가 가능한 건강 상태여야 한다. 따라서 마취가 곤란한 질병이 있다면 수술을 할 수 없다. 기대치는 수술 후, 재활 협력과 수행력 진전 등을 위해 중요한 요인이다. 이식 후보자나 그 가족 구성원이 장치를 이해하고, 청력손실 특성 등 자신의 상태에 맞는 수술 후 수행력을 합리적으로 기대하도록 지원하고 상담해야 한다. 무엇보다 이식자의 재활에 대한 확고한 의지와 노력, 가족의 지원이 함께 하는 것이 중요하다.

와우 이식형 보청기는 국민건강보험에서 수술을 지원하고 있다.

2세 미만 지원 대상은 청력손실이 양측 90 dB HL 이상으로, 최소 3개월 이상 보청기를 사용하여도 청각적 수행력 진전이 없는 경우이다. 2세 미만의 수술 시기는 1세 이상이어야 지원받을 수 있다. 그러나 뇌수막염 합병증으로 골화가 빠르게 진행된다면 1세 미만이라도 지원을 받을 수 있다.

2∼15세 사이 지원 대상은 양측 70 dB HL 이상으로, 최소 3개월 이상 보청기를 사용에도 불구하고 SDS와 언어 수행력이 진전되지 않는 경우이다. 그러나 수술 후 인공와우를 사용하지 않을 것으로 판단되면 지원하지 않는다. 15세 이상은 양측 70 dB HL 이상으로 문장 언어 이해도가 50% 이하이면 지원 대상이지만 마찬가지로 수술 후 인공와우를 사용하지 않을 것으로 판단되면 지원하지 않는다.

요양 급여는 한쪽 귀만 수술받은 15세 미만 이식자로, 양이 청취가 필요하고 청각학적 대상 기준에 포함되면 지원받을 수 있다. 청각학적 평가는 맨귀와 교정 순음청력 및 문장이해도를 모두 검사하여 지원 대상을 결정한다.

지원 내용은 와우 이식형 보청기 내부 장치와 외부 장치 각 1개를 인정한다. 만약, 외부 장치를 분실하였거나 파손되었다면 1개를 추가로 인정한다. 15세 미만으로 양쪽 수술이 필요하다면 내부 장치와 외부 장치를 각각 2개씩 인정한다. 양이 이식자는 외부 장치를 분실하더라도 추가로 지원하지 않는다. 만약, 추가 구입한다면 본인부담률을 80%로 적용한다.

와우 이식은 수술 후 어음처리기 조절(MAP)이 대단히 중요하다. MAP은 말소리를 전기로 변환하고, 전극마다 주파수를 할당하고, 전기 자극 수용 능력을 고려하여 말소리를 증폭과 압축 등 처리를 하고, 무선 신호로 바꾸어 외부 안테나와 내부 안테나 사이를 통신하고, 체내 장치에서 다시 전기신호로 바꾸어 채널마다 할당하고, 활성전극에서 청신경 말단을 자극하고, 자극 후 청신경의 반응을 살피고, 수행력을 평가하면서 지속적으로 추적 관찰하는 과정을 포괄하는 용어로 이해해야 한다. 이러한 절차는 매우 과학적이고 타당한 근거를 가지고 신뢰도 있게 접근해야 하며, 이를 통해서만 성공적 재활을 보장할 수 있다(Brinson, 2009; Cheng, 2009; Fuente, 2009; Heo, 2009; Heo, 2016).

7. 청성 뇌간 이식형 보청기

소리 자극은 나선신경절을 흥분시키고 31,000에서 32,000개 정도인 수초화 된 청신경 섬유(myelinated auditory nerve fibers)로 진행한다(Spoendlin & Schrott, 1989). 이 정보는 내이도를 지나 교뇌(pons)와 연수(medulla oblongata)가 만나는 인접 부위(ponto-medullary junction)를 통해 뇌간(brainstem)에 도달한다.

이미 기억하고 있는 것처럼 와우는 첨부에서 저주파수를, 기저부에서 고주파수를 수용한다. 와우의 축신경은 첨부에서 시작한 신경섬유가 안쪽에 놓이고, 중간회전, 기저회전으로 진행하면서 나선신경절을 빠져나온 신경섬유가 겉을 감싼다. 따라서 와우를 빠져나온 청신경에서는 중심에 있는 신경섬유가 저주파수를, 겉을 싸고 있는 신경섬유가 고주파수를(columnization) 담당하게 되며, 이렇게 정렬된 청각 정보를 중추쪽으로 전달한다.

뇌간 영역에서 청각전달로의 첫 번째 터미널은 청신경핵이다. 청신경핵에서는 뒤쪽 외측(배외측, dorsolateral)에서 저주파수를, 앞쪽 내측(복내측, ventromedial)에서 고주파수를 서로 나누어 담당하는 위상학적 구조(tonotopology)를 유지한다. 청신경핵의 주파수 배열에 관한 정보는 청성 뇌간 이식을 가능하게 한 이론적 근거이며, 청성 뇌간 이식형 보청기(auditory brainstem implantable hearing aids)는 청신경핵에 전극을 삽입한다([그림 8-7]). 그러나 와우보다 복잡하게 배열되어 있고, 신경원 종류, 모양, 세포막 등의 기능들도 복잡해서(Shannon, 2012) 청성 뇌간 이식을 하더라도 구어(auditory verbal)만으로 의사소통 하는 것은 한계(Vincent, 2012)가 있다.

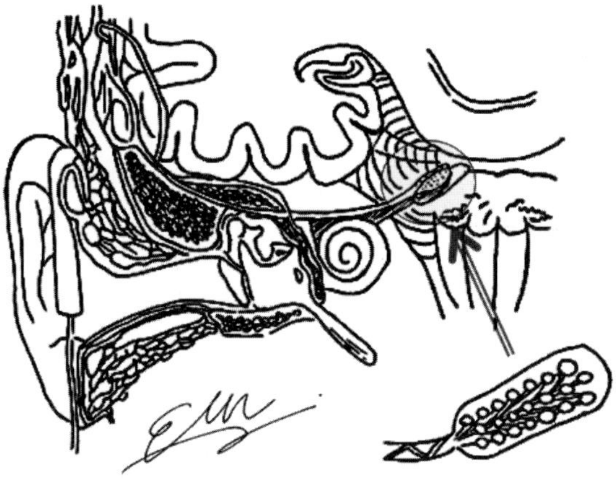

그림 8-7 청성 뇌간 이식 전극 삽입 위치와 전극 모양(오른쪽 하단)

청성 뇌간 이식형 보청기는 와우부터 뇌간 사이를 지나는 청신경의 문제로 생긴 청력손실을 보상하는 데 유용한 장치이다. 미국 식품의약국(Food and Drug Administration)은 2형 신경섬유종증(neurofibromatosis type 2: NF2)이 있는 성인 난청자의 수술만을 승인한 상태이지만 유소아도 시술하고 있다.

내이도에서 발생하는 신경섬유종증은 수술로 제거할 수 있는데, 이 과정에서 청신경 손상이 생길 수 있다. 청신경이 손상되면 와우 이식형 보청기는 사용할 수 없고, 청신경핵(cochlear nucleus complex)을 직접 자극해야 한다. 청성 뇌간 이식형 보청기는 이러한 경우 이식할 수 있다(Schwartz, Otto, Shannon, & Hitselberger, 2008). NF2 환자는 MRI를 이용한 추적 관찰이 필수적이어서 수술 후 관리에 특히 주의가 필요하다.

이식 대상은 생후 18개월 이상의 농(profound)인 감각신경성 난청으로, 와우 또는 청신경이 형성되지 않았거나(무형성, hypoplasia, aplasia), 심각한 골화로 와우 이식형 보청기 사용이 곤란한 경우, 2형 신경섬유종증, 양측 측두골 골절에 의한 신경성 난청 등이다.

이식 후보자는 청성 뇌간 이식에 대한 올바른 이해와 합리적인 기대치를 가져야 하고, 재활에 대한 가족의 적극적인 지원 등을 보장하여야 한다. 와우 기형의 경우는 5~6세 이전을 이식에 중요한 시기로 보기도 한다. 그러나 의학적 문제로 수술이 곤란한 경우, 인지 및 발달 지연 등이 있는 경우, 뇌간이나 청각 피질 영역에 기형 또는 병리가 있는 경우, 정신질환이 있는 경우는 수술이 곤란하다.

청성 뇌간 이식형 보청기는 Cochlear Ltd., MedEl, Oticon 등의 제품이 소개되어 있다. MedEl ABI (MedEl, Austria)는 12개의 활성 전극을 사용한다. 대상은 NF2로 진단받은 15세 이상으로, 청신경이 정상적으로 기능하지 못하거나 수술 후에도 회복되기 어려운 경우이다.

Nucleus 24 ABI system (Cochlear Ltd., Australia)은 21개의 활성 전극을 사용할 수 있고, MRI는 1.5 Tesla까지 촬영이 가능하다.

Oticon Digisonic (Oticon, Sweden)은 와우 완전 골화 및 기형, 추체부 골절, 축삭 신경병증, 청신경 종양, 양쪽 청신경 완전 소실 등이 후보가 될 수 있으며, 수술 후 MRI는 1.5 Tesla까지 촬영이 가능하다.

대부분 청성 뇌간 이식자들은 부작용 없이 장치를 매일 사용하고 있으며, 환경 소리를 인지할 수 있고, 환경 소음으로부터 말소리를 분간하며 독화(speech reading)와 함께 이해할 수 있다(Lenarz, Matthies, Lesinski-Schiedat, Frohne, Rost, & Illg, et al., 2002). 일부는 청성 뇌간 이식형 보청기만으로도 의사소통을 할 수 있다. 그러나 전반적으로는 독화를 병행하여야 하고, 수행력 진전은 수술 후 8년까지도 진행 중이다(Otto, Brackmann, Hitselberger, Shannon, & Kuchta, 2002). 이렇게 느린 진전은 청신경 가소성 등과 관련이 있을 것으로 추정된다. 난청 원인이 청신경종양인 경우와 와우 무형성인 경우의 반응 역치는 차이가 있고, 반응 역치가 낮을수록 어음이해도도 좋다(Colletti & Shannon, 2005).

8. 청성 중뇌 이식형 보청기

청신경초종 제거 수술 과정에서는 청신경핵 근위부가 손상될 수 있으며, 만약 손상되면 청성 뇌간 이식형 보청기를 사용하더라도 청각 정보가 심하게 왜곡되거나 전달되지 않을 수 있다. 청성 중뇌 이식형 보청기(auditory midbrain implantable hearing aids)는 청성 뇌간 이식형 보청기를 대체하여 효과적으로 청신경을 자극할 수 있다. 전극을 이식하고, 전기를 자극하는 부위는 하구(inferior colliculus)이며, 하구는 외과적으로도 접근(Lim, Lenarz, Joseph, Battmer, Samii, & Samii, et al., 2007)하

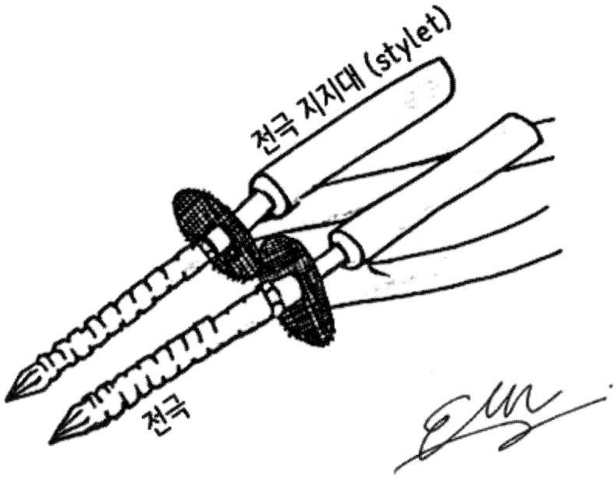

그림 8-8 **청성 중뇌 이식용 전극**

기가 쉽다.

하구의 청신경섬유는 와우, 청신경, 청신경핵 등에서와 마찬가지로 위상학적으로 기둥 구조를 유지하면서 바깥쪽이 저주파수를, 안쪽이 고주파수를 각각 담당하고 있다. 청성 중뇌 이식은 하구의 잘 정돈된 주파수 배열을 활용한다. 전극은 청성 뇌간 이식형 보청기 전극을 개량한 뇌 심부 자극(deep brain stimulation: DBS) 전극을 삽입한다([그림 8-8]). 외부 장치는 와우 이식형 보청기나 청성 뇌간 이식형 보청기와 같은 어음처리기를 사용하며, 어음처리기는 전류 특성 결정한다.

청성 중뇌 이식은 동물 실험과 전기생리학적 평가에서 향상된 결과를 확인하였고(Lim & Anderson, 2006), 임상에서도 일상의 소리 듣기 능력이 전반적으로 향상되는(Lenarzm, Lim, Reuter, Patrick, & Lenarz, 2006) 등의 성과가 있었다. 하지만 실질적인 청각적 수행력은 언어에 대한 기억과 난청 기간, 중뇌에서 전극 삽입 위치에 따라 극적으로 결과가 달라지기도 한다. 보기를 주지 않고(open set) 청각적 단서만으로 평가하면 청성 뇌간 이식기와 마찬가지로 여전히 낮은 편이며, 수행력 진전도 느린 편이다(Lim, Lenarz, & Lenarz, 2009).

9. 청각 피질 이식형 보청기

대뇌 피질은 감각, 운동, 연합의 기능적 영역이 서로 다르고, Brodmann은 서로 다른 47개의 기능적 영역을 구분하였다. 각성, 의식, 집중, 기억, 사고, 언어 등은 매우 복잡한 연결 과정을 통해 실행한다. 대뇌 피질의 전기 자극과 이식은 감각 영역뿐 아니라 마비 환자의 활동을 돕기 위한 목적으로 운동 영역 등에서도 활발하게 연구되고 있다.

대뇌 피질에서 청각과 관련한 영역은 소리의 주파수 등을 변별, 해석하는 일차 청각 피질 영역(Brodmann 41, 42)과 소리의 위치(방향) 및 의미를 해석하는 이차 청각 피질 영역(청각 연합영역, Brodmann 22) 등이 있다(Ko, 2019; Seikel, King, & Drumright, 2009). 또 여러 감각 영역과 연합하여 언어를 통합하고 해석하는 Wernicke 영역과 관련 운동 영역과 연합하여 언어를 표현하게 하는 Broca 영역 등이 있으며(Kim, Kim, Song, Pyo, & Heo, 2015), 이들 영역이 손상되면 운동실어증(Broca's aphasia) 또는 이해실어증(Wernicke's aphasia)이 생긴다(Kwon, Shin, Lee, & Jeon et al., 2012; Kim, 2012; Lee & Heo, 2018).

청력손실 보상이 목적인 청각 피질 이식은 와우 이식, 청성 뇌간 이식, 청성 중뇌 이식 등에 비해 시술 및 재활에 대한 기술적으로 완성도 낮다. 일차 청각 피질 영역에서 주파수는 저주파수를 앞쪽에서, 고주파수를 뒤쪽에서 각각 분석한다([그림 8-8]). 기능적으로 분화되어 있고, 매우 복잡한 점을 고려하면 한계가 많겠지만 청각 피질 이식 후 주파수 및 시간, 강도 등의 정보를 제공하면 환경 소리의 듣기와 이해, 말소리 이해 등에서 도움을 받을 수 있다. 다만, 청각 중추 영역의 가소성 등을 고려하면 수술 시기와 수행력 진전 등에 대한 적절한 기대치를 가져야 하고, 많은 시간 동안 재활에 참여하겠다는 이식자의 의지와 가족적 지원이 매우 중요할 것이다.

청각 피질 이식형 보청기(auditory cortex implantable hearing aids)는 여전히 연구가 진행 중인 장치이다. 전극 관련 연구로는 피질에서 전극의 삽입 깊이에 따른 영향(Voigt, Hubka, & Kral, 2017)과 시상-피질 연접(corticothalamic communication) 영역에서 활동전위를 티타늄으로 제작한 미세 전극(titanium-based microfabricated

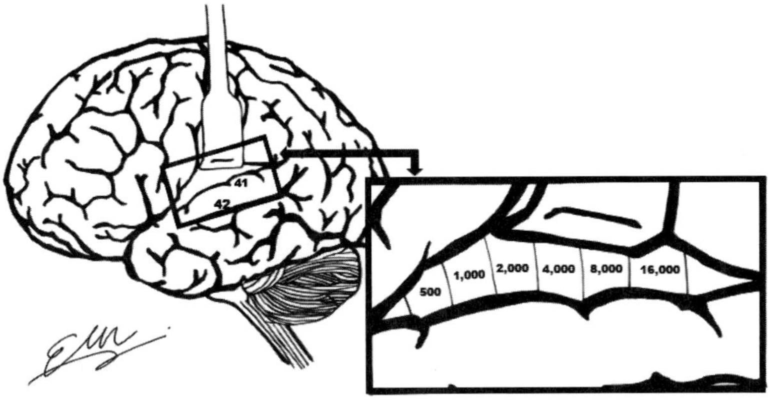

그림 8-9 대뇌 피질 청각 영역에서의 주파수별 분석 위치

electrodes)으로 기록(McCathy, Rao, & Otto, 2011)한 것들이 있다.

청각학적으로는 이명과 휴지 상태에서 전전두 연합 영역(Brodmann area 10)의 연결 상태 및 피질 자극과 해마 주변 활동 등을 관찰하였고(Ridder & Vanneste, 2014), 청각 피질 자극과 이명 억제 연구에서 5년 동안의 자극이 이명을 소실하게 하거나 50% 완화하는 효과를 얻기도 하였다(Ridder & Vanneste, 2015).

/ 제9장 /

보청기 성능: 커플러 전기음향특성

보청기 성능은 전기음향특성으로 분석할 수 있다. 전기음향특성은 사양(specification)과 품질 관리에 도움이 되며, 전문가와 고객에게 제품에 대한 고급 정보 제공할 수 있다. 장착 이전 단계에서는 제품의 불량이나 고장을 확인할 수 있다. 제품 성능이 검증되면 비슷한 성능의 서로 다른 제조사의 보청기를 비교할 수 있고, 같은 제조사의 서로 다른 모델의 기종을 비교하여 장착에 필요한 정보를 획득할 수 있다. 이러한 정보는 청력손실 특성을 고려한 후보 기종 선정에 활용할 수 있으며, 최적의 대상 기종을 선택, 조절하여 장착하는 데 유용하다. 장착 초기 단계적 조절 과정에서 사용자의 요구를 반영한 미세 조절하고, 그 상태를 평가하고 기록을 보존하여 추적 관찰에 활용할 수 있다. 장착 후 추적 관찰 과정에서는 주기적이고 지속적으로 보청기 성능을 평가하여 바르게 작동하고 있는지를 확인할 수 있다. 설령 초기 정보가 없더라도 검사한 시점에서 제품의 제원을 이해할 수 있고, 전반적인 청각언어재활 진행 상태를 평가할 수 있다(Heo, 2004).

보청기 성능은 보청기가 갖는 전기음향적 특성을 커플러(coupler)를 이용하여 측정하기도 하고, 보청기를 실제 착용한 조건에서 출력음향특성을 검사하기도 한다. 실제 착용 상태에서의 성능은 세부 조정(fitting, fine tuning)과 사용 검증을 목적으로 사용한다.

1. 보청기 성능 검사기

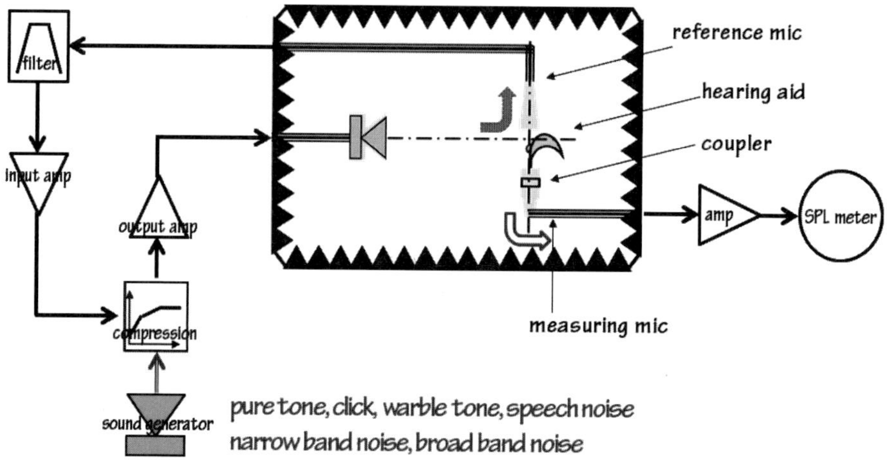

그림 9-1 **보청기 성능(전기음향특성) 검사장비 구성**

보청기 전기음향특성 검사장비는 다양하게 출력할 수 있는 음원, 출력한 소리의 강도를 감시하는 기준 송화기(reference microphone/control microphone), 보청기가 증폭하여 출력한 소리를 감시하는 계측 송화기(measuring microphone/coupler microphone), 보청기와 계측 송화기 사이에서 외이도 및 중이강 용적과 동역학을 반영할 수 있는 커플러, 음원을 출력하고 계측하는 과정에서 소음을 차단할 방음상자(acoustic chamber), 그리고 전반적 과정을 감시하면서 조절하고, 상세한 결과들을 저장하여 표시하는 본체 등으로 구성된다([그림 9-1]).

[그림 9-1]은 보청기 성능 검사기의 간단한 구조도이다. 그림에서 왼쪽에 있는 음원 발생기(sound gernerator), 압축(compression) 장치, 출력 증폭기(output amp) 등이 출력 장치에 해당한다. 출력 장치는 순음, click 음, 음소 분포 범위를 보여 주는 visible speech, 진폭 변조음(warble tone), 어음 잡음, 대역 잡음, 광역 잡음 등 다양한 소리를 출력할 수 있다. 외부 음원도 활용할 수 있다. 음원은 순음이 가장 기

본이며, 100부터 8,000 Hz 범위를 100 Hz 단위로 연속 출력할 수 있다. 왼쪽 구성 중 필터(filter)와 입력 증폭기(input amp)는 방음 상사 내부에서 스피커가 출력한 소리를 기준 송화기를 통해 감시하기 위한 것이다. 감시 결과는 음원 발생장치에 반영하여 정확도를 높인다. 방음 상자는 흡음 소재(▶)로 쌓인 중앙 부분이다. 방음 상자 내부에는 음원 발생기가 만든 소리를 출력하는 스피커가 왼쪽에 있고, 기준 송화기, 보청기, 커플러, 계측 송화기가 오른쪽 위쪽부터 차례로 배치되어 있다. 본체는 오른쪽 부분으로 음압을 계측하는 과정만 그렸으나 전기음향특성 검사 내용을 저장하고, 모니터에 표시하거나 인쇄기로 출력할 수가 있다.

2. 커플러

커플러는 1942년 Romanow가 보청기 수화기와 계측 송화기를 연결하는 통로 역할을 목적으로 내부 공간 부피가 2 cc인 원주형 금속관으로 고안하였다(Revit, 2002)([그림 9-2], [그림 9-3]).

커플러는 보청기 종류에 따라 서로 다른 어댑터를 사용하고, 검(ear putty)으로 고정하거나 도음관으로 연결한다. 커플러는 어댑터에 따라 HA-1, HA-2, HA-3, HA-4 등이 있다([그림 9-2～5]).

HA-1은 주문형 귀속형 보청기를 검으로 고정하는 방식을 말하며, 충분히 밀봉하지 않으면 환기구가 있는 것처럼 저음역 음향특성이 왜곡된다([그림 9-2]). HA-2는 상자형 보청기의 단추형 수화기를 똑딱이 단추(O-ring, snap ring) 모양의 어댑터에 연결하거나 귀걸이 보청기의 갈고리(ear hook)를 직경 2 mm, 길이 25 mm 도음관에 연결한다([그림 9-3]). HA-3은 기성품 귀속형, 똑딱이 단추 모양이 없는 수화기, 이어폰 고무 캡을 사용하는 보청기를 검사할 때 사용한다. 보청기 수화기와 연결은 직경 1.93 mm, 길이 10 mm 도음관을 사용한다. HA-4는 HA-2의 변형으로 안경형 기도 보청기 검사에 사용하며, 직경 1.93 mm, 길이 10 mm 도음관과 연결한다.

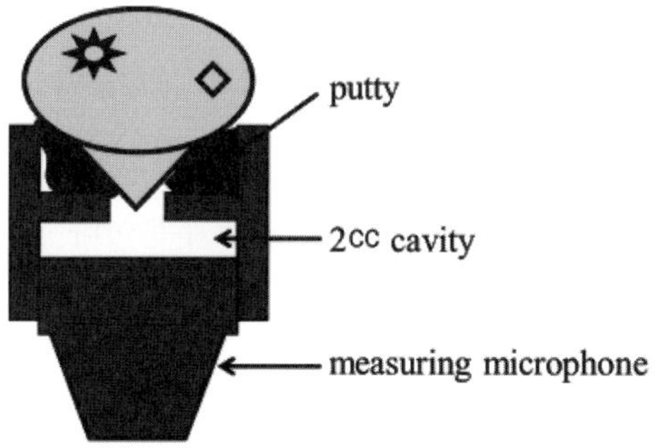

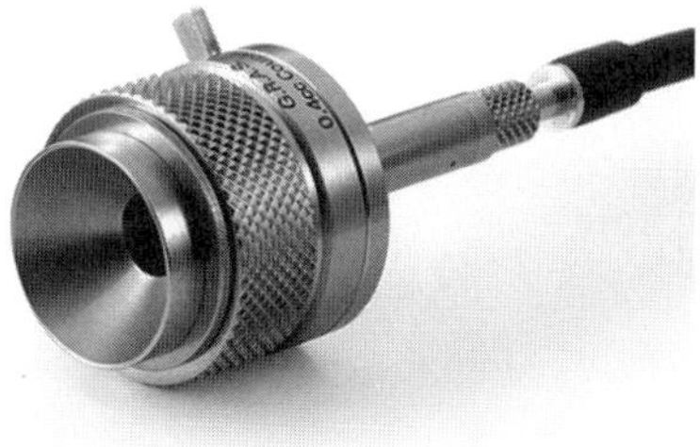

그림 9-2 **귀속형 보청기를 연결한 2 cc coupler (HA-1) 그림과 실물 모습**

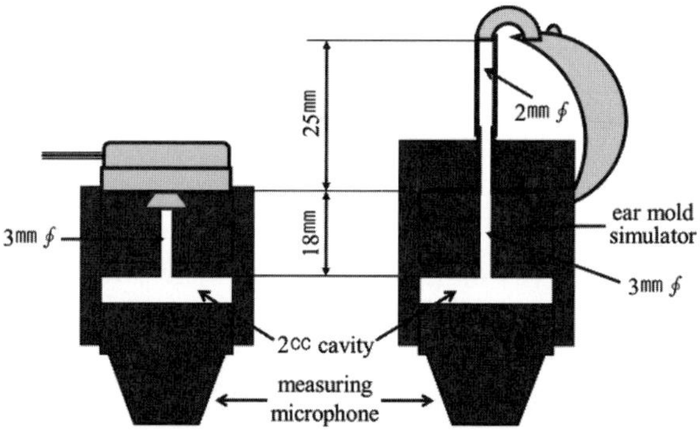

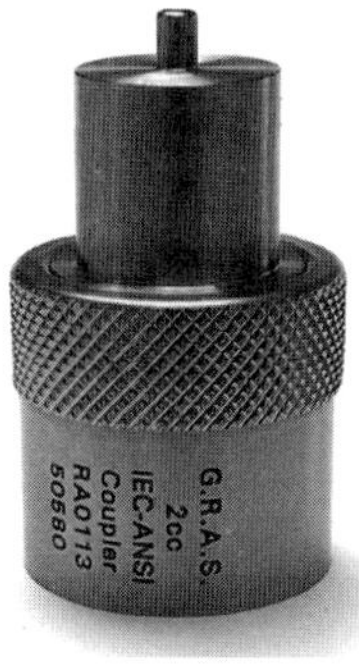

그림 9-3 **상자형 보청기의 단추형 수화기 및 귀걸이형 보청기를 연결한 2 cc coupler 그림과 실물 모습.** 수화기(왼쪽), 귀걸이형 보청기 갈고리(ear hook)(중앙)에 연결한 2 cc coupler (HA-2) 그림과 실물 모습

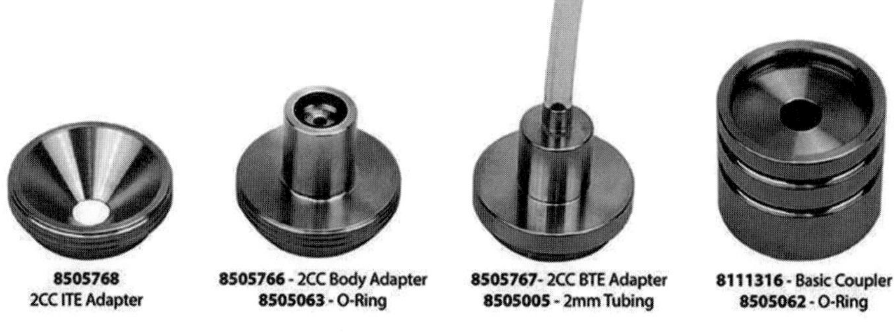

그림 9-4 **보청기와 커플러를 연결하는 각종 어댑터 모습.** 왼쪽부터 차례로 귀속형, 상자형, 귀걸이형, O-ring 기본형 어댑터

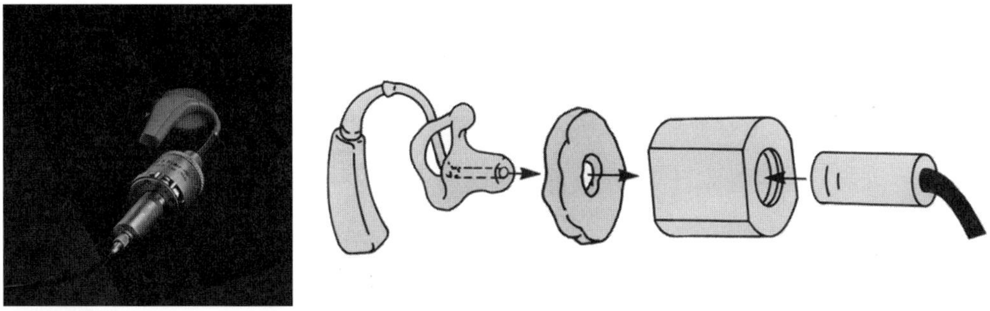

그림 9-5 **귀걸이형 보청기와 2 cc Coupler (HA-2, HA-4)를 연결한 모습.** 왼쪽은 갈고리(ear hook)과 커플러 도음관 어댑터에 직접 연결한 모습이며, 오른쪽은 보청기 귀꽂이에 의한 영향을 확인하기 위하여 검으로 고정한 모습이다.

커플러의 부피 2 cc는 보청기를 착용하고 남은 외이도 공간의 용적, 외이도 벽의 탄성, 자극 주파수 변화에 따른 외이도 내부에서 저항 변화 그리고 얇고 느슨한 고막 경계 너머 있는 중이강의 부피 등이 반영된 것이다. 현재는 1 cc 커플러는 물론 외이도 굴곡과 중이강 등에 의한 동역학적 역할에 따른 음향 특성 변화 등을 반영하기 위해 원주형 공간 주변에 별도의 돌기(branch)를 단 시뮬레이터(ear simulator, Bruel, & Kjaer 4138 ear simulator, Zwislocki coupler)를 사용한다. 돌기는 Bruel & Kjaer 4138 ear simulator가 두 개를, Zwislocki coupler가 네 개를 사용하며, 돌기에는 저항체(damper)를 넣기도 한다. Zwislocki coupler는 원주형 주공간 부피가 0.6 cc, 네 개의 돌기 부피가 0.1~0.22 cc로 공간 부피는 모두 1.3 cc이다. 전체 공간 부피는 저항체에 따라 작아질 수 있다.

3. 검사 준비

보청기 성능 검사는 방음 상자 내부에 스피커 출력을 확인(보정)한 후, 기준 송화기, 보청기 배치부터 시작한다.

스피커 출력 확인(보정)은 기준 및 계측 송화기로 확인하여, 모든 검사 주파수 범위에서 출력한 90 dB SPL 소리를 ±2 dB 이내 오차로 계측해야 한다. 계측 송화기는 커플러를 달지 않았을 때 기준 송화기와 같은 오차 범위로 계측해야 하고, 커플러를 달았을 때 500 Hz 이내에서 ±2 dB 이내 오차로 계측해야 한다. 그러나 실이 계측의 경우 스피커로 출력한 소리를 청각전문가, 보청기 전문가, 고객이 모두 들을 수 있어서 편안하게 느끼는 강도(대체로 65 dB SPL)를 하는 것이 좋다.

방음 상자 안에서 기준 송화기와 계측 송화기를 배치하는 방법은 대체법(substitution method)과 비교법(comparison method, pressure method)이 있다.

대체법은 일정한 거리(test point) 둔 기준 송화기로 출력 음압을 측정한 후, 같은 곳에 커플러(계측 송화기)에 연결된 보청기 송화기를 놓고 출력 음압을 측정한다. 즉, 같은 위치에서 기준 송화기와 계측 송화기를 번갈아 두고 구한 전기음향특성 차이를 분석한다.

비교법은 방음 상자 내부에 기준 및 커플러(계측 송화기)에 연결된 보청기 송화기를 특정 위치에 나란히 놓은 후, 스피커가 출력한 음압을 동시에 측정하여 전기음향 특성을 분석한다. 비교법은 음원 중심축을 사이에 두고 기준 송화기와 보청기 송화기를 간격이 같게 나란히 놓고 출력 음압을 측정한다. 때로 음원 중심축을 보청기 송화기 중심축과 일치하도록 배치하기도 하며, 이렇게 두고 측정하는 방법을 pressure method라 한다. Pressure method는 보청기가 무지향성(omnidirectional/nondirectional) 송화기인 경우 기준 송화기와 5±3 mm 정도([그림 9-6]), 지향성(directional)인 경우 기준 송화기와 12±2 mm 정도 거리를 두고 측정한다. 특히 지향성 송화기인 경우 스피커와 거리도 1±0.5 m 정도([그림 9-7]) 유지해야 한다.

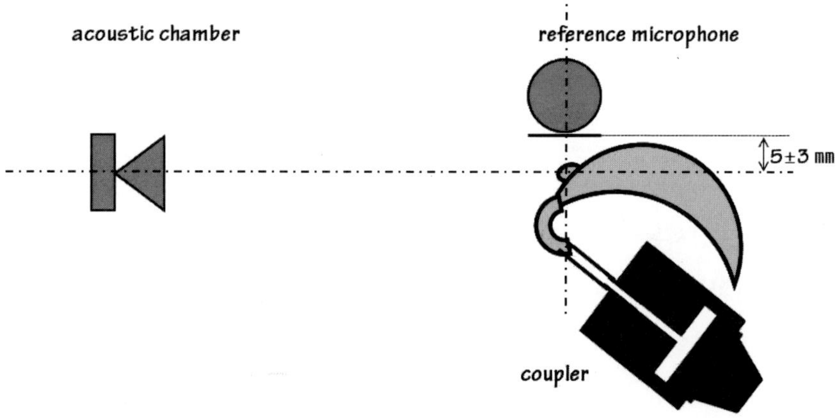

그림 9-6 비교법(comparison method; pressure method)에서 무지향성 보청기 배치

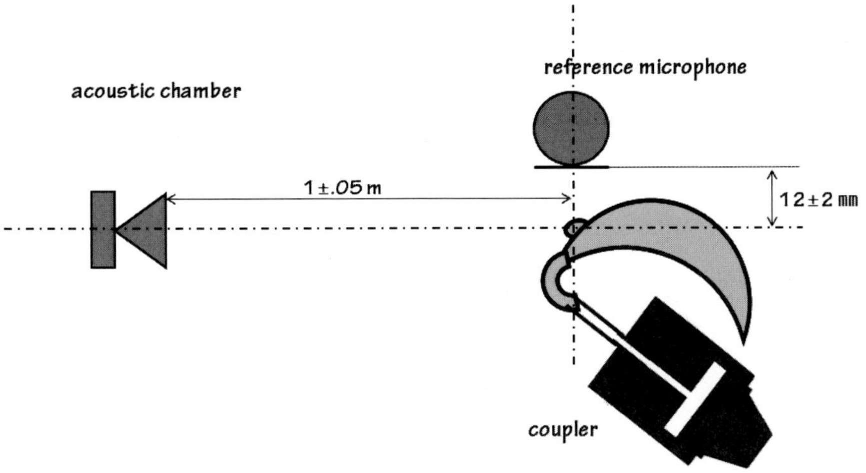

그림 9-7 비교법(comparison method; pressure method)에서 지향성 보청기 배치

4. 결과 해석 준비

보청기의 입력과 출력 음압의 관계는 [그림 9-8]과 같이 표시할 수 있다. [그림 9-8]에서 왼쪽 좌표 값은 보청기 송화기로 들어가는 음압(입력 음압)이고, 오른쪽 좌표 값은 보청기 수화기에서 나오는 음압(출력 음압)이다. 입력 음압과 출력 음압의 관계를 살펴보면, 맨 아래 화살표의 경우 40 dB SPL의 음압이 들어가서 80 dB SPL의 음압이 나오는 것을 표시한 것이다. 음향이득은 출력 음압과 입력 음압의 차이를 말한다. 따라서 음향이득은 80과 40의 차이인 40 dB이다. 입력 음압은 90 dB SPL까지 올리더라도 음향이득이 낮아지지 않고 출력 음압이 130 dB SPL까지 높아진다. 그러나 입력 음압이 90 dB SPL을 초과하고부터는 음향이득이 급격하게 낮아지고 출력 음압도 133 dB SPL을 넘어서지 않는다. [그림 9-8]의 입력 음압과 출력 음압의 관계는 [그림 9-9]처럼 다시 그릴 수 있고, 이 그림을 입출력 특성(input-output function)이라 한다.

[그림 9-9]는 가로축은 입력 음압을, 세로축은 출력 음압을 나타낸다. 그림은 90 dB SPL 입력 음압에 대한 출력 음압이 130 dB SPL이라는 것을 표시한 것이다(동그라미). [그림 9-8]의 입력과 출력 음압의 관계, [그림 9-9]의 입출력 특성을 자세

히 보면 주파수에 대한 정보가 없다. 즉, 특정 주파수에서의 입출력 특성만을 확인한 것이다. 보청기 전기음향특성은 100부터 8,000 Hz 범위를 100 Hz 단위로 확인한다. 이 주파수 정보를 표시하기 위해서는 별도의 좌표 그림이 필요하다.

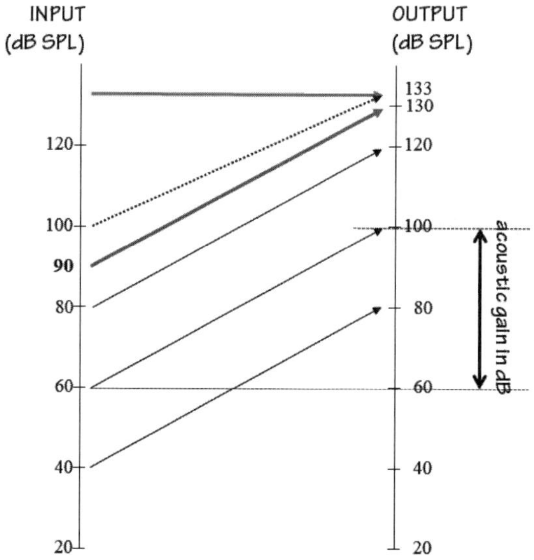

그림 9-8 입력 음압, 출력 음압, 음향이득

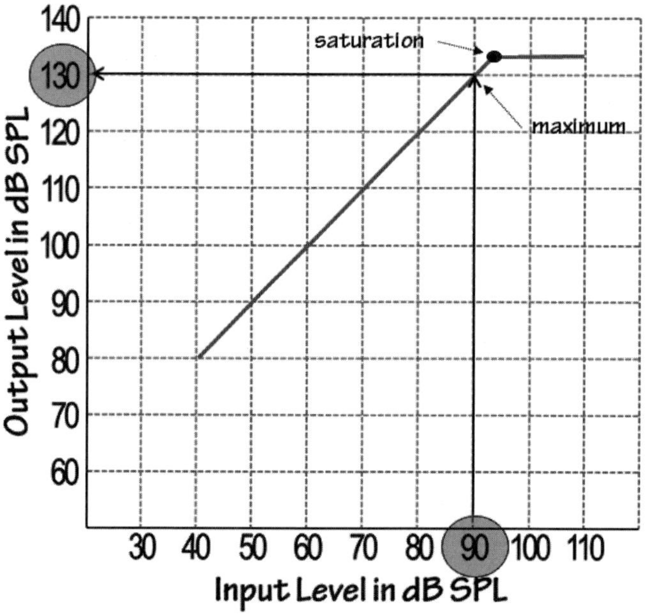

그림 9-9 입출력 특성(input-output function)

주파수를 포함한 전기음향특성은 가로축을 주파수(Hz)로 하고, 세로축을 출력 음압(dB SPL)으로 하는 X-Y 좌표 그림을 사용한다([그림 9-10]).

[그림 9-10]은 보청기 음량을 최대로 두고(왼쪽 상단 'Full on Volume'), 입력 음압을 60, 70, 80, 90, 100 dB SPL로 바꾸면서 주파수마다 출력 음압을 기록한 것이다. 이 곡선을 주파수 반응 곡선(frequency response curve, ANSI S3.22)(basic frequency response, IEC 60118-0)이라 한다. 보청기 성능 평가는 보청기의 전기음향특성을 검사하고, 해석하는 것을 말한다. 전기음향특성은 입력 음압 50부터 90(또는 100) dB SPL까지 10 dB 단위로 올려가며 검사하기도 하고, 50, 60, 90 dB SPL만 검사하기도 한다(ANSI S3.42, IEC 60118-15). 결과는 때로 수치만으로 표기하기도 한다. 전기음향특성은 2 cc 또는 1 cc coupler나 Bruel & Kjaer 4138 또는 Zwislocki simulator를 사용하기도 하는데, 이에 따른 차이를 구분할 수 있도록 무엇을 사용하였는지 반드시 표기해야 한다.

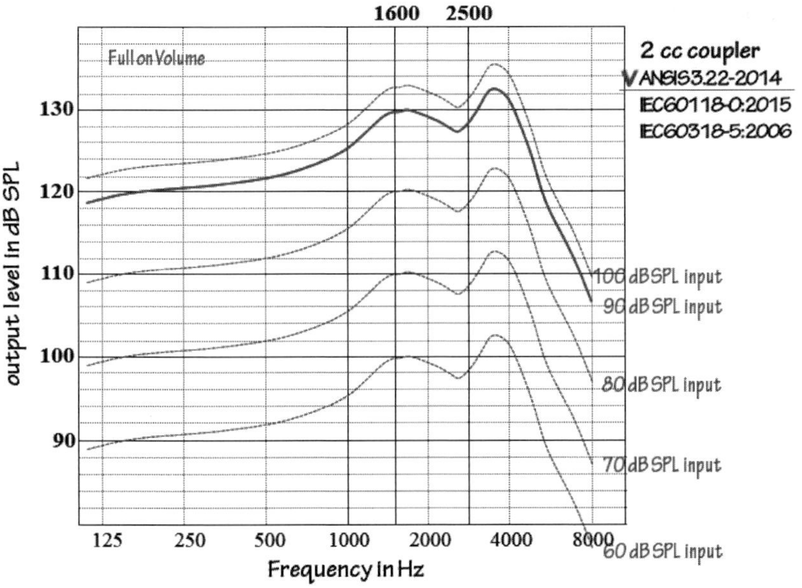

그림 9-10 입력 음압을 달리하여 구한 주파수 반응 곡선

5. 전기음향특성

전기음향특성을 기록하는 좌표 그림은 최대 출력 음압(maximum power output, MPO), 최대 음향이득(full-on gain: FOG), 기준이득(reference test gain: RTG), 주파수 범위(frequency range), 화음왜곡율(total harmonic distortion: THD)(%) 등을 확인할 수 있다. 이외에도 압축비, 압축 역치, 입출력 특성, 압축 작동시간(attack time), 압축 해제시간(release time), 유도 코일 성능, FM 보청기 성능 등의 평가가 가능하다.

1) 최대 출력 음압

최대 출력 음압(Output sound pressure level/ Maximum power output)은 보청기가 낼 수 있는 가장 큰 소리라는 것을 의미한다. 구체적으로 설명하면, 음량 조절기(volume control)를 최대로 두고, 입력 음압을 90 dB SPL로 하였을 때 주파수마다 나타나는 출력 음압을 그린 주파수 반응 곡선이다.

최대 출력 음압은 90 dB SPL 포화음압(saturation sound pressure level: SSPL) 또는 90 dB SPL 최대 출력(maximum power output: MPO) 또는 90 dB SPL 출력 음압(output sound pressure level: OSPL) 등의 용어를 사용하고 있다. 이들 용어는 바로 뒤로 아래 첨자를 사용하여 입력 강도(90 dB SPL)를 표시한다($SSPL_{90}$, MPO_{90}, $OSPL_{90}$). 그러나 [그림 9-10]에서 보는 것처럼 90 dB SPL 입력에서 보청기가 포화되지 않아서 $SSPL_{90}$은 적절하지 않고, 출력 음압도 최대에 도달하지 않을 수 있어서 MPO_{90}도 정확한 표현은 아니다. 이와 비교하면 $OSPL_{90}$이 가장 중립적인 용어이다. 이 책에서는 MPO_{90}과 $OSPL_{90}$을 혼용할 예정이다. 앞의 [그림 9-8, 9-9, 9-10]을 참고하면, 입력 음압 90 dB SPL에서 출력 음압은 130 dB SPL이다. 따라서 MPO_{90} 또는 $OSPL_{90}$은 130 dB SPL이라고 할 수 있다. 여기서 입력 음압을 100 dB SPL로 올리면 출력 음압이 133 dB SPL로 높아져서 입력 음압을 90 dB SPL에서 포화되었다고 말할 수 없다. 출력 음압이 포화되는 최대 강도 이상([그림 9-8~10]의 경우 133 dB SPL)으로 높아지면 출력 파형의 정점이 절단(peak clipping)되어 출력은 더 이상 높아지지 않는다.

보청기 장착 과정에서는 모든 주파수의 최대 출력 음압이 사용자의 불쾌역치를 초과하지 않도록 조절해야 한다.

최대 출력 음압은 주파수마다 다를 수 있어서 이를 반영한 표기가 필요하다. 전기음향특성 평균은 순음청력손실평균(PTAs)과 말소리 이해에 의미 있는 주파수 범위를 고려할 필요가 있다. 그러나 기준으로 사용하는 주파수가 서로 달라서 어떤 주파수를 기준으로 표시해야 하는지를 정할 필요가 있다. 대표성을 갖는 MPO_{90} 또는 $OSPL_{90}$은 1,000 Hz 최대 출력 음압(MPO_{90} @ 1,000 Hz), 1,600 Hz 최대 출력 음압(MPO_{90} @ 1,600 Hz), 정점 최대 출력 음압(peak-MPO_{90}), 어음 주파수 500, 1,000, 2,000 Hz 평균 최대 출력 음압(average-MPO_{90}), 자음 음소 분포 1,000, 1,600, 2,500 Hz의 고주파수 평균 최대 출력 음압(high frequency average-MPO_{90}; HFA-MPO_{90}) 등이다.

계속해서 [그림 9-10]으로 살펴보면, 500, 1,000, 1,600, 2,000, 2,500 Hz에서 각각 122, 125, 130, 129, 128 dB SPL이다. 따라서 MPO_{90} @ 1,000 Hz는 125 dB SPL, MPO_{90} @ 1,600 Hz는 130 dB SPL, peak-MPO_{90}는 133 dB SPL, average-MPO_{90}은 125.3 dB SPL, HFA-MPO_{90}은 127.7 dB SPL로 각각 표기할 수 있다. [그림 9-11]의 경우 MPO_{90} @ 1,000 Hz는 123 dB SPL, MPO_{90} @ 1,600 Hz는 116 dB SPL, peak-MPO_{90}는 123 dB SPL, average-MPO_{90}은 117 dB SPL, HFA-MPO_{90}은 120 dB SPL이다.

2) 최대 음향이득

최대 음향이득(full on gain: FOG)은 보청기가 가장 크게 증폭할 수 있는 정도를 뜻한다. 음량조절기를 최대로 올리고, 입력 음압을 60 dB SPL을 입력하였을 때 주파수마다 보청기가 증폭(음향이득)한 정도를 말한다. 음향이득은 [그림 9-8]에서 미리 말한 것처럼 출력 음압에서 입력 음압을 뺀 값이다.

[그림 9-11]은 보청기 음량을 최대로 두고(Full-on Volume), 입력 음압 60 dB SPL을 주고 주파수마다 출력 음압을 기록한 것이다. 음향이득은 그림의 세로축 오른쪽 좌표의 값을 읽으면 된다. 기술 사양(technical information)에 필요한 정보는 최대 출력 음압과 같은 방식으로 1,000 Hz 최대음향이득(FOG @ 1,000 Hz), 1,600 Hz

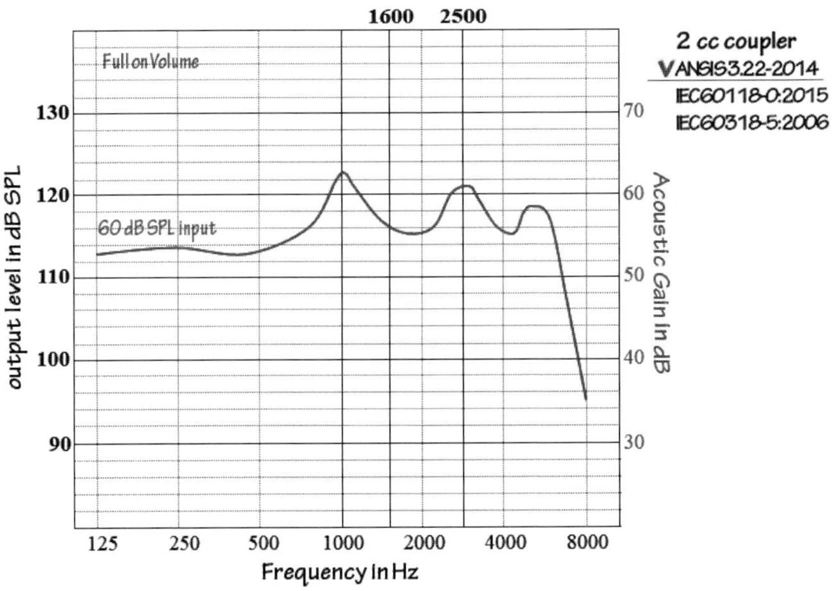

그림 9-11 최대 음향이득

최대 음향이득(FOG @ 1,600 Hz), 정점 최대 음향이득(peak-FOG), 500, 1,000, 2,000 Hz의 평균 최대 음향이득(average-FOG), 1,000, 1,600, 2,500 Hz의 고주파수 평균 최대 음향이득(HFA-FOG) 등을 표기해야 한다. [그림 9-11]의 좌표 값을 보면서 완성하면, 주요 주파수 최대 음향이득은 500, 1,000, 1,600, 2,000, 2,500 Hz 순서로, 각각 53, 63, 56, 55, 61 dB이다. FOG @ 1,000 Hz가 63 dB, FOG @ 1,600 Hz가 56 dB, peak-FOG가 63 dB, average-FOG가 57 dB, HFA-FOG가 60 dB이다.

3) 기준 음향이득

모든 음원 재생장치에는 음량조절기가 있으며, 음원 감상할 때 음량조절기는 최대로 올리지는 않는다. 음량조절기를 최대로 두면 출력에 여유(headroom)가 없고 대부분의 소리가 포화된다. 포화되면 정점이 잘려 나가면서(peak clipping) 왜곡이 심해진다. 이를 피하기 위해서는 음량조절기를 적절한 위치에 두고 사용하는 것이 좋다. 이 위치를 기준으로 환경에 따라 음량을 높이기도, 낮추기도 한다. 음량조절기 위치를 적절한 위치에 놓고, 이 위치에서 구한 음향이득을 기준 음향이득이라고

한다.

음량조절기의 적절한 위치는 1 미터 떨어진 곳에서 들을 수 있는 보통의 평균 말소리의 정점(peak) 최대 강도로 결정한다. 보통 평균 말소리 강도는 실효 평균(root mean square: rms)이 65 dB SPL이고, 정점 최대 강도는 실효 평균보다 12 dB 정도 높다. 따라서 정점 최대 강도는 77 dB SPL이다. 기준 음향이득은 음량조절기를 이와 같은 방식으로 결정한 위치로 두고 구한 주파수 반응 곡선상 좌표의 값을 말한다.

기준 음향이득(reference test gain: RTG)을 구하기 위한 음량조절기 위치는 증폭기가 선형일 때와 비선형(압축)일 때 서로 다르다.

선형 보청기의 경우 HFA-MPO_{90}보다 17 dB 낮게(ANSI S3.22-2014) 하거나 1,600 또는 2,500 Hz의 MPO_{90}보다 15 dB 낮게(IEC 60118-0; 2015) 출력되도록 조절한다.

비선형 보청기의 경우 출력을 압축하고 음량조절기를 낮추면 입력 음압을 90 dB SPL로 하더라도 주파수 반응 곡선이 입력 음압 60 dB SPL (HFA-MPO_{60})에서 기록한 주파수 반응 곡선보다 낮을 수도 있다. 따라서 비선형 보청기의 기준 음향이득은 음량조절기를 최대로 두고, 대신 입력 음압을 50 dB SPL로 낮추어 검사한다. 기준 음향이득은 보청기 조절 과정에서 적정 이득(optimal gain), 목표 이득(targetgain/desire gain) 등으로 이용할 수 있다.

기준 음향이득의 음량조절기 위치는 화음왜곡율, 등가입력잡음(equivalent input noise level), 전지 전류 소비량 등을 검사할 때도 같다.

[그림 9-12]에서 아래 회색 곡선(reference test volume, 60 dB SPL input)은 기준 음향이득 주파수 응답 곡선이다. 주요 주파수 기준 음향이득은 500, 1,000, 1,600, 2,000, 2,500 Hz 순서로, 각각 34, 40, 44, 41, 49 dB이다. 따라서 기술 사양은 1,000 Hz 기준이득(RTG @ 1,000 Hz)이 40 dB, 1,600 Hz 기준이득(RTG @ 1,600 Hz)이 44 dB, 정점 기준이득(peak-RTG)이 49 dB, 500, 1,000, 2,000 Hz의 평균 기준이득(average-RTG)이 38.3 dB, 1,000, 1,600, 2,500 Hz의 고주파수 평균 기준이득(HFA-RTG)이 44.3 dB이 된다.

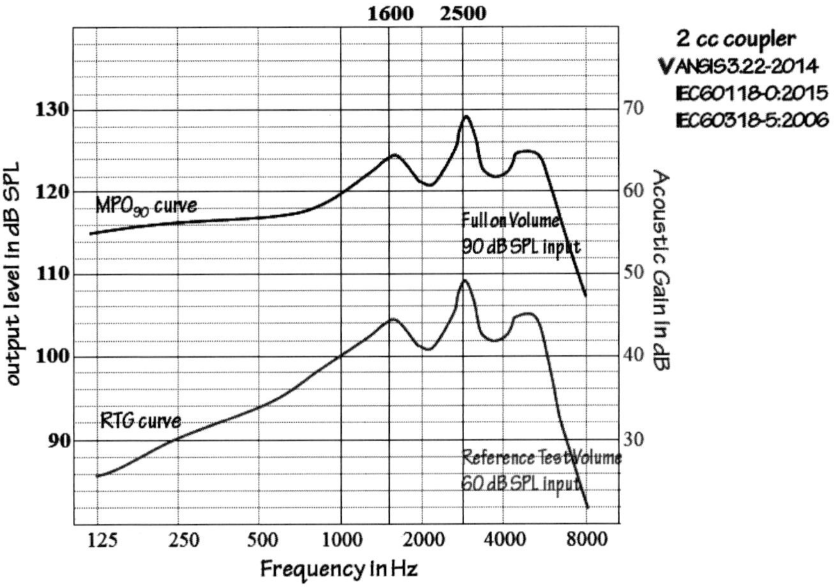

그림 9-12 최대음향이득과 기준음향이득

4) 주파수 범위

주파수 범위는 송화기 민감도, 증폭기 성능, 수화기 출력 한계 등을 고려하여 허용 오차 범위 이내의 왜곡으로 증폭 음을 출력할 수 있는 주파수 대역을 말한다. 주파수 반응 곡선에서 주파수 범위는 한계 저주파수 및 고주파수 사이로, 이 범위가 보청기의 의미 있는 작동 범위로 볼 수 있다. 주파수 범위 결정은 기준이득 곡선을 이용한다. HFA-RTG에서 20 dB을 빼고, 이 값에 맞춰 수평 직선을 긋는다. 이 직선은 HFA-RTG 곡선과 낮은 주파수에서 한 번, 높은 주파수에서 한 번씩, 모두 두 번 교차한다. 이렇게 만나는 두 점, 즉 첫 번째 교차점(낮은 주파수)부터 두 번째 교차점(높은 주파수) 사이가 주파수 범위이다([그림 9-13]).

[그림 9-13]은 기준 음향이득 곡선이다. HFA-RTG는 1,000, 1,600, 2,500 dB 음향이득이 58, 64, 62 dB이므로 평균인 61.3 dB이다. HFA-RTG에서 20을 빼면 41.3 dB이고, 이 Y축 값에 수평한 직선을 그으면, 기준 음향이득 곡선과 만나는 두 점은 132 Hz와 6,122 Hz이다. 따라서 주파수 범위는 132부터 6,122 Hz까지이다.

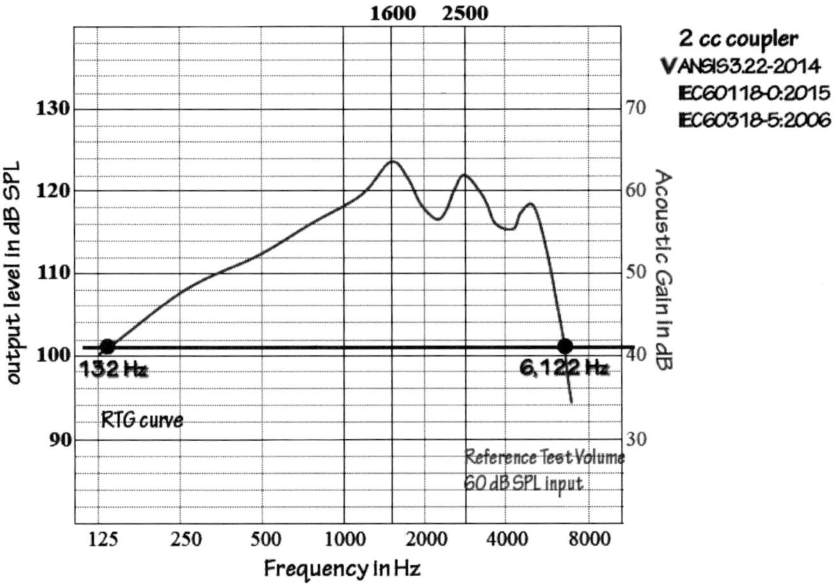

그림 9-13 **주파수 범위**

5) 압축 특성

비선형(압축) 보청기는 입력 음압과 출력 음압의 관계인 압축 특성을 확인해야 한다. 압축 특성은 압축비, 압축 역치, 입출력 특성, 음향이득, 압축 작동시간(attack time), 압축 해제시간(release time) 등을 말한다.

압축비(compression ratio)는 증폭기로 입력되는 소리와 출력되는 소리의 관계를 설명하는 용어이다. 만약, 보청기가 1채널 1밴드이면 압축비는 모든 주파수 범위에서 같다. 그러나 두 개 이상의 채널 또는 밴드이면 두 채널 사이의 경계 주파수(crossover frequency)를 전후하여 달라진다. 일반적으로 압축비는 2,000 Hz에서 입력 음압과 출력 음압의 관계(ANSI, 1982)를 살피는데, 필요하다면 원하는 특정 주파수를 검사할 수 있다. 검사는 순음이나 합성 잡음(composite noise)을 사용하고, 음력 음압 강도는 50부터 90 dB SPL까지 5 dB 단위로 커진다. 결과는 가로축을 입력 음압, 세로축을 출력 음압으로 하는 좌표에 기록한다(ANSI, 1992)([그림 9-15]).

[그림 9-14]는 보청기 음량조절기를 기준 위치에 두고, 입력 음압 40, 50, 55, 60, 70, 80, 90, 100 dB SPL에서 주파수 반응 곡선을 기록한 것이다. 주파수 반응 곡선

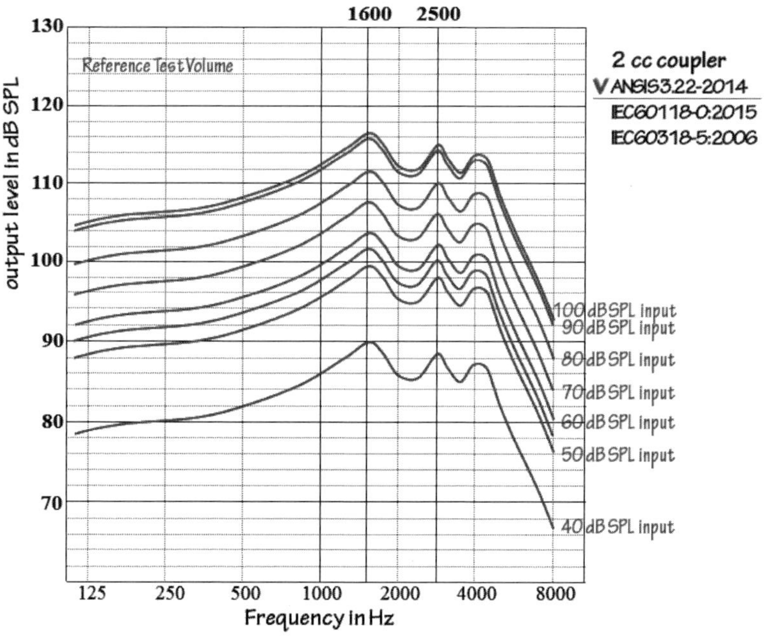

그림 9-14 입력 음압에 따른 주파수 반응 곡선

을 살펴보면, 40과 50 dB SPL 사이의 출력 음압은 입력 음압과 마찬가지로 10 dB의 차이를 보인다. 그러나 50부터 90 dB SPL 사이는 10 dB 올릴 때마다 출력 음압이 4 dB 정도 변하는 것을 볼 수 있다. 이것은 검사한 보청기가 입력 음압 50 dB SPL 이상부터 압축을 시작하는 비선형 보청기라는 것을 의미한다. 이 보청기의 주파수 반응 곡선에서 출력 음압이 가장 높은 1,600 Hz를 두고 살펴보면, 입력 음압은 50부터 90 dB SPL까지 40 dB 높아졌고, 출력 음압은 100부터 116 dB SPL까지 16 dB 상승하였다. 따라서 압축비는 40:16인 2.5:1이 된다.

압축비는 앞서 기술한 것처럼 입출력 특성을 다른 방식으로 기록할 수 있다([그림 9-15]).

[그림 9-15]는 [그림 9-14]에서 확인한 주파수 반응 곡선을 입출력 특성으로 표시한 그림이다. ANSI-1982 기준인 2,000 Hz 대신 출력 음압이 가장 높았던 1,600 Hz의 입출력 특성으로 설명한다. 그림에서 진한 실선인 입출력 특성을 보면, 입력 음압 50 dB SPL 이하에서는 입력과 출력 음압이 비례하는 선형 관계를 보이고, 50부터 90 dB SPL 입력과 출력의 관계가 40:16, 즉 2.5:1로 압축되는 비선형 관계를 보

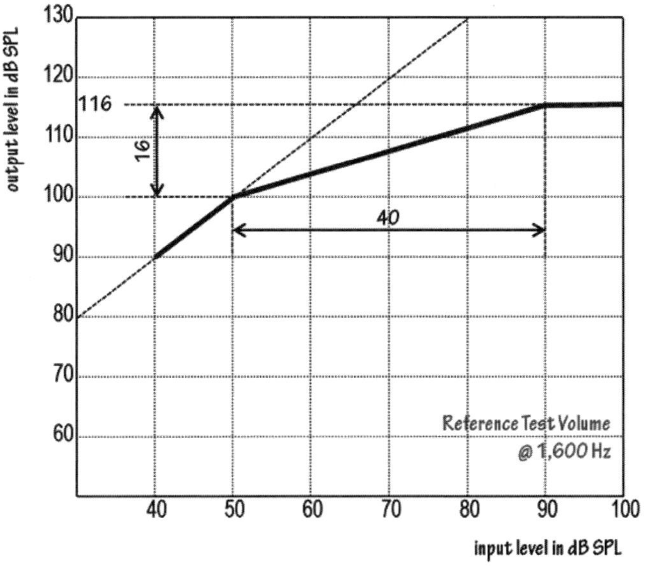

그림 9-15 1,600 Hz에서 입출력 특성

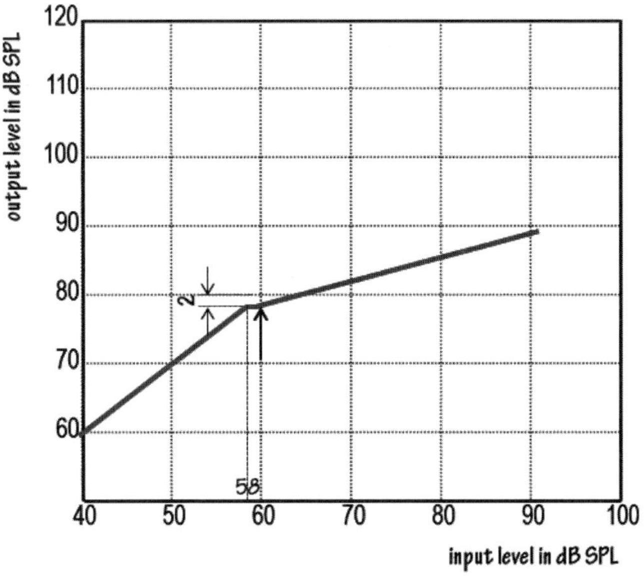

그림 9-16 2,000 Hz 압축 역치

인다. 90 dB SPL 이상에서는 입력 음압을 올려 주더라도 출력 음압은 높아지지 않는다.

비선형 보청기의 음향이득은 압축을 시작하면서부터 줄어든다. [그림 9-15]로 살펴보면, 선형 관계인 입력 음압 50 dB SPL까지는 음향이득이 50 dB을 유지한다. 그러나 입력 음압을 60, 70, 80, 90 dB SPL로 올리면 음향이득은 44, 38, 32, 26 dB로 낮아진다.

압축 역치는 입출력 특성에서 선형 비례 관계가 사라지는 지점으로 그 차이가 2 dB 이상 벌어지는 음 강도를 말한다(IEC 60118.2)([그림 9-16]). 여기서 음 강도(압축 역치)는 증폭기가 입력 음압에 의존해서 압축(iAGC)하면 입력 음압이, 출력 음압에 의존해서 압축(oAGC)하면 출력 음압이 된다.

[그림 9-16]은 입력 음압에 의존해서 압축하는 증폭기의 입출력 특성 곡선이다. 그림에서 비례 관계는 입력 음압을 40부터 58 dB SPL까지 높였을 때 출력 음압도 60부터 78 dB SPL까지 상승하는 구간에서만 확인할 수 있다. 입력 음압 58 dB SPL부터는 출력 음압이 비례하여 높아지지 않는다. 만약 입출력 관계가 비례한다면 입력 음압 60 dB SPL에서 출력 음압은 80 dB SPL로 상승해야 하는데, 78 dB SPL로 2 dB의 차이가 생긴다. 따라서 압축 역치는 출력 변화가 예상보다 2 dB 낮아진 60 dB SPL이 된다.

강음 압축은 70 dB SPL 이상의 출력 음압에서 압축을 시작하며, 압축 역치가 보통 말소리 강도보다 높아서 압축비도 4:1부터 최대 10:1까지로 높다. 가청 범위 압축은 30～55 dB SPL 정도의 입력 음압에서 압축을 시작하며, 압축비는 3～4:1 정도로 낮다.

압축 작동시간(attack time)은 입력 음압을 55부터 90 (또는 80) dB SPL로 변화시켜 출력 음압이 설정한 강도와 오차 범위 2 dB 이내까지 도달하기까지 걸리는 시간(ms)을 말한다(ANSI S3.22, 1996; Kuk, 1996)([그림 9-17]).

압축 해제시간(release time)은 작동시간과 반대로 입력 음압을 90 (또는 80)부터 55 dB SPL까지 낮추어 압축이 중단되어 원래 소리 강도와 오차 범위 2 dB 이내까지 도달하는 데 걸리는 시간이다(ANSI S3.22, 1996; Kuk, 1996)([그림 9-17]).

[그림 9-17]은 출력을 80 dB SPL로 제한한 증폭기의 압축 작동시간과 해제시간을 설명하는 그림이다. 압축 작동시간은 출력 음압이 90 dB SPL까지 상승하였다가

출력 제한 허용 오차 2 dB 이내인 82 dB SPL 정도로 낮아지기까지 걸리는 시간을 말하며, [그림 9-17]에서는 5 ms이다. 압축 해제시간은 출력 음압이 압축이 필요 없을 정도로 다시 낮아졌을 때 원래의 소리인 60 dB SPL의 허용 오차 범위 2 dB 이내인 58 dB SPL로 복귀하는데 걸리는 시간을 말하며, 그림에서는 50 ms이다.

비선형 보청기의 압축 작동시간은 10 ms 이하로 짧게 하는 것이 순간적으로 변하는 충격 소음에 대응에 유리하다. 압축 해제시간은 음절 및 음소 수준의 신호를 처리하기 위해서는 50 ms 이내로 짧게 하는 것이 좋고, 소리 크기의 편안함이나 낮은 왜곡을 고려하면 다소 길게 하는 것이 좋다. 일반적인 압축 해제시간은 강음 압축이 150~350 ms로 길고, 가청 범위 압축이 100~150 ms 이하로 짧은 편이다.

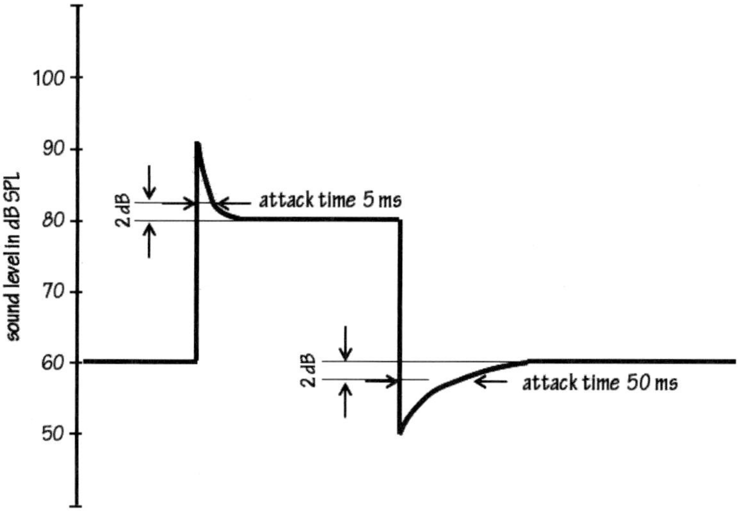

그림 9-17 압축 작동시간과 해제시간

6) 화음 왜곡

화음은 기본음과 배음이 함께 어울려 들리는 소리이다. 배음은 기본음의 정수배에 해당하는 소리이며, 소리가 포화 되거나 크기를 제한하면서 주로 배음에서 왜곡이 발생한다. 왜곡이 크게 발생하는 출력 제한은 정점 절단(peak clipping)이다.

class A 증폭기는 파형에서 마루(crest)의 정점만을 비대칭으로 차단하며 모든 배음에서 왜곡이 발생한다. class B부터 성능이 개선된 증폭기들은 마루와 골(trough)

의 정점을 모두 차단(대칭)하며, 홀수의 배음에서 왜곡이 발생한다.

디지털 신호 처리 보청기는 표본화 정도(sampling rate)가 낮으면 소리 신호 일부를 탈락시켜 왜곡이 발생한 것처럼 나타날 수 있다. 또 배음 중에서는 두 번째와 세 번째에서 가장 크게 나타나서 이들 배음의 왜곡된 정도나 모든 배음의 왜곡 정도를 합하여 비율로 계산한다.

화음왜곡율은 음량조절기를 기준 위치에 두고, 입력 음압 60 또는 70 dB SPL에서 검사하며, 10% 이내로 낮은 것이 좋다. 만약, 출력 제한을 목적으로 정점 절단을 작동하면 왜곡은 심하게 커질 수 있다. 이때 왜곡을 피하려면 압축이나 저항체(damper) 사용 등 가능한 다른 방법으로 출력을 제한하는 것이 좋다. 화음 왜곡율은 dB로 표시하기도 하는데, 이 때 1, 3, 10, 30%는 각각 -40, -30, -20, -10 dB와 같다. 화음 왜곡이 발생하면 보청기가 출력한 말소리 품질이 낮아지고, 인지와 이해에 어려움을 줄 수 있다.

7) 유도 코일 성능

유도 코일(telecoil, audiocoil, induction loop)은 귀걸이형 보청기의 경우 대부분 설치되어 있고, 부피가 큰 외이형(in the ear) 보청기도 설치할 수 있어서 다양한 원격 청취의 이득을 얻을 수 있다. 유도 코일 성능은 유도파 발생장치([그림 9-18])가 만든 유도 자장(magnetic field)을 유도 코일이 수집하여 음압(sound pressure level)으로 출력(유도 자장 출력 음압, sound pressure level inductive: SPLI) 정도로 확인할 수 있다.

보청기 음량조절기는 기준 위치로 하고, 음원 선택 스위치가 있다면 'T'(텔레코일) 모드로 바꾸고 검사한다. 이렇게 검사하여 구한 유도 코일 주파수 반응 곡선은 입력 음압 60 dB SPL로 구한 주파수 반응 검사와 일치하는 것이 좋고, 만약 차이가 있다면 음량조절기로 보상하여 사용하면 된다.

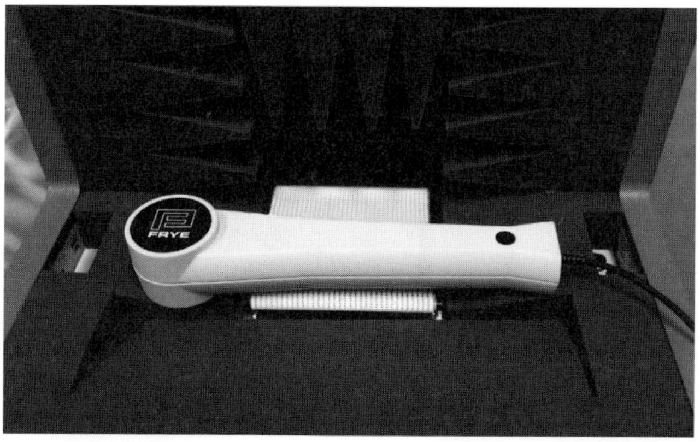

그림 9-18 유도 코일 성능 검사용 유도파 발생장치

8) FM 송수신 성능

개인 휴대용 보청기는 송화기와 증폭기 또는 디지털 신호 처리기, 수화기 등이 대부분 일체형이다. 따라서 화자와의 거리가 멀어질수록 보청기 이득이 급격하게 낮아진다. 이에 비해 FM 보청기는 송화기를 화가 입술 가까이 두고 사용하며, 송화기와 보청기 사이를 라디오 주파수 중 하나인 FM으로 전송하므로 자유롭게 이동하면서도 화자의 말소리를 또렷하게 들을 수 있는 장점이 있다. 따라서 FM 보청기 성능 검사는 이러한 특성을 반영하여 검사하는 것이 중요하다.

FM 송수신 성능은 [그림 9-19]와 같은 방법으로 시행한다.

입력 음원은 어음을 사용하고, 어음을 사용할 수 없다면 어음 잡음을 사용할 수 있다. 어음 잡음을 사용하는 경우 잡음 감소(adaptive noise cancellation) 기능을 꺼야 한다.

입력 음압은 송신기 사용자의 입술과 송화기 거리가 단축되므로 개인 휴대용 보청기 입력 음압보다 10 dB 높게 한다. 만약, 음원을 보청기 송화기와 FM을 동시에 선택하였다면 FM 발신기(transmitter)의 송화기 입력 강도가 개인 휴대용 보청기의 송화기보다 10 dB 높아야 한다.

[그림 9-19]는 FM 보청기 송수신 성능 평가를 위한 송신기와 수신기 배치 장면이다.

그림에서 윗부분 왼쪽부터 FM 송신기, FM 무선 전파, FM 수신기(보청기)이고,

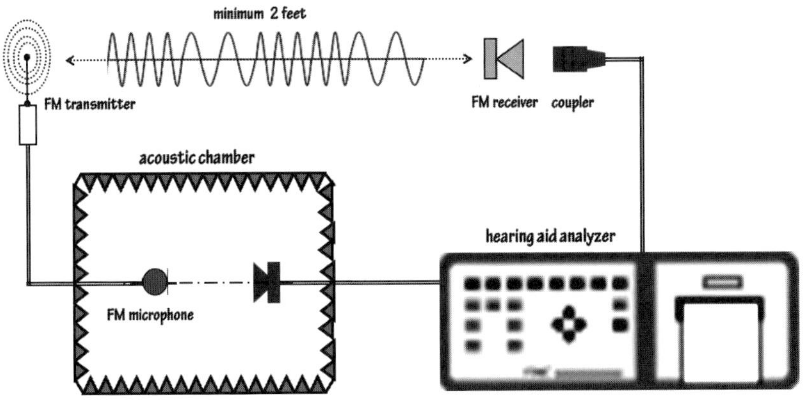

그림 9-19 FM 보청기 송수신 성능

아랫부분 왼쪽이 방음상자, 오른쪽이 보청기 성능 검사기 본체이다.

FM 송신기에 달린 송화기는 방음 상자 내부에 넣어야 하고, FM 송신기와 수신기는 1 미터 정도 거리를 두고 검사한다.

6. 마네킹 전기음향특성

마네킹([그림 9-20]의 왼쪽)은 1950년 평균 28세 남자 4,000명과 평균 20세 여자 852명의 체격을 기준으로 만든 상반신 모형이다. 최근 사용하는 마네킹은 1975년

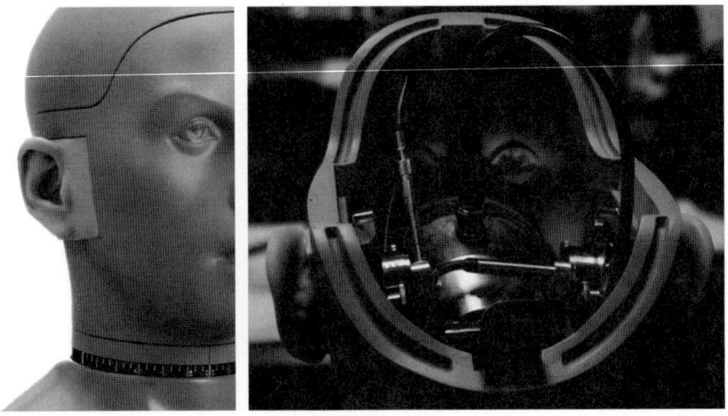

그림 9-20 음향측정용 마네킹(Knowles electronics manikin for acoustic research: KEMAR)

Burkard와 Sachs가 성인 체형 치수를 기준으로 제작하였다(Burkhar & Sachs, 1975).

음향측정용 마네킹(Knowles electronics manikin for acoustic research: KEMAR)은 성인 체형을 고려하여 만든 마네킹에 ear simulator를 장착한 것([그림 9-20]의 오른쪽)이다. KEMAR는 머리, 상반신, 외이 등의 공명 및 상호작용에 의한 음향 특성 변화를 반영한 보청기 성능을 분석할 수 있다. KEMAR 보청기 성능은 무향실(anechoic room)에서 진행하며, 사용자가 실지로 보청기를 착용하였을 때 전기음향 특성을 예상할 수 있다.

마네킹은 스피커와 적어도 1 미터의 거리를 두어야 하고, 스피커가 출력한 소리를 간섭하는 방해물은 전, 후, 좌, 후 및 상, 하방 모두 제거해야 한다.

KEMAR 보청기 성능은 커플러 전기음향 검사 지표 모두 사용하여 확인하며, 결과는 보청기 성능이나 제원 확인, 기술 개발, 기술 향상 관련 연구, 사용(후보) 기종 선택과 사전 상담 등에 사용할 수 있다.

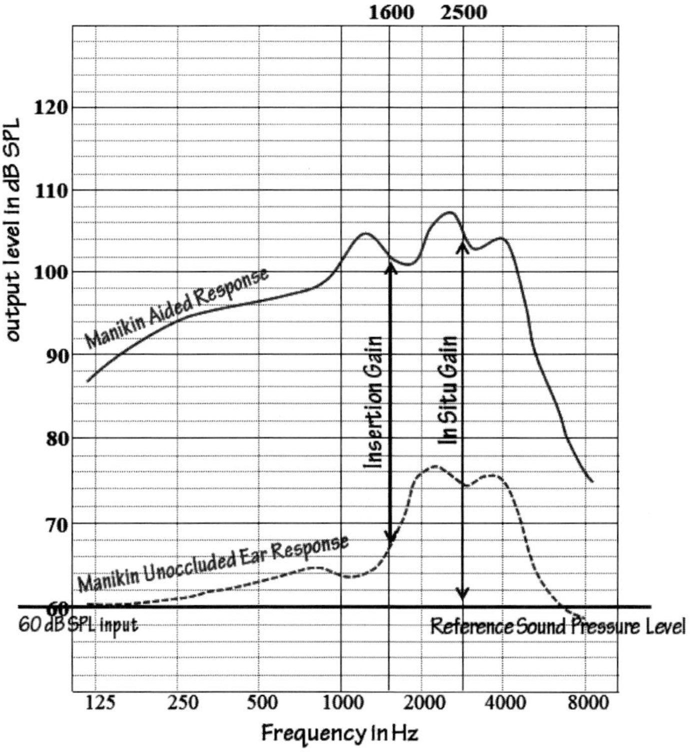

그림 9-21 마네킹 전기음향특성

마네킹 전기음향특성은 이 장의 '3 검사 준비'에서 설명한 것처럼 먼저, 송화기 보정(calibration)을 위하여 기준 음압(reference sound pressure level)을 구한다. 이 때 기준 음압은 간섭을 최소화하기 위하여 마네킹을 설치하지 않고 측정 위치(field reference point)에 송화기만을 두고 검사한다(대체법, substitution method).

다음으로 KEMAR는 스피커를 정면에서 마주 볼 수 있도록 수평 높이에 배치(입사각 0°)한다. 맨귀 공명 이득을 검사하여(마네킹 공명 이득), 외이 공명과 머리, 목, 몸통의 간섭에 의한 영향을 확인한다([그림 9-21]에서 manikin unoccluded ear response). 이 값은 보청기 삽입 이득을 계산할 때 기준으로 사용한다.

이제 마네킹에 보청기를 착용하고 검사한다. 검사를 위해서 보청기를 켜고, 음량 조절기를 기준위치로 둔 후, 출력 음압(마네킹 증폭 이득)을 기록한다([그림 9-21]에서 manikin aided response).

입력 음압, KEMAR 외이 공명 반응, KEMAR 증폭 반응을 이용하여 실질 이득(in situ gain)([그림 9-21]에서 In Situ Gain)과 삽입 이득(insertion gain)([그림 9-21]에서 insertion gain)을 각각 구한다.

실질 이득은 입력 음압과 KEMAR 증폭 반응의 차이이며, 삽입 이득은 KEMAR 외이 공명 반응과 KEMAR 증폭 반응의 차이이다.

이 외의 보청기 성능 검사 지표는 커플러 전기음향특성과 같다.

/ 제10장 /

실이 계측

1. 실이 계측 준비

실이 계측(Real Ear Measurement: REM)은 머리와 이개의 회절, 외이도의 공명으로 생기는 3,000 Hz 범위의 20 dB 정도의 이득을 실측하면서 시작하였으며(Filler, Ross, & Weiner, 1945; Weiner & Ross, 1946)([그림 10-1]), 보청기 조절과 장착 과정에서 실이 계측을 적극적으로 적용한 것은 1980년대부터이다. 실이 계측은 보청기의 전반적인 성능, 조절에 따른 음향 특성 변화, 음량조절기 상태, 소음 감소, 지향성 송화기, 텔레코일 성능, 성과 평가, 검증 등에 매우 유용하게 적용할 수 있다.

실이 계측은 특히 과도한 증폭을 막고, 더 풍부한 소리를 들을 수 있도록 도움을 주며, 강한 소리 노출을 최소화할 수 있고, 생활 속에서 냉장고나 온풍기 소리에 불편을 느끼지 않도록 조절할 수 있고, 조절 상태의 유지, 음향 특성 및 음량조절기의 조절 여유(headroom), 제조사 기술 사양과 교차 검증 등이 가능한 장점이 있다.

실이 계측은 가장 인간 중심적인 청각재활 기술 중 하나로 볼 수 있으며, 보청기 장착과 조절은 반드시 실이 계측과 함께 진행해야 한다.

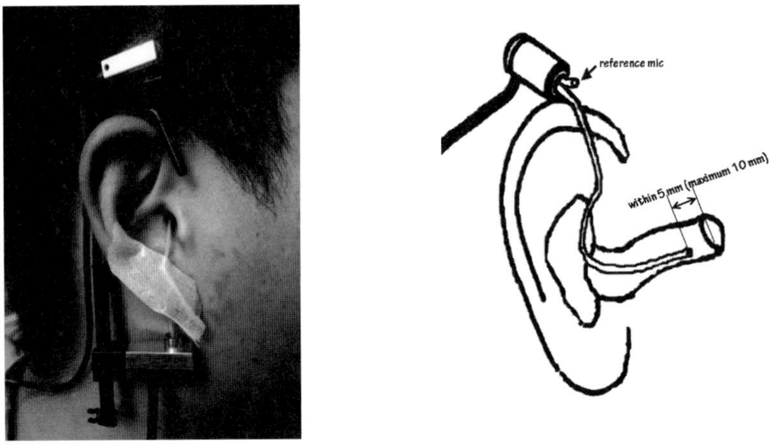

그림 10-1 **실이 계측에서 기준(이개 위쪽) 및 계측(이개 아래쪽) 송화기의 착용**

실이 계측은 마네킹 전기음향특성 검사처럼 무향실에서 시행하지 않는다. 소음이 적은 실내에서 진행할 수 있으며, 필요하다면 방음실에서 진행할 수 있다.

공간은 사용(후보)자와 스피커 거리, 스피커와 벽 사이 거리 등을 기준으로 결정하면 된다. 실이 계측에서 보청기 사용(후보)자의 위치는 기준점(field reference point)이라 하며, 기준점에서 스피커까지의 거리(working distance)는 50 cm 전후 최대 1 미터 이내이다. 피검자와 가까운 벽 및 스피커와 가까운 벽 사이는 working distance 두 배 정도가 좋다.

검사를 위해서는 송화기 보정이 필요하다. 송화기 보정은 KEMAR처럼 대체법(substitution method, 9장 참고)을 사용하지 않는다. 대신 이개를 중심으로 기준 송화기와 계측 송화기를 배치하여 스피커 출력 음압을 감시한다(비교법, comparison method-modified pressure method)([그림 10-1～2]). 이때 계측 송화기는 탐침관을 연결하고 음압을 확인한다(Hawkins & Mueller, 1992; Ickes, Hawkins, & Cooper, 1991; Preves & Sullivan, 1987).

보청기 사용자가 도음관만을 사용하거나 환기구 직경이 크면 보청기에서 낸 소리가 외이도나 환기구를 타고 밖으로 나올 수 있다. 이 소리는 기준 송화기에 영향을 주고(Lantz, Jensen, Haastrup, & Olsen, 2007), 이로써 실이 계측 결과가 달라질 수 있다. 특히 개방 장착(open fit)에서 이러한 문제가 흔하며, 이를 예방하기 위해서는 보정을 마친 후, 기준 송화기를 끄거나 반대쪽 귀에 두는 것이 좋다.

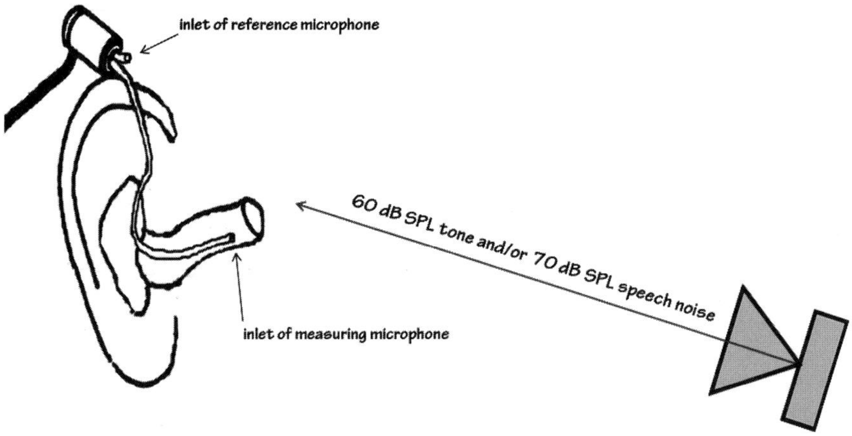

그림 10-2 실이 계측에서 기준 및 계측 송화기 보정

송화기 입사각은 KEMAR와 달리한다. 수직 입사각은 청자의 귀 높이와 화자의 입술 높이를 고려하여 스피커가 약간 낮게 배치한다. 수평 입사각은 청자의 정면으로부터 0° 또는 45°가 되도록 배치한다(Mueller, 1992)([그림 10-2]). 수평 입사각은 장비에 따라 고정 입사각(0°)을 사용하는 경우도 있으므로 사용설명서를 참고해야 한다.

지향성(방향성) 송화기는 두개 관련 전달 특성(head related transfer function; HRTF)이 입사각에 크게 영향을 받는다. 따라서 지향성 송화기 입사각은 수직 입사각 변별(약 3°), 최소 청취각(minimum audible angle: MAA, smallest angular difference)(약 1∼2°), 일관 혼동 영역(concurrent minimal audible angle: CMAA, cone of confusion, zone of ambiguity), 최소 청취 이동각(minimal audible movement angle: MAMA) 등을 고려하여 결정한다(Heo, Choi, & Kang, 2006; Perrott & Saberi, 1990; Saberi & Perrott, 1990).

탐침관(probe tube)은 외이도 안쪽 음압을 측정하기 위해 사용하는 실리콘 재질의 얇은 관으로 공명이 발생한다. 탐침관 공명이 결과에 영향을 주는 것을 막기 위해서 앞서 기술한 것처럼 계측 송화기에 탐침관을 연결한 후 보정하는 것을 기억해야 한다.

탐침관은 외이도를 육안이나 비디오 이경 등으로 이물 확인(Tecca, 1994)과 외이도 길이를 예측한 후 외이도 내부로 삽입한다.

외이도는 한쪽이 닫힌 공명관으로 Helmholtz 공명에 영향을 받아 standing wave가 생길 수 있다. 이를 예방하기 위해서는 탐침관 끝은 외이도 안쪽 고막에 최대한 가까이 삽입하는 것이 좋으며, 고막에 5 mm 정도 가까이 놓으면 검사주파수 6,000~8,000 Hz 대역에서 오차 범위가 ±2 dB 이내로 줄어든다(Dirks & Kincaid, 1987). 그러나 검사주파수를 6,000 Hz보다 낮게 하거나 오차 범위를 ±2 dB보다 더 크게 탐침관 끝이 고막에서 더 떨어져도 된다. 만약 주파수 범위를 4,000 Hz까지로 하고 오차 범위를 5 dB 정도로 하면 탐침관 끝은 고막으로부터 13 mm 이내이면 충분하다. 이와 반대로 주파수 범위를 높이고 오차 범위를 줄인다면 탐침관은 고막에 더욱 가까이 삽입해야 한다.

탐침관 적정 삽입 깊이는 고막으로부터 5 mm 이내이며([그림 10-1]의 오른쪽), 삽입 후 보청기(귀꽂이)를 장착해야 한다. 성인의 외이도 길이는 25 mm 정도이다. 여기에 주간절흔(intertragal notch)부터 이개강 안쪽 외이도 입구까지 거리 10 mm 정도를 추가하면 주간절흔부터 고막까지는 35 mm 정도이다. 따라서 탐침관은 주간절흔으로부터 25~30 mm 정도를 삽입하면 탐침관 끝이 고막 5~10 mm 가까이 도달한다. 보청기 사용자의 경우 탐침관 끝을 보청기(귀꽂이)보다 5 mm 정도 길게 넣기도 한다. 그러나 어떠한 경우라도 육안이나 비디오 이경으로 깊이를 확인하고 길이를 예측한 후, 상태를 감시하면서 삽입하는 것을 습관화해야 한다. 탐침관을 삽입한 후, 보청기 장착 과정에서는 탐침관이 안쪽으로 밀려 들어 가지 않게 주의해야 한다. 특히 비노출 외이도형 보청기는 더욱 주의가 필요하다.

실이 계측용 음원은 순음, 어음, 순간 마찰음(click), 진폭 변조음(warble tone), 어음 잡음(speech noise), 광역 잡음(broad band noise), 대역 잡음(narrow band noise), 합성잡음(composite noise), 외부 음원 등 다양하다. 이들 음원은 검사 목적에 따라 다르게 선택할 수 있다.

순음은 100부터 8,000 Hz 범위를 100 Hz 단위로 전기음향특성을 확인할 수 있으나 이미 언급한 것처럼 고주파수 대역에서 standing wave 우려가 있다. click 음은 주기가 수백 μs 정도로 매우 짧아 보정이 어렵고, 수화기(transducer) 성능에 영향을 받아 사용에 제한이 따른다. 여러 가지 잡음은 말소리 스펙트럼에 대한 가상 실험 효과를 얻을 수 있다.

실이 계측은 커플러 전기음향특성 검사와 달리 사용(후보)자의 청각을 직접 자극

한다. 따라서 실이 계측은 사용(후보)자 안전을 최우선으로 하는 체계적이고 과학적인 접근 및 세심한 주의가 필요하다. 안전은 탐침관 삽입, 보청기 장착 직전 출력 음압과 음향이득의 조절, 조절한 내용의 전기음향특성 확인 등을 절차에 따라 시행해야 한다. 이러한 절차는 과학적 근거를 기반으로 하고, 수행 내용은 다시 확인하고 검증해야 한다. 실이 계측은 검사 진행 중에도 최대 출력 음압이나 목표 이득 등을 기억하면서 자가 감시하는 습관을 가져야 한다.

2. 실이 계측

실이 계측 입력 강도는 작은 말소리(50～55 dB SPL), 보통의 평균 크기 말소리(60～65 dB SPL), 큰 말소리(70～80 dB SPL) 크기를 고려하여 결정한다. 이때 최소 입력 음압은 검사실 잡음보다 높아야 하고, 어떠한 입력 음압에서도 출력 음압이 사용(후보)자의 불쾌역치를 초과하지 않도록 사전에 제한하는 것을 반드시 기억해야 한다.

실이 계측은 외이도 공명 응답(real ear unaided response: REUR), 폐쇄 외이도 응답(real ear occluded response: REOR), 실이 증폭 응답(real ear aided response: REAR), 실이 포화 응답(real ear saturation response: RESR) 등을 기록한다. REUR, REOR, REAR, RESR 등은 dB SPL 단위로 출력 음압을 표시한다.

실이 계측에서 음향이득은 외이도 공명 이득(real ear unaided gain: REUG), 폐쇄 외이도 이득(real ear occluded gain: REOG), 실이 증폭 이득(real ear aided gain: REAG) 등의 용어를 사용한다. REUG, REOG, REAG 등은 REUR, REOR, REAR에서 각각 해당하는 지표 값과의 차이를 dB로 표시한다. 실이 삽입 이득(real ear insertion gain: REIG)은 두개 관련 전달 특성(head related transfer function: HRTF)을 뺀 보청기만의 음향이득(dB)을 표현한다. 실이 커플러 차이(real ear to coupler difference: RECD)는 실이와 커플러의 차이를 dB로 표시한다.

보청기 선택 및 조절 과정에서 음향이득은 공식(formula)에 따라 REAG를 사용하기도 하고, REIG를 사용하기도 한다.

1) 외이도 공명 응답

외이도 공명 응답(real ear unaided response: REUR)은 음장으로 소리를 주면서, 밀폐하지 않은 외이도 내부에서 기록한 주파수 응답 곡선을 말하며(ANSI S3.46-1997), REUR은 음장의 소리가 외이도 내부로 진입하면서 머리, 몸통의 간섭과 이개, 이개강, 외이도의 공명의 영향을 받아 생긴 변화를 반영한 결과이다([그림 10-3]).

[그림 10-3]은 REUR을 설명하는 그림이다. 그림에서 가로축은 주파수를, 세로축은 실이에서 측정한 출력 음압을 의미한다. 좌표에서 곡선(검정 실선)은 60 dB SPL의 입력 음압에 대한 주파수마다 반응을 나타내는 것이다. 주파수 반응 곡선에서 200 Hz 부근 저주파수출력음압은 입력 음압과 비슷한 수준이나 주파수가 높아지면서 높아진다. 출력 음압은 2~6 kHz 부근에서 80 dB SPL 정도의 최대 정점(a)과 어깨(b)를 보인 후 급격하게 낮아지는 양상이다. 여기서 a와 b의 가로축 값은 공명주파수에 해당하며, 세로축의 출력 음압에서 입력 음압을 뺀 값이 마찬가지로 각 점의 공명이득이다. 공명주파수는 a가 2,500 Hz, b가 4,900 Hz이고, 공명 이득은 a가 22 dB, b가 17 dB이다.

외이도 공명 이득(real ear unaided gain: REUG)은 밀폐하지 않은 외이도에서 측정한 출력 음압(REUR)과 음장의 스피커에서 출력한 음압(입력 음압)의 주파수별 차이를 말한다(ANSI S3.46-1997)([그림 10-3]).

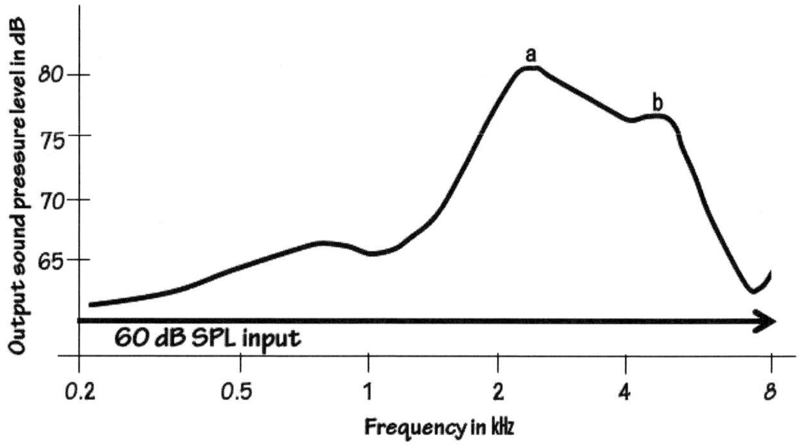

그림 10-3 외이도 공명 응답(real ear unaided response: REUR)

[그림 10-3]의 곡선에서 출력 음압은 a가 82 dB SPL, b가 77 dB SPL이며, 입력 음압이 60 dB SPL이다. REUG는 이들 차이이므로 a가 22 dB, b가 17 dB이다. 다른 주파수의 REUG도 마찬가지 방법으로 구한다. 여기서 a와 b 값은 REUR에서 설명한 것처럼 외이(external ear effect)에서 생긴 공명이득이며, 음장-외이도 음향전달 특성(free field to eardrum transfer function)이라고도 한다.

외이도 공명은 입사각이 0°일 때 2,619 Hz에서 13.2 dB, 입사각이 45°일 때 2,613.8 Hz에서 12.3 dB(Heo, 2012), 2,700 Hz 부근에서 17 dB(Mueller, 1992) 정도이고, 이개강 공명은 공명 주파수는 4,000 Hz이고 공명 이득은 입사각이 0°일 때 12.2 dB, 입사각이 45°일 때 12.3 dB(Heo, Lee, Jeon, & Kim, 2010), 4,000~5,000 Hz 사이에서 12~14 dB(Mueller, 1992) 정도이다. 음장-외이도 음향전달 특성은 당연히 말소리에도 영향을 미친다(Heo & Kang, 2017; Heo, Kang, & Kim, 2018; Heo, Kang, & Ko, 2017; Heo & Kim, 2018; Kang & Heo, 2019).

REUR과 REUG는 REIG 결정의 기준이 되며, 목표 REIG와 2 cc 커플러 이득의 비교, desired sensation level (DSL) 처방법에서 dB HL과 dB SPL 변환, 그리고 고막 천공이나 중이염에 의한 음향 전달 특성(Kang et al., 2002) 등을 확인할 수 있다.

2) 폐쇄 외이도 응답

폐쇄 외이도 응답(real ear occluded response: REOR)은 보청기를 외이도에 착용하였지만 전원 스위치를 끈 상태로 음장에서 소리를 들려주면서 외이도 내부에서 주파수마다 반응을 기록한 곡선이다(ANSI S3.46-1997)([그림 6-10], [그림 10-4]). REOR은 환기구 공명과 환기구에 의한 저음역 음압 억제 효과(Kim & Heo, 2016), 자성강청 등 사용 중 느끼는 불편의 원인을 탐색하고 해결하는 데 사용할 수 있다.

[그림 10-4]는 REOR을 설명하는 그림이다([그림 6-10]). 외이도가 막혀 있어서 REOR은 REUR보다 낮게 관찰된다. 전체적인 변화를 살펴보면, 500 Hz 정도까지 REOR은 REUR과 비슷한 추이를 나타낸다. 그러나 주파수가 이보다 높아지면 출력 음압은 빠르게 낮아진다.

외이도 폐쇄는 음장의 소리가 외이도 내부로 진입하는 것을 방해한다. 이때 손실 정도는 소리의 파장에 의존한다. 파장은 주파수가 낮을수록 길어지며, 파장이 소

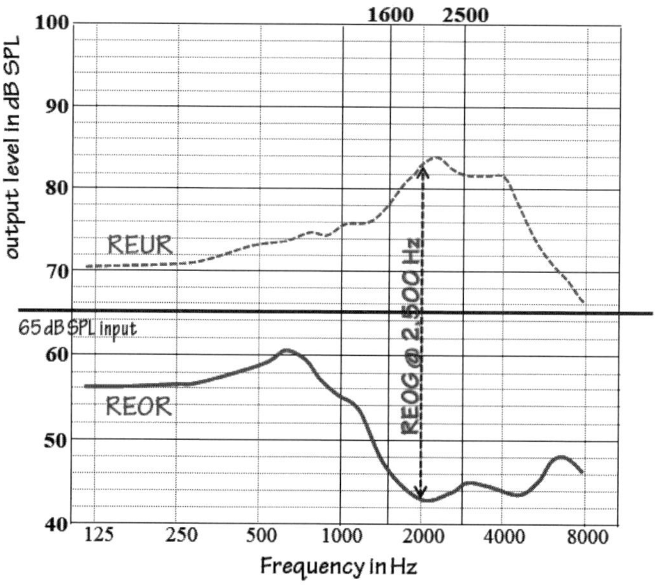

그림 10-4 폐쇄 외이도 응답(real ear occluded response: REOR)

리 진행을 막는 벽의 두께보다 길면 소리는 통과한다. 저주파수 대역 REOR 반응이 REUR과 비슷한 양상을 보이는 것은 이와 관련이 있다. 반대로 파장은 주파수가 높을수록 짧아지며, 소리 파장이 진행을 막는 벽의 두께보다 짧아지면 소리는 통과하지 못하고 사라진다. 고주파수 대역의 REOR 반응이 REUR보다 현저하게 낮아지는 것은 이와 관련된다.

폐쇄 외이도 이득(real ear occluded gain: REOG)은 음장의 스피커에서 출력한 음압과 보청기를 착용하고 전원 스위치를 켜지 않은 상태로 구한 외이도 내부 음압의 주파수마다 차이를 말한다(ANSI S3.46-1997)([그림 6-10], [그림 10-4]).

[그림 10-4]에서 REUR과 REOR, 그리고 REOG를 설명하는 그림이다([그림 6-10]). 2,500 Hz를 살펴보면, REUR이 83 dB SPL이고, REOR이 43 dB SPL이므로 REOG는 이 두 값이 차이인 40 dB이 된다.

3) 실이 증폭 응답

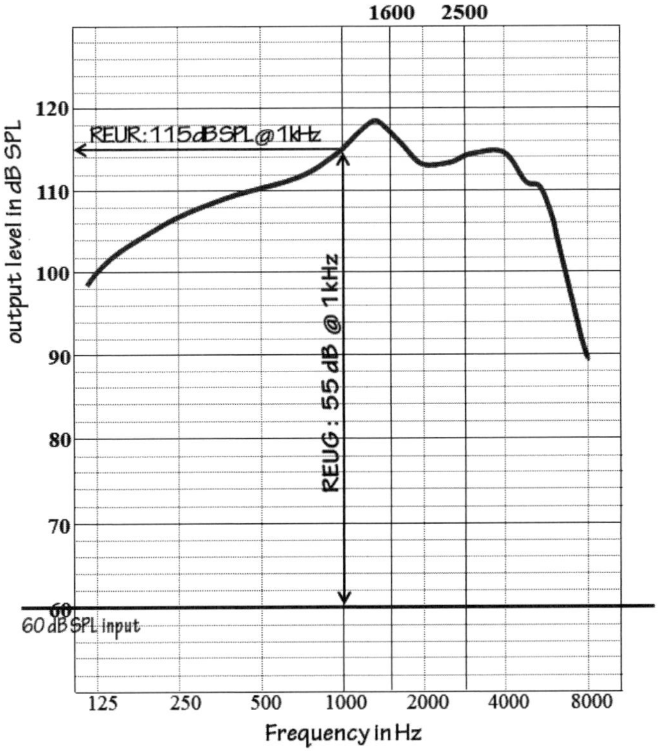

그림 10-5 실이 증폭 응답(real ear aided response; REAR)과 실이 증폭 이득(real ear aided gain: REAG)

실이 증폭 응답(real ear aided response: REAR)은 보청기를 켠 상태로 음장에서 소리를 들려주면서 주파수마다 외이도 내부의 음압을 탐침관으로 기록한 것이다(ANSI S3.46-1997)([그림 10-5]). [그림 10-5]에서 1,000, 1,600, 2,500 Hz의 REAR은 각각 115, 117, 114 dB SPL이다.

실이 증폭 이득(real ear aided gain: REAG)은 보청기를 켜고 음장의 기준 지점과 외이도 내부 특정 지점에서 측정한 주파수마다 음압의 차이를 말한다(ANSI S3.46-1997). REAG는 주파수마다 REAR에서 입력 음압을 뺀 값이며, KEMAR 전기음향 특성의 실질 이득(In situ gain)과 같은 개념이다. 마찬가지로 [그림 10-5]에서 1,000, 1,600, 2,500 Hz의 REAG는 각각 55, 57, 54 dB이다.

REAR이나 REAG는 보청기가 갖는 실제 이득인 ERIG 계산을 위해 필요하다. 그러나 무엇보다 입력 강도마다 음향이득을 달리하는 DSR법이 잘 적용되었는지 검증할 수 있고, 역치상 강도에 대한 주관적 크기 균형을 확인할 수 있다.

4) 실이 포화 응답

실이 포화 응답(real ear saturation response: RESR)은 보청기를 착용한 상태에서 음량조절기를 최대로 두고, 충분히 강한 입력 강도에 대한 외이도 내부에서의 주파수마다 출력 음압을 말한다([그림 10-6]). 여기서 충분히 강한 음압에 대한 정확한 기준은 없으나 대개는 80 또는 90 dB SPL을 사용한다.

[그림 10-6]에서 1,000, 1,600, 2,000, 2,500 Hz의 REAR은 각각 127, 128, 126, 126 dB SPL 정도이며, 정점(peak RESR)은 1,000과 1,600 Hz 사이에서 126 dB SPL 정도이다.

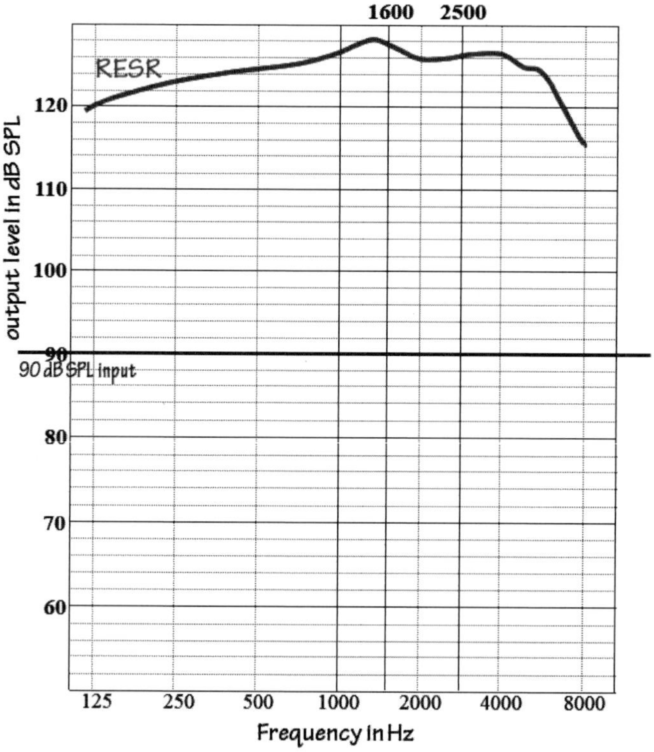

그림 10-6 실이 포화 응답(real ear saturation response: REAR)

RESR은 보청기를 사용하고 있는 동안 보청기가 어느 정도 출력의 여유(headroom) 갖는지와 불쾌역치 도달 여부를 예측할 수 있다. RESR은 사용(후보)자에게 착용시키기 직전에 불쾌역치를 확인하고, 커플러 검사로 출력 음압을 감시해야 한다. 이때 출력 음압은 실이 커플러 차이(real ear to coupler difference: RECD)를 반영해야 한다. RESR은 와우 미세구조(microstructure)의 기능 차이에 따른 불쾌 강도까지 반영할 수 있어야 한다. 이를 위해서는 자극을 순음이나 변조 순음(warble tone)을 사용하는 것이 좋다.

5) 실이 삽입 이득

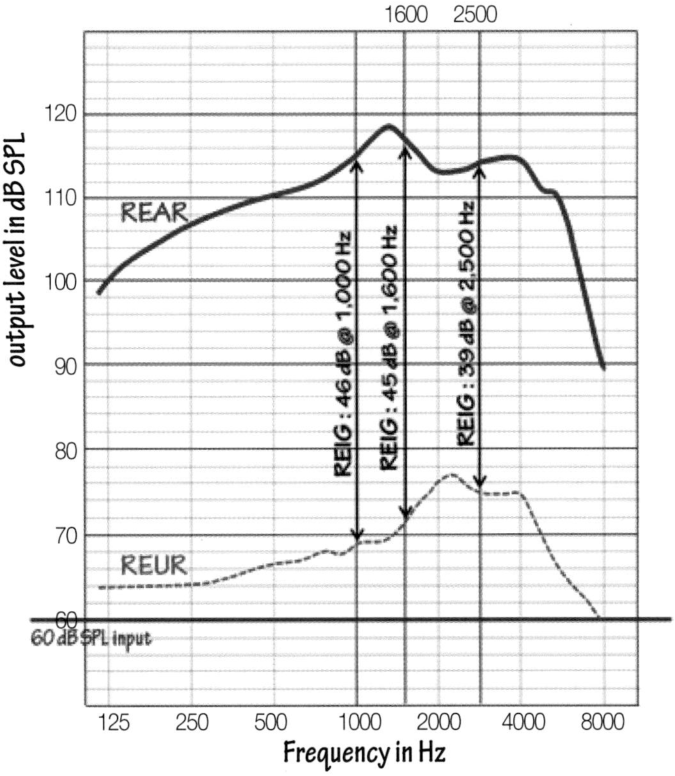

그림 10-7 실이 삽입 이득(real ear insertion gain: REIG)

실이 삽입 이득(real ear insertion gain: REIG)은 같은 조건에서 시행하여 구한 REAG와 REUG의 주파수마다 차이를 말한다(ANSI S3.46-1997)([그림 10-7]). 따라서 REIG는 보청기를 착용하였을 때와 그렇지 않았을 때의 외이도 내부 음압의 차이를 의미하며, 순수하게 보청기를 통해서만 얻을 수 있는 음향이득이라고 할 수 있다.

REIG 측정 오차는 500 Hz에서 1.5 dB 정도, 3,000～4,000 Hz 대역에서 3.2 dB 정도(최대 3,000 Hz에서 7 dB)까지 커질 수 있으며, 오차 발생은 외이도 내부에서 standing wave 발생, 가늘고 얇은 탐침관의 이동 등이 그 원인이다(Rhornton, Bell, Goodsell, & Whiles, 1987). [그림 10-7]에서 1,000, 1,600, 2,500 Hz의 REIG는 각각 46, 45, 39 dB이다.

REIG는 REAG과 함께 보청기의 음향이득과 출력 음압을 결정하는 지표로 사용한다. 호주 국립음향연구소(National Acoustic Laboratory: NAL)의 NAL revision과 Fig. 6법 등은 보청기 이득을 REIG를 기준으로 사용한다.

6) 실이 커플러 차이

실이 커플러 차이(real ear to coupler difference: RECD)는 동일한 조건에서 커플러로 구한 주파수 반응 곡선과 실이 계측 사이의 차이를 말한다([그림 10-8]).

커플러는 아주 딱딱한 금속으로 만든 2 cc 부피(용적, volume)의 원주관이다. 사람의 외이는 외이도 벽, 고막, 중이강 등의 음향 저항이 매우 달라서 역동적인 음향 전달 특성을 갖는다. 이와 함께 사람의 외이도 용적은 2 cc 커플러보다 작아서 주파수 반응은 실이가 높다. 외이도 용적은 나이나 성별에 따라서도 차이가 있는데, 나이가 어릴수록 작고 남자보다 여자가 작아서 주파수 반응이 높아지며, 이에 따라 RECD는 더 커진다. 이 외에도 송화기 위치 효과(microphone location effect: MLE) 및 깔때기 효과(pop bottle effect), 보청기 삽입 깊이에 의한 잔류 외이도 용적 변화, 귀꽂이를 사용하는 경우 딱딱한 도음관 및 어댑터(O-ring, snap ring) 등에 의해서도 RECD가 달라질 수 있다. 여기에 더하여 수화기, 귀꽂이, 환기구나 고막 천공(Kang et al., 2002)이 있어도 RECD는 달라진다.

삽입형 수화기의 RECD는 HA-1과 6 dB, HA-2와 11 dB 정도이고(Munro & Toal, 2005), 귀꽂이를 사용하는 경우 500～4,000 Hz 범위에서 3 dB 이내(Munro &

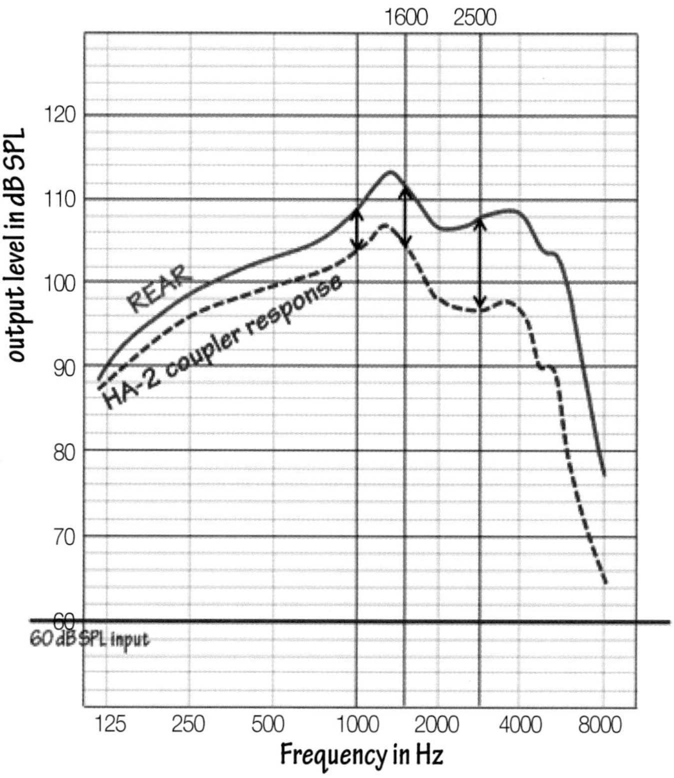

그림 10-8 실이 커플러 차이(real-ear-to-coupler difference: RECD)

Buttfield, 2005)이다. 송화기 위치는 BTE보다 ITE, ITE보다 ITC, ITC보다 CIC 등으로 송화기가 외이도 내부로 들어갈수록 커지며, 송화기 위치 효과가 가장 큰 CIC는 입사각 0°의 경우 4,000 Hz 8.3 dB 정도, 입사각 45°의 경우 4,000 Hz에서 12.8 dB 정도이다(Seewald, Cornelisse, Richert, & Block, 1997). RECD는 지금까지 살펴본 것처럼 모두 양의 값을 가진다. 만약 외이도 내부로 출력된 소리가 환기구를 통해 누설되면 RECD는 음의 값으로 나타날 수 있다.

RECD는 보청기 사용(후보)자의 최소가청역치(hearing threshold level: HTL)(dB HL 단위)를 음압 단위(dB SPL)로 쉽게 변환할 수 있고(Scollie, Seewald, Cornelisse, & Jnstad, 1998), 실이로 출력되는 음압을 2 dB 이내의 오차(Seewald, Moodie, Sinclair, & Scollie, 1999)로 측정할 수 있어서 보청기 장착 및 조절에 유리한 장점이 있다.

[그림 10-8]은 입력음압 60 dB SPL에서 구한 커플러 주파수 반응 곡선과 REAR

을 각각 기록한 결과이다. 주파수 1,000, 1,600, 2,500 Hz만 살펴보면, REAR은 각각 109, 112, 108 dB SPL이고, HA-2 커플러 반응은 각각 104, 104, 98 dB SPL이다. 따라서 이들 주파수에서 RECD는 5, 8, 10 dB가 된다.

7) 실이 다이얼 차이

실이 다이얼 차이(real ear to dial difference: REDD)는 외이도에서 측정한 출력 음압(REUR)과 청력검사기 눈금(dial) 사이의 주파수마다 차이(dB)를 말한다. REUR은 두개 관련 전달 특성(head related transfer function: HRTF)이 반영되어 높다. REDD는 개인차가 크지만(Valente, Potts, Valente, Vass, & Goebel, 1994) 0 dB보다 크게 관찰된다. 만약, 0 dB보다 작다면 탐침관이 막혔거나 수화기 중심축과 외이도 중심축과 일치하지 않을 수도 있으며, 또는 정상파(standing wave)가 발생하였을 수도 있다. REDD는 RECD와 마찬가지로 최소가청역치의 dB HL을 dB SPL로 변환할 때 이용하며, 주로 헤드셋 방식 기도수화기로 구한 HTL 변환 과정에 이용한다. REDD 오차는 2.3 dB 이내이다(Scollie, Seewald, Cornelisse, & Jnstad, 1998).

/ 제11장 /

음향이득과 출력 음압 결정

1. 음향이득과 출력 음압

보청기는 최소가청역치, 역치상 음량 균형, 출력 여유(headroom), 불쾌역치 등을 기준으로 음향이득과 최대 출력 음압을 결정한다. 역사적으로는 순음청력도를 이용하여 목표로 하는 교정 청력에 거울을 두고 그 거울에 비친 눈금을 음향이득으로 결정하였다(청력도 투영법, audiogram mirroring)(Almufarrij, Dillon, & Munro, 2021, Heo, 2004; Almufarrij, Dillon, & Munro, 2022; Jones & Knudsen, 1938)([그림 11-1]). 청력도 투영법은 관행과 경험에만 의존했던 당시 관련 분야 종사자들에게 환영받지 못하였으나 고립되어 있었던 사회과학적 배경으로부터 물리학, 음향학 분야로 학술적 시선을 넓히는 계기(Staab, 2022)가 된다.

[그림 11-1]은 청력도 투영법의 음향이득 결정 과정을 설명하는 그림이다. 순음 500, 1,000, 2,000, 4,000 Hz의 최소가청역치는 각각 30, 40, 40, 55 dB HL이다. 교정 정상 청력 목표를 20 dB HL로 정하고, 여기에 거울을 두면, 거울에 비친 눈금은 같은 주파수 순서로, 10, 20, 20, 35 dB이다. 이 값이 청력도 투영법상 음향이득이며, 청력손실이 1 dB HL 높아질 때마다 음향이득도 1 dB씩 높아지는 방식이다. 그

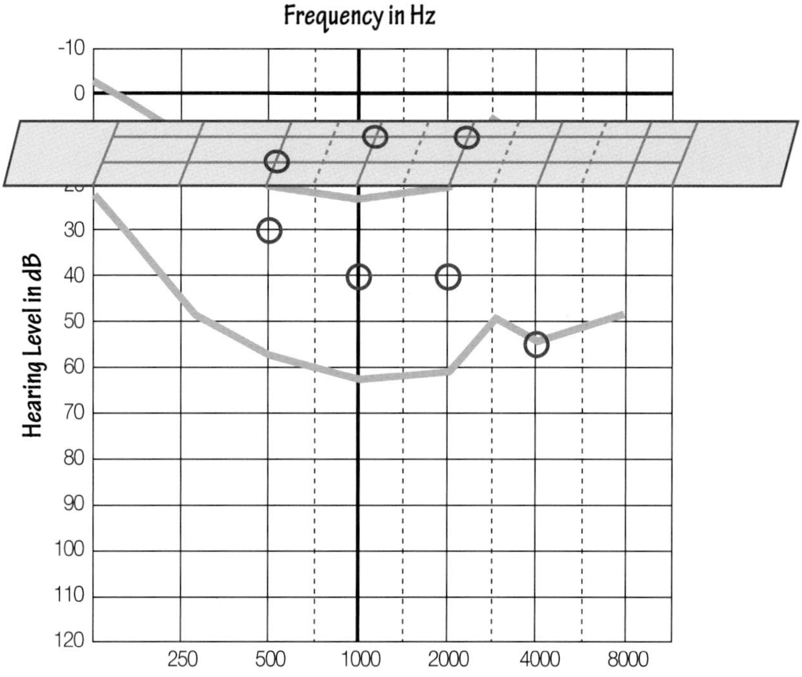

그림 11-1 청력도 투영법 음향이득 결정

러나 당시는 선형 증폭기 시대였다. 선형 증폭기의 출력 음압은 한계 최대 출력에 이르기 전까지 입력 음압에 비례하여 높아진다. 이렇게 되면 청력손실이 심해질수록 출력 음압도 높아져서 역치상에서 소리에 대한 크기 감각(loudness scaling)과 일치하지 않고 쉽게 불편을 느낄 수 있다. 무엇보다 지나친 출력 음압은 청력손실 보상에 대한 기대가 짓밟히는 모양이 되고, "소리가 시끄럽기만 하고 도대체 도움이 되지 않는다."라는 불만(Heo, 2017a)으로 이어질 수 있다.

[그림 11-2]는 역치상 음량 크기 균형과 선형 보청기 음향이득의 관계를 설명하는 그림이다.

그림에서 가로축은 가청 단위(dB HL)이고, 세로축은 소리 크기에 대한 느낌인 음량 척도(loudness scaling)이다. 0부터 90 dB HL 범위에 걸쳐 완만한 'S'자 모양을 한 점선(■ ■ ■ ▮)은 청력손실이 없을 때 소리 크기 지각 양상이다. '작다(soft)'가 30 dB HL, '편하다(comfort)'가 40 dB HL, '크다(loud)'가 60 dB HL에서 지각하고, 범위는 30 dB 이상이다. 이어서 오른쪽으로 이동하면 55부터 90 dB HL 범위에 걸쳐

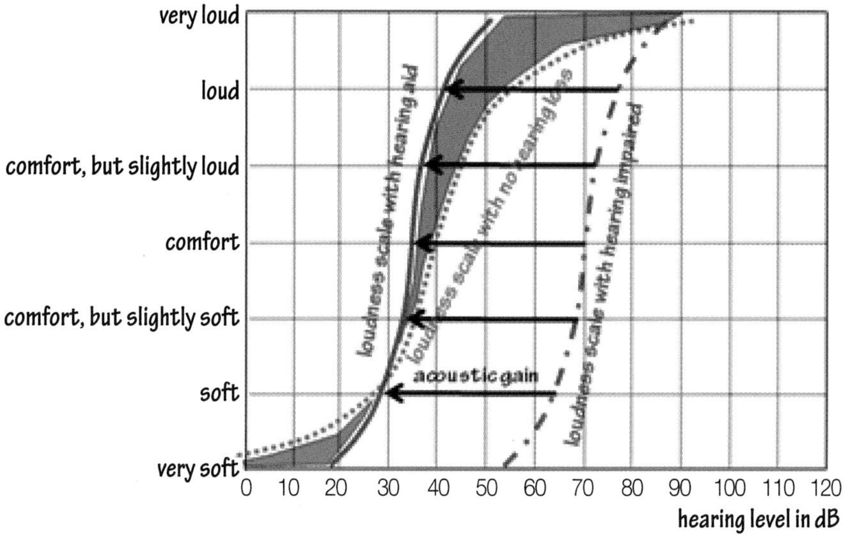

그림 11-2 중등 · 고도 감각성 난청의 음량 크기 균형과 선형 보청기 음향이득의 관계

경사가 다소 급한 'S'자 모양을 한 빨강 대시-점선(dash-dot, ▬ ▪ ▬)이 있다. 빨강 대시-점선은 감각성 난청의 소리 크기 지각 양상이다. '작다'부터 '크다'까지 범위가 65부터 75 dB HL까지 10 dB로 좁아져 있다. 이 두 곡선 사이에 왼쪽으로 향하는 검정 화살표(←)는 음향이득이 일정한 선형 보청기이다. 계속해서 녹색 점선과 일부 겹쳐지는 빨강 실선은 모든 입력 음압에서 음향이득이 일정한 선형 보청기의 출력 특성이다. 보청기 입출력 특성을 이대로 유지한다고 가정하면 [그림 11-1] 설명에서 언급한 것처럼 들을수록 불편을 느끼는 상황이 계속될 수 있다. 다시 [그림 11-2]로 돌아와서, 30부터 90 dB HL 사이의 붉은 바탕색 범위는 출력 음압이 높아서 불편을 느끼는 영역이 된다. 또 30부터 0 dB HL 사이의 붉은 바탕색 범위는 출력이 낮아서 들을 수 없는 영역이 된다. 만약 불편을 줄이기 위해 음향이득을 낮추면 불편을 느끼는 영역은 줄어들겠지만 반대로 들을 수 없는 영역이 넓어지게 된다.

청력도 투영법 이후 편안한 소리에 맞춰 음향이득을 합리적으로 결정하기 위한 노력은 계속되었고(Watson & Knudsen, 1940; Lybarger, 1978), 얼마 지나지 않아 선형 보청기 음향이득 결정의 시금석이라 할 수 있는 1/2 이득법(half-gain rule)이 소개되었다(Lybarger, 1944). 보청기 조절에 어음이해도(speech discrimination score)를 적용한 것도 비슷한 시기이다(Carhart, 1946). 이후부터 음향이득과 출력 음압 결정은 최소가청역치, 말소리 강도, 쾌적 역치, 불쾌역치 등 역치상 소리까지 관심 범위를 넓혔고, 이를 바탕으로 결정 방법도 다양해졌다(Staab, 2022; Young & Brenner-Perlman, 1988).

최소가청역치로 음향이득을 결정하는 방법에는 발표 시기를 기준으로 호주 국립 음향연구소(National Acoustic Laboratories, NAL)의 NAL법(Byrne & Tonisson, 1976), Berger법(Berger, Hagberg & Rane, 1977), Prescription of Gain/Output (POGO)법(McCandless & Lyregaard, 1983), NAL-R (revised) (Byrne & Dillon, 1986), Libby법(Libby, 1986), POGO II (Schwartz, Lyregaard, & Lundh, 1988), NAL-RP (revision power) (Byrne, Parkinson, & Newell, 1991), Fig 6 (Killion & Fikret-Pasa, 1993), NAL-NL (non-linear) (Dillion, 1999; Byrne, Dillon, Ching, Katsch, & Keidser, 2001) 등이 있다([그림 11-3]).

최소가청역치, 쾌적 역치(most comfortable loudness level: MCL), 불쾌역치 등 역치상 소리의 크기 지각 정도로 음향이득이나 출력 음압을 결정하는 방법으로는 Shapiro 법(Shapiro, 1976), 미국 청각특수학교인 Central Institude for the Deaf의 CID법(Pascoe, 1986), 음량 균형을 고려하는 Loudness growth in half octave bands (LGOB) (Pluvinage, 1989; Allen, Hall, & Jeng, 1990), Desired sensation level (DSL) (Seewald, 1992, Seewald, 1994, Seewald, Ross, & Spiro, 1995), DSL input-output: curvilinear compression version (DSL i/o) (Cornelisse, Seewald, & Janieson, 1995),

	Threshold	Supra Threshold
Linear	Berger	
	Libby	
	NAL, -R, -RP	
	POGO I, II	
Compression	CAMEQ	CID
	CAMREST	IHAFF
	CAM2	MSU
	DSL-i/o	LGOB
	Fig 6	ScalAdapt
	NAL-NL	Shapiro

그림 11-3 보청기 종류에 따른 음향이득 결정 방식

The Independent Hearing Aid Fitting Forum (IHAFF) Protocol (Cox, 1995; Cox, Alexander, Taylor, & Gray, 1997), ScalAdapt 법(Kiessling, Schubert, & Archut, 1996), DSL multistage i/o (Scollie, Seewald, & Cornelisse, et al., 2005) 등이 있다([그림 11-3]).

음향이득은 증폭기 종류(선형 또는 비선형)에 따라서도 다르게 결정한다. 선형 증폭기 음향이득 결정은 Beger, NAL-R, NAL-RP, Libby, POGO, DSL 등을 사용한다. 비선형 압축방식 증폭기 음향이득 결정은 CAMEQ(Cambridge method for loudness equalization), CAMREST(Cambridge method for restoration of loudness), CAM2, CID, DSL-i/o, Fig 6, IHAFF, MSU (University of Memphis Hearing Aid Research Laboratory), LGOB, NAL-NL, ScalAdapt, Shapiro 등이 있다([그림 11-3]).

지금까지 간단하게 살펴본 것처럼 음향이득 결정(formula, protocol)은 접근 방법이 매우 다양하다. 그러나 다행히도 대부분 컴퓨터 기술의 도움을 받아 쉽게 접근할 수 있다. MSU, Hearing aid selection program (HASP), DSL, Viola, Fig 6, Hearing aid selection (HAS) 등은 접근 편이성을 높인 대표적인 소프트웨어들이다. 이 외에도 보청기 회사마다 자사 보청기를 쉽고 편하게 조절할 수 있도록 독자적인 소프트웨어를 마련하고 있다.

2. 선형 증폭기 음향이득 결정

1) National Acoustic Laboratories (NAL) 법

National Acoustic Laboratories (NAL) 법(Byrne & Tonisson, 1976)은 경도 및 중등도 난청을 시작으로, NAL-R (Byrne & Dillon, 1986), NAL-RP (Byrne, Parkinson, & Newell, 1991; Byrne, Parkinson, & Newell, 1991), NAL-NL(Dillion, 1999) 등으로 개선하여 청력손실 정도나 보청기 종류에 따라 서로 다른 방법으로 음향이득을 결정할 수 있다([그림 11-4]).

NAL 법은 보통 말소리의 평균 스펙트럼(long term average speech spectrum: LTASS) ([그림 11-5])을 고려하여 듣기 편안한 크기로 들려주고, 사용자가 음량을 조절하여 (volume control) 사용하면 최고의 어음 이해도를 얻을 수 있다는 가설에서 시작하였다.

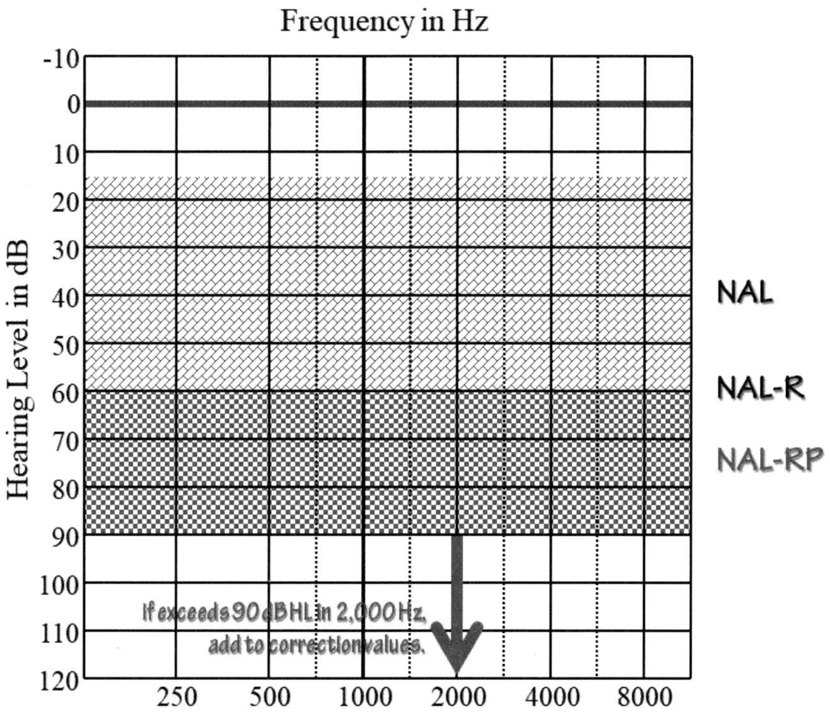

그림 11-4 NAL 법의 적용 범위

[그림 11-5]는 보통 말소리 평균 스펙트럼과 가청지수를 설명한 그림이다. 그림에서 작은 소리(softest speech energy)와 큰 소리(loudest speech energy)의 사이의 영역을 LTASS라 한다. 소리의 증폭을 이 영역으로 맞추면 듣기 능력이 개선되고, 말소리의 이해 또한 점의 수만큼(가청지수, audibility index, speech intelligibility index 또는 articulation index) 향상될 수 있다고 본 것이다. 이를 위해 음향이득은 최소가청역치 기준 'HTL×0.5' 대신 어음역에서 'HTL×0.46'에 해당하는 X값으로 적용한다(Byrne & Tonisson, 1976).

NAL 음향이득은 어음역 중심 주파수 대역을 강조하여 저음역과 고음역이 다른 방식에 비해 상대적으로 낮다. 특히 NAL-RP는 고음역 이득이 크게 낮다. 이것은 고음역 청력손실이 큰 하강형 또는 급추형 난청의 경우 보청기의 출력 한계도 있지만 증폭음 되울림(howling)을 피하려는 의도도 담겨있다. NAL 방식은 출력음향 특성에서 모든 주파수 대역의 음량이 균형(equal loudness)을 이루지 않았고, 편안하

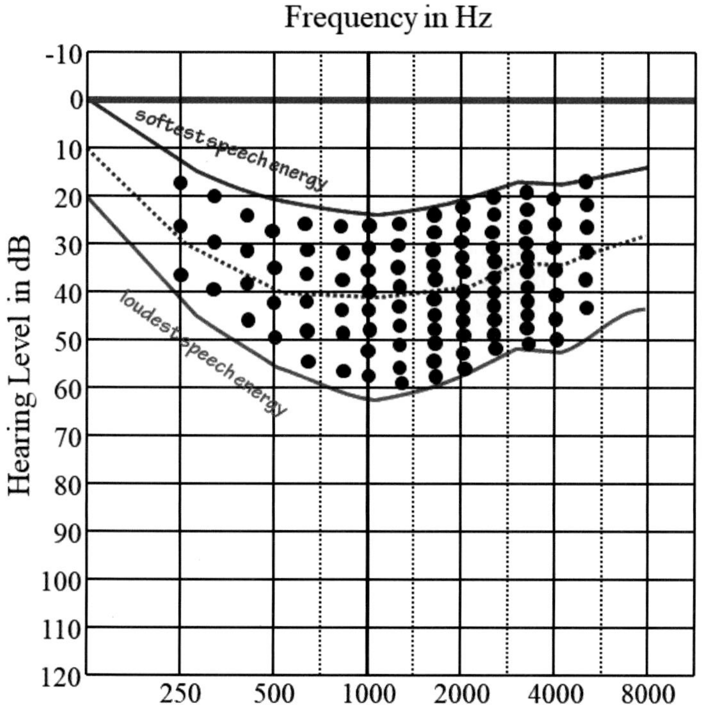

그림 11-5 **보통 말소리 평균 스펙트럼(long-term average speech spectrum)과 가청지수(audible index)**

게 들리게 하지도 않아서 사용자가 음량조절기(volume controal)를 사용하게 하는 것이 좋다. 특히, 선형 보청기는 음향이득 결정을 올바른 절차대로 진행하였다고 하더라도 음량조절기를 사용을 권장한다.

NAL-R은 음량 균형을 이루지 못한 NAL의 단점을 개선한 것이다. 1,000 Hz를 포함한 세 개의 어음역 주파수로 구하는 X값을 'HTL×0.31'로 개선한 것이다. 500, 1,000, 2,000 Hz의 순음청력손실평균(3 frequency average: 3PTAs)이 60 dB HL 이내일 때를 기준으로 X값을 따로 적용한다. NAL-R 음향이득은 저주파수 이득을 1/3 수준으로 줄이고, REIG에 적용하며, 모든 주파수의 이득을 10 dB 여유(reserved gain)를 둔다(Byrne & Dillon, 1986)([그림 11-4], [그림11-6]).

NAL-RP는 조용한 곳과 소음이 있는 곳에서 말소리 이해와 음질을 고려한 것이다. 음향이득은 2,000 Hz의 HTL이 90 dB HL을 초과하면 X값 가중과 동시에 저음역을 강조하고, 고음역을 줄여 준다. 저음역은 충분한 말소리 자극을 보장하기 위해 이득을 강조한다. 고음역은 청력손실이 심하더라도 보상이 어렵고, 고음역에 음향이득을 높여 주면 소리 되돌림(howling)이 쉽게 발생하여, 이를 예방할 목적으로 음향이득을 줄인다(Byrne, Parkinson, & Newell, 1991; Byrne, Parkinson, & Newell, 1991; Hawkins, 1992)([그림 11-4], [그림 11-7], [그림 11-8]).

$250\ Hz = X + (0.31 \times HTL) - 17^*$
$500\ Hz = X + (0.31 \times HTL) - 8^*$
$750\ Hz = X + (0.31 \times HTL) - 3^*$
$1{,}000\ Hz = X + (0.31 \times HTL) + 1^*$
$1{,}500\ Hz = X + (0.31 \times HTL) + 1^*$
$2{,}000\ Hz = X + (0.31 \times HTL) - 1^*$
$3{,}000\ Hz = X + (0.31 \times HTL) - 2^*$
$4{,}000\ Hz = X + (0.31 \times HTL) - 2^*$
$6{,}000\ Hz = X + (0.31 \times HTL) - 2^*$

$X = 0.05 \times$ HTL sum of 500, 1,000, 2,000 Hz
*; real ear insert gain correction factor
HTL; hearing threshold level in dB HL

그림 11-6 National Acoustic Laboratories의 NAL-R법 음향이득(실이 삽입이득) 결정

$250\ Hz = X + (0.31 \times HTL) - 17^*$
$500\ Hz = X + (0.31 \times HTL) - 8^*$
$750\ Hz = X + (0.31 \times HTL) - 3^*$
$1{,}000\ Hz = X + (0.31 \times HTL) + 1^*$
$1{,}500\ Hz = X + (0.31 \times HTL) + 1^*$
$2{,}000\ Hz = X + (0.31 \times HTL) - 1^*$
$3{,}000\ Hz = X + (0.31 \times HTL) - 2^*$
$4{,}000\ Hz = X + (0.31 \times HTL) - 2^*$
$6{,}000\ Hz = X + (0.31 \times HTL) - 2^*$

X (below 60 dB HL of PTAs) $= 0.05 \times$ HTL sum of 500, 1,000, 2,000 Hz
X (above 61 dB HL of PTAs)
$= 0.0667 \times$ HTL sum of 500, 1,000, 2,000 Hz
or $(0.15 \times$ HTL average of 500, 1,000, 2,000 Hz) + {0.2 $\times$ (HTL average of 500, 1,000, 2,000 Hz) − 60}
*; real ear insert gain correction factor
HTL; hearing threshold level in dB HL
If exceeds 90 dB HL in 2,000 Hz, add to below correction values.

HTL in 2,000 Hz (dB HL)	Correction values (dB)								
	250 Hz	500 Hz	750 Hz	1 kHz	1.5 kHz	2 kHz	3 kHz	4 kHz	6 kHz
90	4	3	1	0	-1	-2	-2	-2	-2
100	6	4	2	0	-2	-3	-3	-3	-3
105	8	5	2	0	-3	-5	-5	-5	-5
110	11	7	3	0	-3	-6	-6	-6	-6
115	13	8	4	0	-4	-8	-8	-8	-8
120	15	9	4	0	-5	-9	-9	-9	-9

그림 11-7 National Acoustic Laboratories의 NAL-RP 법 실이 삽입이득(real ear insertin gain) 결정

250 Hz = X + (0.31 × HTL) +1 (BTE) or -1 (ITE)*
500 Hz = X + (0.31 × HTL) +9 (BTE) or +9 (ITE)*
750 Hz = X + (0.31 × HTL) +12 (BTE) or +13 (ITE)*
1,000 Hz = X + (0.31 × HTL) +16 (BTE) or +16 (ITE)*
1,500 Hz = X + (0.31 × HTL) +13 (BTE) or +14 (ITE)*
2,000 Hz = X + (0.31 × HTL) +15 (BTE) or +14 (ITE)*
3,000 Hz = X + (0.31 × HTL) +22 (BTE) or +15 (ITE)*
4,000 Hz = X + (0.31 × HTL) +18 (BTE) or +13 (ITE)*
6,000 Hz = X + (0.31 × HTL) +12 (BTE) or +4 (ITE)*

X (below 60 dB HL of PTAs) = 0.05 × HTL sum of 500, 1,000, 2,000 Hz
X (above 61 dB HL of PTAs)
= 0.0667 × HTL sum of 500, 1,000, 2,000 Hz
or (0.15 × HTL average of 500, 1,000, 2,000 Hz) + {0.2 × (HTL average of 500, 1,000, 2,000 Hz) − 60}
*; real ear insert gain correction factor
HTL; hearing threshold level in dB HL, BTE; behind the ear hearing aid, ITE; in the ear hearing aid
if exceeds 90 dB HL in 2,000 Hz, add to correction values.

그림 11-8 National Acoustic Laboratories의 NAL-RP 법 2 cc 커플러 음향이득 결정

NAL-NL은 비선형 압축방식 증폭기의 음향이득을 결정을 위한 것이다. 비선형이지만 NAL-R의 기본 개념을 근간으로 한다. 즉, 말소리를 편안한 강도로 들려주면 LTASS상 가청지수가 개선되고 말소리 이해에도 도움이 된다고 보는 것이다.

비선형 보청기는 입력 강도에 따라 음향이득도 달라지므로 압축 역치가 중요하다. 압축 역치는 낮게 하면 작은 소리의 음향이득을 높일 수 있어서 부드러운 속삭임까지 들을 수 있다. 그러나 압축 역치는 양면의 검과 같은 특성이 있다. 만약 압축 역치가 지나치게 낮으면 듣지 않아도 되는 주변의 작은 잡음을 증폭하여 불편하게 하기도 한다. 압축 역치는 단일 채널 보청기의 경우 보통 말소리의 평균 스펙트럼(LTASS)에서 가장 낮은 소리 크기(softest speech spectrum)([그림 11-5])를 고려하여 52 dB SPL 정도를, 다채널 보청기의 경우 저주파수 대역에서 46 dB SPL, 고주파수 대역에서 32 dB SPL 정도를 사용한다. 압축 작동과 해제 시간은 소리의 품질과 말소리 이해에 영향을 줄 수 있어서 배려가 필요하다. 만약 압축 역치를 낮게 하고, 작동시간을 매우 빠르게 설정하면 말소리가 거칠어지고 불편한 잡음을 계속 들을 수 있다(pumping). 따라서 압축 역치나 압축 작동 및 해제 시간은 청력손실 특성과 함께 사용(후보)자의 소리에 대한 주관적 만족 정도를 반영하는 것이 좋다.

2) Berger 법

Berger 법은 보청기가 보통 말소리 평균인 65 dB SPL로 출력하는 것을 목표로 이득을 정하고, 저음역의 상향차폐(upward spread masking)를 피하기 위해 250, 500 Hz의 음향이득을 줄인다. 음향이득이 1/2 이득법의 'HTL×0.5'보다 높으며, 귀걸이형과 외이형 보청기의 필요 이득(desired gain)이 같다(Berger, Hagberg, & Rane, 1977). 주파수별 출력 음압이 평탄한 양상을 보여 청력손실 정도가 심한 수평형 청력도에 유리하나 주변 소음이 많은 곳에서의 사용은 불리하다([그림 11-9]).

500 Hz = (HTL / 2) + 10
1,000 Hz = (HTL / 1.6) + 10
2,000 Hz = (HTL / 1.5) + 10
3,000 Hz = (HTL / 1.7) + 10
4,000 Hz = (HTL / 1.9) + 10
6,000 Hz = (HTL / 2) + 10 *HTL = hearing threshold level in dB HL

그림 11-9 Berger법 음향이득 결정

3) Prescription of Gain/Output (POGO) 법

Prescription of gain/output (POGO) 법은 1/2 이득법을 기본으로 선형 보청기의 음향이득을 결정한다(Schwartz, Lyregaard, & Lundh, 1988). 계산 방법이 쉬워서 널리 사용한다. 저음역 에너지의 상향차폐가 말소리 이해에 주는 부정적 영향을 피하고자 250, 500 Hz의 음향이득을 줄여 준다. POGO법은 청력손실 정도를 기준으로 Ⅰ, Ⅱ의 두 가지가 있다. POGO Ⅰ은 최소가청역치 80 dB HL 이내 청력손실에서 음향이득 결정에 적용할 수 있다(McCandless & Lyregaard, 1983)([그림 11-11]). POGO Ⅱ는 최소가청역치 65 dB HL을 기준으로 이보다 청력손실이 심하면 추가 이득을 제공한다([그림 11-10], [그림 11-12]).

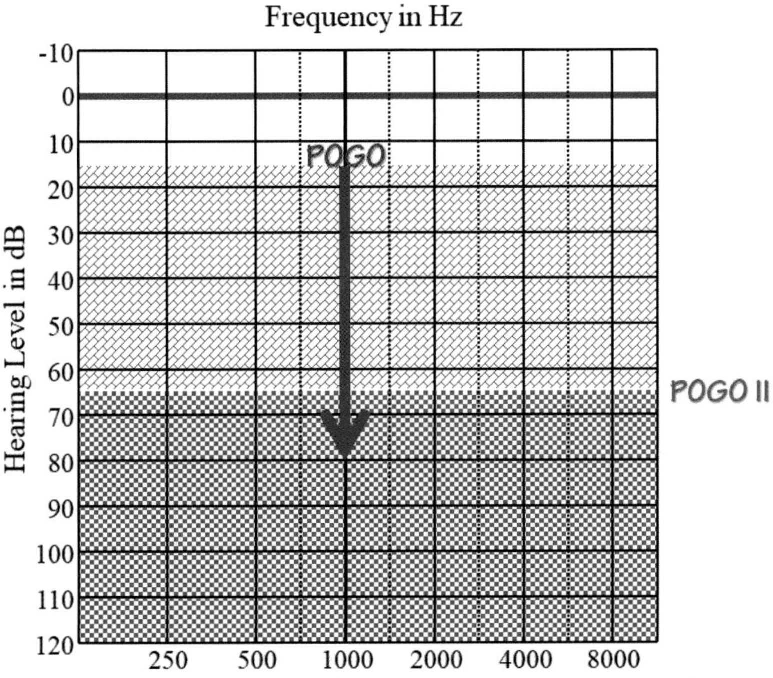

그림 11-10 Prescription of gain output (POGO) 법 적용 범위

250 Hz = 0.5 × HTL - 10*	+7(ITE) **	+7(BTE) ***	+3(pocket) ****
500 Hz = 0.5 × HTL - 5*	+9	+9	+3
1,000 Hz = 0.5 × HTL	+8	+10	+0
2,000 Hz = 0.5 × HTL	+6	+12	+21
3,000 Hz = 0.5 × HTL	+16	+21	+23
4,000 Hz = 0.5 × HTL	+15	+19	+23

*; correction factor
; in the ear hearing aid, *; behind the ear hearing aid, ****; pocket hearing aid
can be application up to 80 dB HL of hearing loss.

그림 11-11 Prescription of gain output (POGO) Ⅰ의 2 cc 커플러 최대 음향이득(full-on gain)

250 Hz = (0.5 × HTL) + {0.5 × (HTL - 65)} - 10*
500 Hz = (0.5 × HTL) + {0.5 × (HTL - 65)} - 5*
1,000 Hz = (0.5 × HTL) + {0.5 × (HTL - 65)}
2,000 Hz = (0.5 × HTL) + {0.5 × (HTL - 65)}
3,000 Hz = (0.5 × HTL) + {0.5 × (HTL - 65)}
4,000 Hz = (0.5 × HTL) + {0.5 × (HTL - 65)}

*; correction factor

그림 11-12 Prescription of gain output (POGO) Ⅱ 실이 삽입 이득(real ear insertion gain)

4) Libby 법

Libby 법은 청력손실이 심하지 않으면 음향이득을 거의 원하지 않는다는 점에 착안한 방법이다. 청력손실을 40과 80 dB HL을 기준으로 하여 40 dB HL보다 좋으면 1/3, 40～80 dB HL 범위는 1/2, 81 dB HL 이상이면 2/3의 음향이득을 제공한다. 상향차폐를 피하기 위하여 250 Hz에서 5 dB, 500 Hz에서 3 dB의 음향이득을 줄인다(Libby, 1986)([그림 11-13], [그림 11-14]).

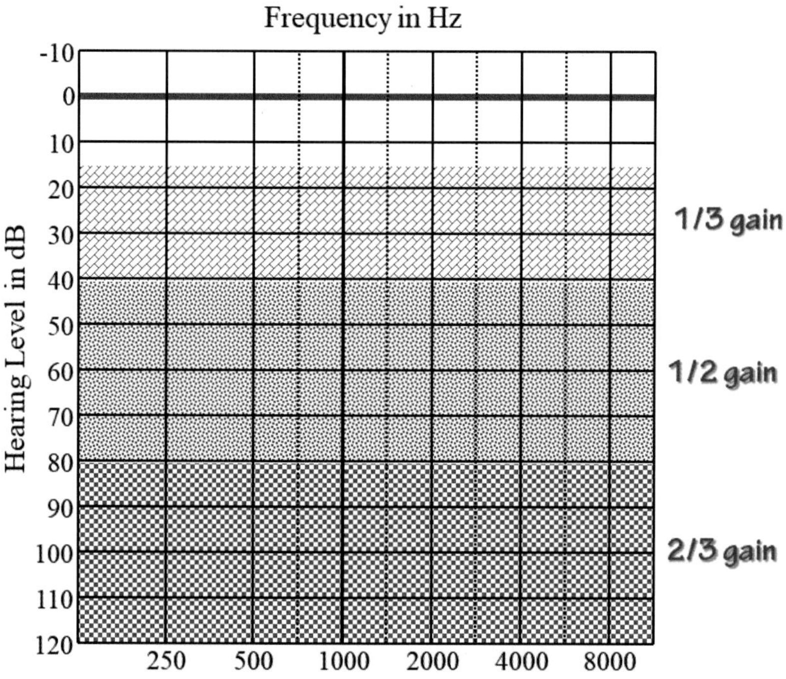

그림 11-13 Libby 법 적용 범위

HTL in each frequency

		below 40	within 41-80	above 81
250	=	⅓ HTL250,	½ HTL250,	⅔ HTL250
500	=	⅓ HTL500,	½ HTL500,	⅔ HTL500
1000	=	⅓ HTL1000,	½ HTL1000,	⅔ HTL1000
2000	=	⅓ HTL2000,	½ HTL2000,	⅔ HTL2000
3000	=	⅓ HTL3000,	½ HTL3000,	⅔ HTL3000
4000	=	⅓ HTL4000,	½ HTL4000,	⅔ HTL4000

* subtracting 5 at 250, 3 at 500 Hz insertion gain

그림 11-14 Libby 법 실이 삽입 이득 결정

3. 비선형(압축) 증폭기 음향이득 결정

1) Shapiro 법

Shapiro 법은 250, 500, 1,000, 2,000, 3,000, 4,000 Hz 대역잡음(narrow band noise)으로 쾌적 역치와 불쾌역치(축약형 음량 크기)를 구한 후, 쾌적 역치를 기준으로 보청기의 음향이득을 결정하고, 불쾌역치로 최대 출력 음압을 결정하는 방법이다(Shapiro, 1976; Palmer & Lindley IV, 2002). 쾌적 및 불쾌역치만을 이용하여 비교적 간단하게 접근할 수 있다. 순음청력도의 dB HL을 출력 음압의 dB SPL로 환산하여야 하고, 상향차폐 영향을 줄이기 위하여 250, 500 Hz에서 각각 -15, -10의 보정값을 적용한다([그림 11-15], [그림 11-16]).

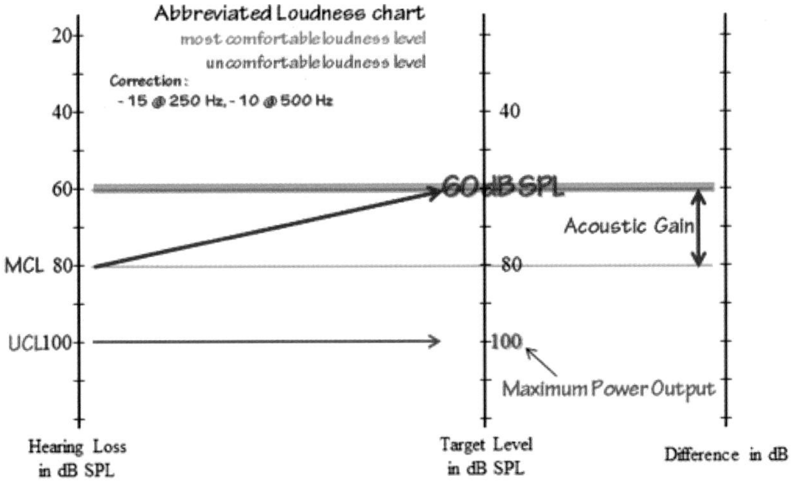

그림 11-15 Shapiro 법 음향이득 결정

[그림 11-15]는 Shapiro 법 음향이득 결정을 설명하는 그림이다. 먼저, 가청 단위를 음압단위로 음압 변환([그림 11-16] convert to SPL)해야 한다. 음향이득은 난청자의 쾌적 역치(80 dB SPL)를 편안한 말소리 강도인 60 dB SPL(Shapiro 기준)로 맞추면 된다. 따라서 이 두 값의 차이인 20 dB이 음향이득이 된다. [그림 11-16]에서 500 Hz

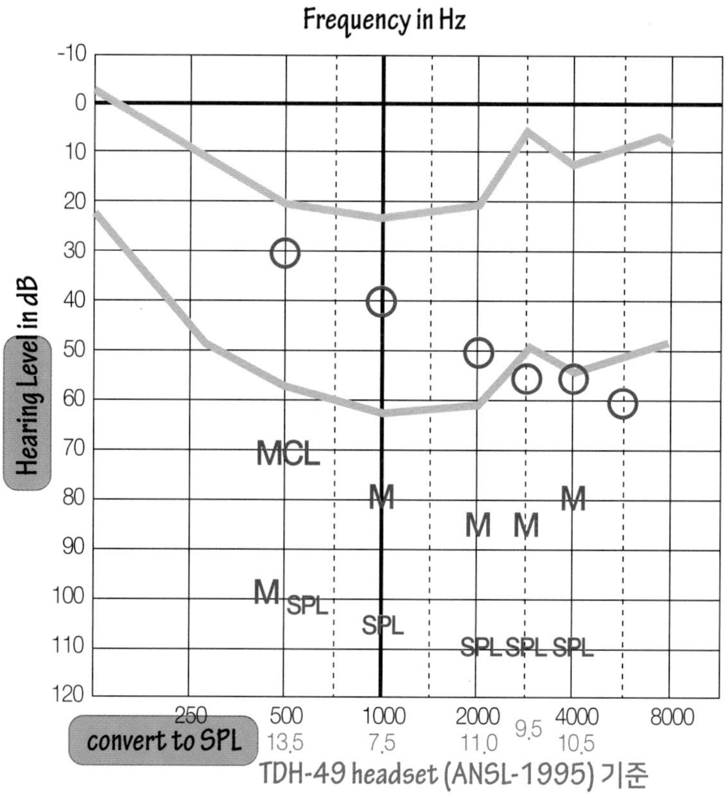

그림 11-16 순음청력도와 dB 척도 환산(HL to SPL)

를 예로 들면, MCL인 70 dB HL에 음압 변환 값 13.5를 더하면 83.5 dB SPL이 되고, 보통 말소리 강도인 60 dB SPL을 빼면 23.5 dB이 된다. 여기에 상향 차폐 예방을 위한 500 Hz 보정 값 10을 추가로 빼주면 13.5 dB이 필요한 음향이득이 된다.

2) Central Institute for the Deaf (CID) 법

CID 법은 미국 청각특수학교인 Central Institute for the Deaf에서 고안한 방법이다. 주파수 범위는 250, 500, 1,000, 2,000, 3,000, 4,000, 6,000 Hz까지 6,000 Hz가 추가되고, 편안한 보통 말소리의 평균 강도를 65 dB SPL로 한다는 점에서 Shapiro 법과 차이가 있다. CID 법은 편안한 평균 말소리를 250부터 6,000 Hz의 최소가청역치와 쾌적 역치 강도 사이 중간에서 들을 수 있도록 음향이득을 결정한다([그림

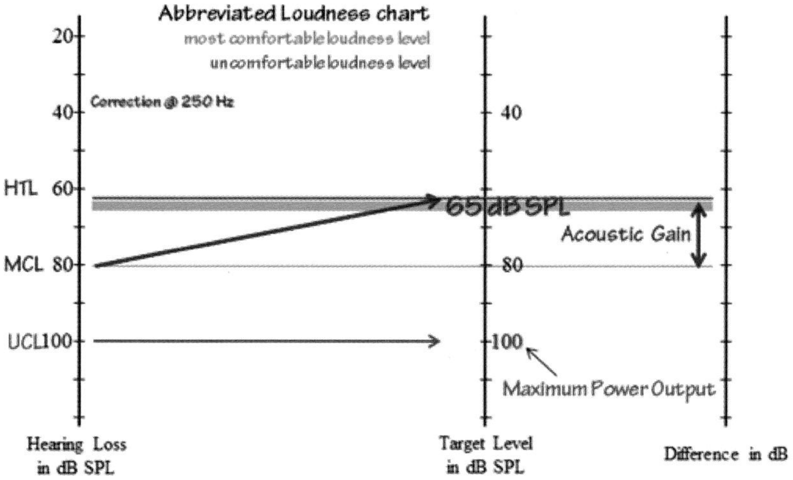

그림 11-17 Central Institute for the Deaf (CID) 법 음향이득 결정(기존 방식)

11-17])(Palmer & Lindley IV, 2002). 저음역은 250 Hz에서 보정한다.

[그림 11-17]은 CID 법 음향이득 결정을 설명하는 그림이다. 그림에서 난청자의 최소가청역치(HTL)은 60 dB SPL이고, CID 법의 편안한 말소리 평균 강도는 65 dB SPL이다. 이 둘의 사이는 62.5가 되며, 음향이득은 난청자의 쾌적 역치 80 dB SPL와 62.5의 차이인 17.5 dB로 정한다.

현재의 CID 법은 최소가청역치와 쾌적 역치 강도 사이로 증폭하는 것은 같다. 그러나 1,000, 2000 Hz는 이 둘 사이 90% 범위로, 3,000, 4000 Hz는 이 둘 사이 80% 범위로 증폭한다(Palmer & Lindley IV, 2002).

3) Fig 6 법

Fig 6법은 작은 말소리(40 dB SPL), 편안한 보통 크기의 평균 말소리(65 dB SPL), 큰 말소리(95 dB SPL)의 구간을 정하고 이 구간에 따라 음량 척도(loudness scale) 평균을 구한다. 실이삽입이득(REIG)은 이 평균을 고려하여 결정하는 방식이다(Killion & Fikret-Pasa, 1993)([그림 11-18]).

작은 말소리 구간(40 dB SPL)에서 경도 및 중등도 난청(21~60 dB HL)은 일상적인 생활 소음 크기를 고려하여 청력손실 21 dB HL부터 1 dB의 음향이득을 제공하

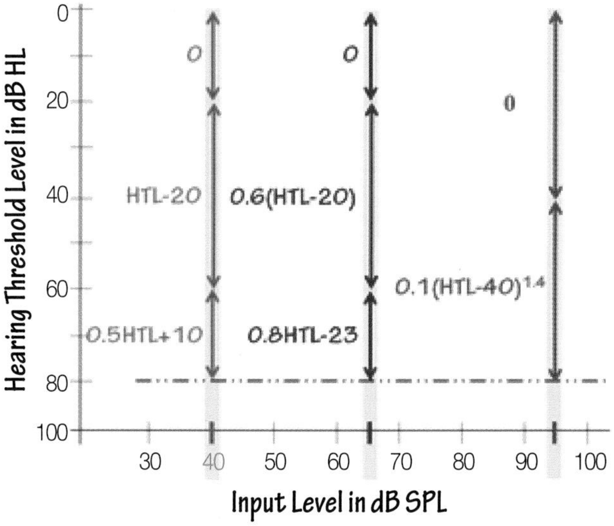

그림 11-18 Fig 6법 실이 삽입 이득(real ear insertion gain) 결정

며, 청력손실이 1 dB 추가될 때마다 음향이득도 1 dB씩 추가된다. 그러나 청력손실이 중등고도 및 고도(61~80 dB HL)에 이르면 최소가청역치의 1/2에 10을 추가한 값을 음향이득으로 결정한다.

보통 평균 말소리 구간(65 dB SPL)의 음향이득은 말소리를 편안하게 들릴 수 있게 하는 것을 목적으로 한다. 이를 위해 음향이득은 청력손실이 21~60 dB HL 범위에 있으면 최소가청역치에서 20을 빼고 남은 값에 0.6을 곱한 값으로, 61~80 dB HL 범위에 있으면 최소가청역치에 0.8번을 곱한 후, 다시 23을 뺀 값으로 결정한다. 따라서 청력손실이 심해지면 음향이득(REIG)은 1/2 이득 방식보다 높게 제공하지만 쾌적역치가 정상 청력자와 비슷한 수준을 유지한다.

큰 말소리 구간(95 dB SPL)의 음향이득은 청력손실 40 dB HL까지 주지 않고, 41 dB HL 이상부터 소리가 크다는 느낌이 들 정도만 제공한다.

4) Loudness Growth in half Octave Bands (LGOB) 법

Loudness Growth in half Octave Bands (LGOB) 법은 1/2 음계 대역 잡음(1/2 octave narrow band noise)를 사용하여 '들리지 않는다' '아주 작다(누군가 이 크기로

말한다면 목소리를 크게 해 달라고 부탁하고 싶은 정도)' '작다(조용한 곳에서 부드럽게 말하는 정도)' '편하다' '조금 크다(크게 말하는 정도)' '크다(고함치는 것은 아니지만 시끄러워서 목소리 작게 말해 달라고 부탁하고 싶은 정도)' '지나치게 크다(불편할 정도)' 등의 7 단계로 소리 크기에 대한 느낌(loudness chart)을 확인한다(Pluvinage, 1989; Allen, Hall, & Jeng, 1990)([그림 11-19]). LGOB 법은 이렇게 구한 음량 척도를 보통 말소리 평균 구간으로 증폭한다([그림 11-20]).

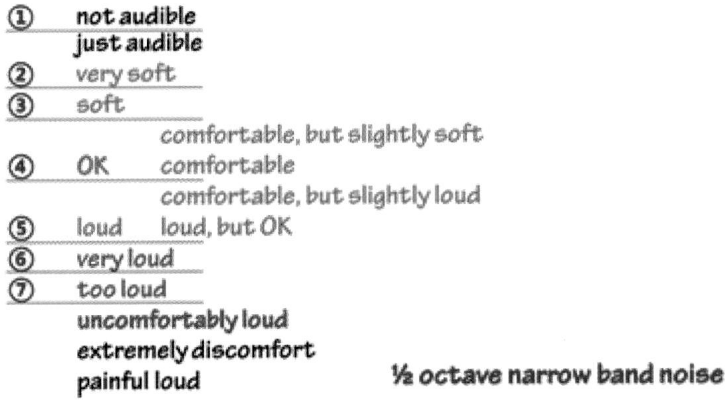

그림 11-19 LGOB 법 음량 크기 구분

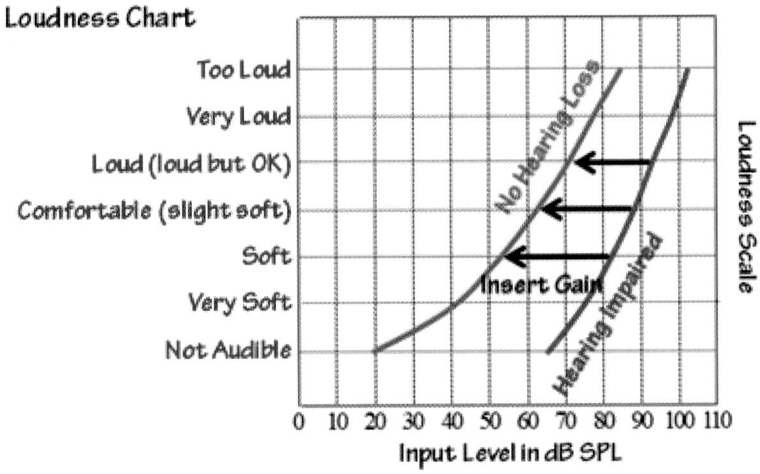

그림 11-20 LGOB 법 삽입 이득 결정

5) Desired Sensation Level-input-output (DSL i/o) 법

Desired Sensation Level (DSL)(Seewald, 1992; Seewald, 1994; Seewald, Ross & Spiro, 1995) 법([그림 11-21])은 DSL input output: curvilinear compression version (DSL i/o)(Cornelisse, Seewald, & Janieson, 1995)([그림 11-22]), DSL multistage i/o (Scollie, Seewald, & Cornelisse, et al., 2005)([그림 11-22]) 등으로 발전하였다.

DSL은 외이로 출력되는 실이증폭응답(REAR)상 REAG를 기반으로 음향이득을 결정하여 최소가청역치나 불쾌역치와 비교하기 쉽고, 별도의 보정 값을 사용하지 않아 적용하기도 쉽다. 보청기 사용(후보)자의 순음 최소가청역치를 사용하여 정상 가청 범위(dynamic range)와 일치하는 목표(desired sensation level)를 설정할 수 있어서 유소아 사용(후보)자의 음향이득 결정에 쉽게 적용할 수 있다([그림 11-21]).

DSL 음향이득 결정을 위해서는 최소가청역치를 가청 단위(dB HL)에서 외이도 내부의 음압 단위(dB SPL)로 변환이 필요하다(Bagatto, Moodie, Scolllie, & Seewald, et al., 2005). 만약, 보청기 장착을 위한 것이라면 삽입형 수화기를 사용하여 최소가청역치를 구하는 것이 유리할 수 있다.

헤드셋 수화기의 청력검사기준(audiometric zero, 등가역치음압기준, (reference equivalent threshold sound pressure level; RETSPL)은 귀대기 공간 등을 고려하여 6 cc 커플러를 사용한다. 이에 반해 실이와 커플러 사이 음압의 차이(RECD)는 2 cc 커플러를 사용하여 직접 적용하기 어렵다. 따라서 헤드셋 수화기로 구한 HTL의 음압 단위 변환은 청력검사기 음강도 조절기 눈금 값(dB HL)과 실이에서 음압의 차이(real ear to dial difference: REDD)를 더해 주면 된다(HTL+REDD). 만약, REDD를 구할 수 없다면 헤드셋 수화기 청력검사기준을 사용하여 변환할 수 있다. 이때는 HTL과 헤드셋 수화기 보정용 6 cc 커플러 청력검사기준(6 cc RETSPL) 그리고 6 cc RECD를 모두 더하면 된다(HTL+6 cc RETSPL+6 cc RECD). 삽입형 수화기의 음압 단위 변환은 HTL과 삽입형 수화기 보정용 2 cc 커플러 RETSPL 그리고 2 cc RECD를 모두 더해 주면 된다(HTL+insert phone RETSPL RECD). 음장 스피커로 최소가청역치를 구한 경우에는 헤드셋이나 삽입형 수화기처럼 별도의 장치가 추가되지 않았다는 점을 고려하면 된다. 따라서 외이도 공명과 검사 당시 입사각에 따른 스피커 청력검사기준을 더해 주면 된다(HTL+(0, 45, or 90 degree) REAG+(0, 45, or 90 degree) RETSPL)(Bagatto, Moodie, Scolllie, & Seewald et al., 2005; Bentler & Pavlovic, 1989; Chaiklin, 1967, Lewis & Stelmachowicz, 1993; Revit, 1997).

영유아는 외이도 직경, 길이, 용적, 음향저항 등의 영향으로 외이도 공명 주파수가 5~6 kHz로 높아져서 실이와 커플러 간 차이(RECD)가 커진다. 따라서 이 시기는 RECD에 영향을 크게 받는 실이삽입이득(REIG)보다 실이증폭이득(REAG)을 적용하는 것이 유리하다. 이러한 차이는 외이도가 충분히 성장하고 RECD가 성인과 비슷해지는 학령 초기에 거의 없어진다.

[그림 11-21]은 Fig 6 음향이득 결정을 설명하는 그림이다. 그림에서 왼쪽 사각면은 청력이 정상 범위에 있는 경우 가청 범위이다. 중앙의 사각 면은 청력손실이 있는 경우 가청 범위이다. 음향이득은 이 둘의 차이를 이용하여 REAG를 구한다.

[그림 11-22]에서 점선이 입력 음압 기준 40 dB SPL에서 한 번 압축하는 보청기이고, 실선이 입력 음압 기준 40, 60 dB SPL에서 두 번 압축하는 가청 범위 압축(dynamic/wide range compression) 보청기이다. 검정 점선(압축 보청기)의 경우 입력 음압 40 dB SPL까지는 입력과 출력이 비례 관계를 유지하며, 40 dB SPL을 초과하면 입력과 출력 음압의 관계가 60:20으로 압축비가 3:1이다. 이 압축비는 보청기 출력이 포화될 때까지 계속 유지한다. 실선(가청 범위 압축 보청기)에서 입력과 출력 음압의 관계는 입력 강도 40 dB SPL 이하의 경우 10:30으로 압축비가 1:3, 즉

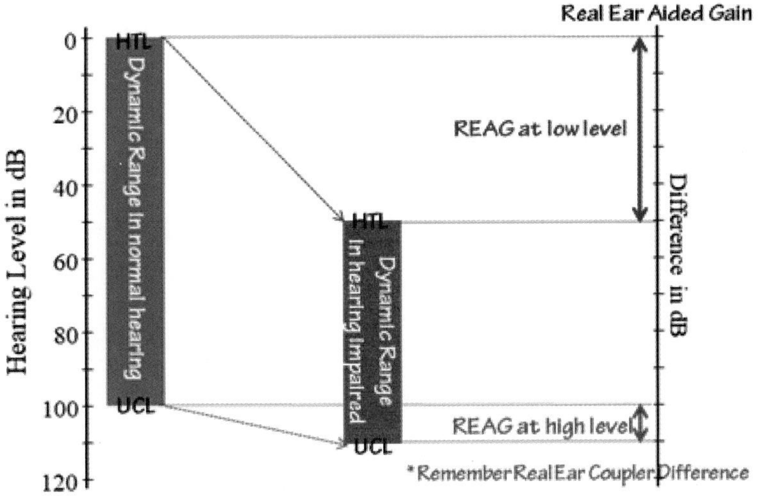

그림 11-21 Fig 6. 실이 증폭 이득(real ear aided gain) 결정

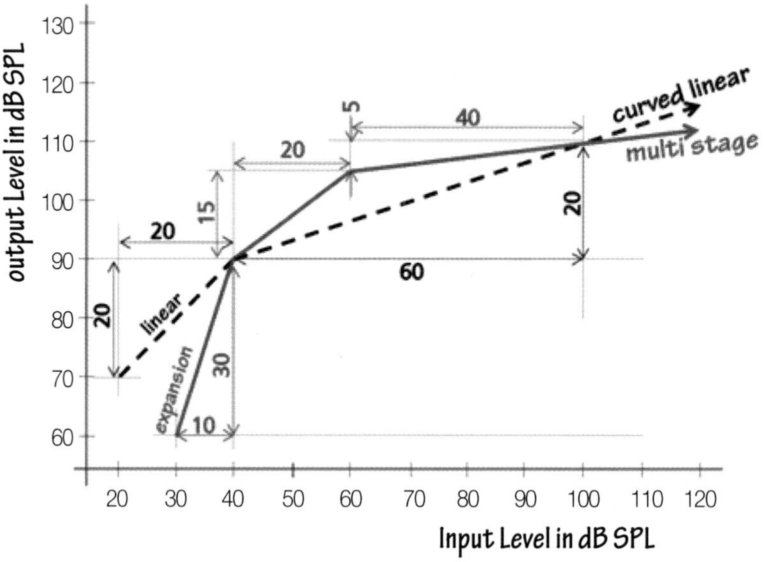

그림 11-22 Desired sensation level input-output (DSL i/o) curved linear version과 multi-stage version 차이

expansion되고 있으며, 40부터 60 dB SPL 사이의 경우 20:15(압축비 4:3), 그리고 60 dB SPL 이상의 경우 40:5(압축비 8:1)한다. 마찬가지로 8:1의 압축비는 보청기 출력이 포화될 때까지 유지한다.

6) The Independent Hearing Aid Fitting Forum (IHAFF) 법

The Independent Hearing Aid Fitting Forum (IHAFF) Protocol (Cox, 1995; Cox, Alexander, Taylor, & Gray, 1997; Valente, VanVliet, 1997)은 가청 범위 압축 방식 보청기의 음향이득 결정을 위하여 제안한 방식이다. IHAFF는 변조 단속음(pulsed warble tone)을 역치부터 5 dB씩 올려 주면서 '아주 작다' '작다' '약간 작지만 편하다' '편하다' '약간 크지만 편하다' '크고 괜찮다' '불편할 정도로 크다'로 음량을 척도화한다(Contour test)([그림 11-23]). 이 과정은 주파수마다 3~4회 반복하여 평균값을 사용하며, 이를 토대로 두 개의 압축 역치와 압축비를 결정한다([그림 11-25]). IHAFF 방식 적용을 위한 Contour test와 압축 역치 및 압축비 결정 등은 소프트웨어 VIOLA를 활용하여 쉽게 접근할 수 있다. 비선형 보청기의 음향이득 결정은 그

방법마다 다소 다른 음량 척도를 이용한다([그림 11-24]). IHAFF는 '들리지 않는다'부터 시작하는 LGOB와 달리 최소가청역치에 근접한 '아주 작다'부터 '불편할 정도로 크다(IHAFF)' 또는 '지나치게 크다(불편할 정도)(LGOB)'까지의 가청 범위와 보청기의 출력 가청 범위를 활용을 고려한 방식이다.

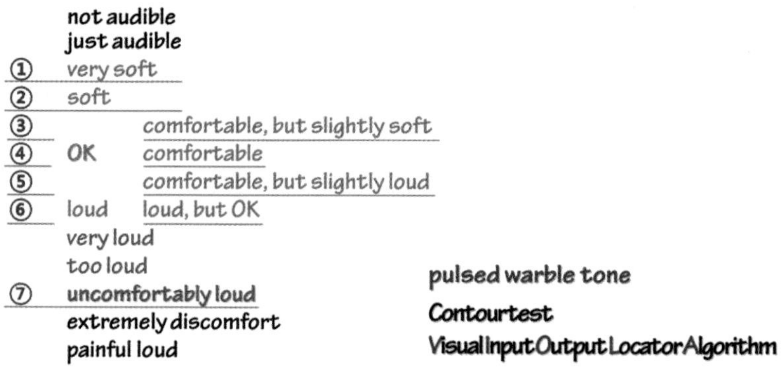

그림 11-23 IHAFF 법 음량 크기 구분

	Not Audible	Just Audible	Very Soft	Soft	Comfort, but slight soft	Comfortable	Comfort, but slight loud	Loud	Very Loud	Uncomfortably Loud	Extremely Discomfort	Painfully Loud
Poscoe	✓	✓	✓	✓	✓	✓	✓	✓	✓	✓		
Hawkins			✓	✓	✓	✓	✓	✓		✓	✓	✓
Cox (IHAFF)			✓	✓	✓	✓	✓	✓		✓	✓	✓
LGOB	✓		✓	✓		✓		✓	✓	✓		

그림 11-24 음량 균형 척도(Loudness Chart) 비교

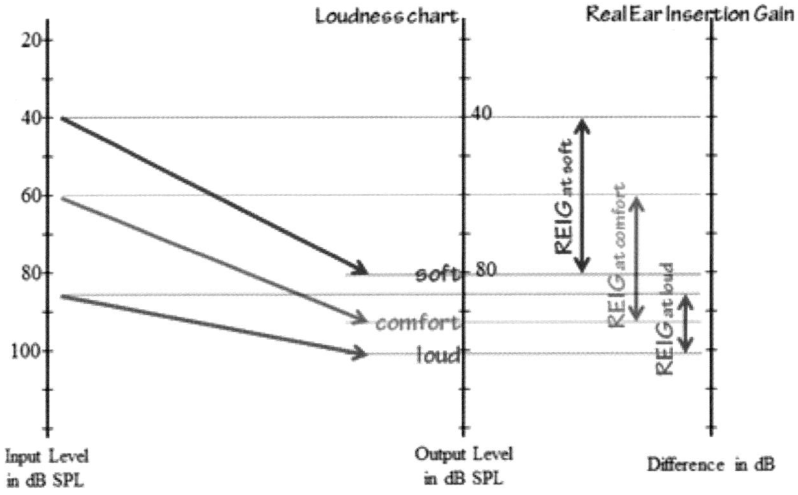

그림 11-25 The Independent Hearing Aid Fitting Forum (IHAFF) 법의 실이 삽입 이득(real ear insertion gain) 결정

7) ScalAdapt 법

ScalAdapt 법(Kiessling, Schubert, & Archut, 1996)은 철저한 학술 연구 대신 경험적 지식을 기반으로 한 방식이다. ScalAdapt는 LGOB나 IHAFF처럼 소리 크기를 척도화(loudness scaling) 하는 방식이며, 3 채널 이상의 자동이득조절(automatic gain contrl) 보청기 조절에 이용할 수 있다. 기본적으로는 사용(후보)자가 '가장 편하다(most comfortable loudness level: MCL)'고 느끼는 입력 음압 강도와 '불편하게(IHAFF)' 또는 '지나치게(불편할 정도)' 크지 않고 불편을 느끼지 않는 큰 소리의 입력 강도를 찾아 채널마다 음향이득, 압축 역치, 압축비 등을 결정한다. 이 과정에서 목표 음량 척도(target loudness category) 중 하나는 정상의 평균적인 편안한 보통 말소리의 입력 음압 강도이며, 60 dB SPL 정도이다. 이러한 음량 척도화 과정은 채널별로 따로 진행하며, 이로 인하여 상향차폐에 의한 고음역 간섭을 일으킬 수 있다. 그러나 상향차폐 예방을 위한 별도의 보정 값을 적용하지 않으므로 저주파수 채널의 음량은 다소 부드럽게 선택하도록 하는 것이 좋다.

8) National Acoustic Laboratories - non linear (NAL-NL) 법

National Acoustic Laboratories-non linear (NAL-NL) 법은 이론을 바탕으로 체계화한 NAL-NL1(Byrne, Dillon, Ching, Katsch, & Keidser, 2001)과 NAL-NL1을 기초로 경험적 정보를 반영한 NAL-NL2가 있다.

NAL-NL1은 선형 보청기의 NAL 방식과 마찬가지로 가청지수(audibility index, speech intelligibility index)를 기본으로 한다. NAL과 다른 점은 어음 주파수 대역의 음량을 균등하게 보지 않고, 고음역 손실이 커지더라도 편안한 보통 말소리 크기의 음량을 다소 낮게 한다는 것이다. 이것은 작은 소리(softest speech energy)부터 큰 소리(loudest speech spectrum)까지의 스펙트럼이 이해도 향상에 도움이 크다고 믿었고, 단순히 듣는 크기보다 말소리 속에 담긴 유익한 정보인 유효 가청지수(effective audibiltiy)를 효과적으로 활용할 수 있다고 믿었기 때문이다. NAL-NL1 목표 이득은 입력 강도를 기준으로 30부터 90 dB SPL까지 10 dB 단위로 계산하며 여기에 청력도 양상(pattern of audiogram)에 따른 변화를 반영하여 결정한다. 그러나 NAL-NL은 NAL의 다른 방식들과 마찬가지로 고음역 음향이득이 여전히 낮다. 이외에도 언어에 따른 모음체계와 음가가 달라서 주파수마다 음향이득을 다소 조정할 필요가 있다(Kim & Lee, 2009).

NAL-NL2는 NAL-NL1에 경험적 지식을 반영한 방식이다. 경험적 정보는 특히 남자보다 여자가 낮은 이득을 선호한다는 점, 처음 보청기를 사용하는 경우 청력손실이 커질수록 기존 사용자보다 낮은 이득을 선호하며, 기존 사용자의 이득 적응기간이 최대 2년까지 필요하다는 점, 편측 및 양측 사용자의 전반적 이득은 양이 사용에 따른 보정 값보다 적다는 점, 성인이 유소아보다 보통 말소리에서 5 dB 정도 낮은 이득을 선호한다는 점, 고도 이상 난청에서 압축 작동시간이 빠른(fast attack time) 경우 낮은 압축비를 선호한다는 점 등이다(Keidser, Dillon, Carter, & O'Brien, 2012).

9) University of Memphis Hearing Aid Research Laboratory (MSU) 법

University of Memphis Hearing Aid Research Laboratory (MSU) 법은 수평 및 하강형 중등도부터 고도 난청자의 고음역에서 유모세포 손상으로 생긴 와우 사각지대(dead regions)를 보상(low pass filtered high frequency emphasis)하는 것이 유리하다(Cox, Alexander, Johnson, & Rivera, 2011)는 개념을 바탕으로 한다. 따라서 MSU는 기본적 음향이득이 NAL과 같으나 NAL의 한계점인 고음역 음향이득만을 추가로 제공하는 방식이며, 경도부터 중등 · 고도 난청에서 도움이 있는 것으로 나타났다(Cox, Johnson, & Alexander, 2012).

10) 케임브리지 대학교 심리학과(Department of Psychology, University of Cambridge) 법

케임브리지 대학교 심리학과 방식은 Cambridge Method for Loudness Equalization (CAMEQ), Cambridge Method for Restoration of Loudness (CAMREST), Cambridge Method for Loudness 2 (CAM2) 등으로 진화를 거듭하고 있다. Cambridge Method for Loudness Equalization 2 (CAMEQ2), Cambridge Method for Loudness Equalization 2-High-Frequency (CAMEQ2-HF)는 CAM2의 이전 명칭이다.

CAMEQ는 NAL-NL 방식처럼 말소리의 평균 강도에 대한 음량 지각을 기초로 음향이득을 결정하는 방식이다. 외이도 내부에 느끼는 음량(free field to eardrum transfer function)을 기준으로 하고, 간섭하는 소리가 있거나 시차가 있는 소리의 음량 특성 등을 정상 청력에서 확인하고, 이를 난청자에게 적용하여 음향이득을 구하는 방식이다(Moore, 2000; Moore, 2014; Moore, Glasberg, & Stone, 1999).

CAMREST는 보통의 평균 말소리의 음량이 청력손실로 달라지는데, 이를 음량 총합(total loudness)에 반영하여 음량 패턴이 같아지도록 정규화한 방식이다(Moore, 2000).

CAM2는 CAMEQ에서 고음역 음향이득을 개선한 방식이다. CAMEQ2 (Cambridge Method for Loudness Equalization 2) 또는 CAMEQ2-HF (Cambridge Method for Loudness Equalization 2-High-Frequency)는 CAM2의 이전 이름이며, CAM2로 바

꾸면서 인생 첫 보청기 사용자 이득을 낮게 하는 것이 추가되었다(Department of Psychology, Cambridge University; Moore, 2000).

CAM2는 네 가지 측면에서 개선이 있었다. 먼저 고음역 음향이득은 CAMEQ가 6,000 Hz까지 제공하던 것을 10,000 Hz까지로 그 범위를 넓혔다(6,000～7,500 Hz 또는 6,000～10,000 Hz)(Moore, 2012). 다음으로 보청기 사용자의 외이공명특성(free field to eardrum transfer function)을 기존 입사각 0°의 단방향에서 CAM2가 다방향으로 분산(diffuse field to eardrum transfer function)한 점이다. 세 번째는 음향 척도를 개선하였고, 마지막으로 개선된 광역 말소리 스펙트럼(wideband average spectrum of speech)을 사용한다(Moore, Glasberg, & Stone, 2010). 양측 경도부터 중등도 난청자에게 완속 압축(slow-acting compression) 16채널 보청기를 이용하여 음향이득을 7,500 Hz까지 확대 적용하여 도움이 있었다(Moore, & Füllgrabe, 2010).

CAMEQ2-HF는 비선형 보청기 음향이득 결정 방식인 NAL-NL1, NAL-NL2, DSL-multistage i/o와 비교하여 NAL-NL1과 함께 음량이 좋아(most loudness) 듣기(audiblity)가 개선되나 청력손실이 심해질수록 어음 인지도 개선 효과는 낮아진다(John & Dillon, 2011). CAM2는 조용한 곳이나 소란스러운 곳에서 듣기를 NAL-NL2와 비교하여도 음량과 음질에서 도움이 있다(Moore, Baer, Ives, Marriage, & Salorio-Corbetto, 2016).

4. 최대 출력 음압 결정

보청기는 기본적으로 소리를 키워 주는 증폭기이며, 이 소리는 사람이 듣는다. 사람의 청각기관은 소리를 무한대로 수용하지 못한다. 수용한계는 압력을 기준으로 기준음압(20 μPa)보다 1,000,000 배 정도이다. 그러나 청력손실이 생기면 들을 수 있는 작은 소리의 한계가 높아지지만 수용할 수 있는 최대 크기 소리는 오히려 낮아진다. 따라서 보청기는 청각기관의 특성을 반영하여 최대 출력 음압을 결정해야 성공적인 장착으로 이어진다. 만약, 최대 출력 음압이 지나치게 높으면 처음 보청기를 경험하는 난청자에게 매우 부정적인 첫인상을 줄 수 있고, 사용을 계속하면 생존한 청각기관을 손상시킬 수도 있다. 또 불쾌역치를 초과하지 않더라도 출력 음압이 전반적으로 높다면 출력에 여유(headroom)가 없어서 가청 범위를 좁히고 소리 품질을 낮추어 말소리 이해를 어렵게 할 수도 있다.

생애 첫 사용자인 경우 출력 음압을 결정하는 절차는 순음 또는 변조 음으로 구한 불쾌역치(dB HL)를 음압 단위(dB SPL)로 환산하고, 머리, 몸통, 외이 등으로 생긴 간섭의 영향을 반영하여 보정한다(RECD, REDD, RET, SPL 등). 후보 보청기 전기음향특성을 검사하여 최대 출력 음압이 어떠한 경우라도 난청자의 불쾌역치를 초과하지 않도록 음향 특성을 수정한다.

보청기 장착 직후 소리의 첫 경험은 가급적 가족이나 가까운 사람이 보통 크기로 천천히 말하는 소리를 듣게 하는 것이 좋다. 친숙한 말소리에 어느 정도 적응이 되면 소리를 점차 크게 들려준다는 것을 알린다. 큰소리는 잡음을 이용하여 65, 70, 75 dB SPL로 점차 크게 소리를 들려주면서 불편을 느끼지 않는지 등 전반적 느낌을 확인한다. 사용(후보)자가 거부감을 느끼지 않는다면 소리가 커진다는 것을 다시 알려 주고 80, 85, 90 dB SPL까지 올려 주면서 불쾌감이 느껴지지 않는지를 감시한다. 때로는 85, 90 dB SPL은 생략하기도 한다. 이 과정에서 불편함을 느꼈다면 초기 단계부터 다시 진행한다. 실이 계측으로 확인하였다면 실이 포화 응답(RESR)이 불쾌역치보다 낮아야 한다.

생애 첫 보청기 사용자의 불쾌역치는 보청기 조절이 잘 되었다면 사용 기간이 늘어날수록 점차 높아진다. 이러한 변화는 두 귀 청력손실과 불쾌역치가 같은 대칭성 난청자에게 보청기를 한 귀만 사용하더라도 두 귀 모두에서 나타나고, 상승 정도는 보청기를 사용하는 귀가 더 크다(Munro & Trotter, 2006). 그러나 최대 출력 음압이 불쾌역치를 초과하면 첫인상이 나빠지면서 보청기 사용을 기피하거나, 소리에 과민해질 수 있으므로 세심한 배려가 필요하다(Byrne & Dirks, 1996; Heo, 2017a; Heo, 2017b; Heo & Ahn, 2016; Heo, Kang, Ko, & Jung, 2004). 이식형 보청기의 과도한 자극은 안면근의 떨림이 생길 수 있고, 이 떨림은 인접한 전극으로 파급될 수 있어 주의가 필요하다(Heo, 2016).

장착 직후 착용 상태에서 불쾌역치 감시는 실생활 환경을 고려하면 대역 잡음(narrow band noise)가 유리하고, 1,500 Hz의 민감도가 가장 높다(Keidser, Bentler, & Kiessling, 2010). 자극 강도는 주파수마다 80, 85, 90 dB SPL의 소리를 사용한다. 소리 크기에 대한 느낌은 '소리가 커서 시원하고 좋다' '시끄럽지만 들을 수 있다' '시끄러워서 불편하다' '듣기 힘들다'처럼 구체적으로 표현하게 해야 한다. 대역 잡음 검사에서 안전이 보장되면 100부터 8,000 Hz 정도의 연속 주파수 순음(sweep pure tone)을 마찬가지로 80 dB SPL부터 85, 90 dB SPL 한 번씩 들려주고 감시하는 것이 좋다. 모든 과정에서 어떤 경우에도 '불편'을 느껴서는 곤란하고, 불편을 느끼지 않는다고 하더라도 눈을 깜빡거리거나 표정에 변화가 있다면 불편을 느끼는 것을 의심하는 것이 좋다. 최대 출력 음압은 보청기 사용(후보)자가 불편한 표정을 보이지 않고, '크다', '시끄러워도 불편하지는 않다'로 반응할 때 안심할 수 있다.

양이 청취는 역치 범위의 아주 작은(20~30 dB SPL) 말소리와 보통 크기(55~65 dB SPL)의 평균 말소리에서 양이 합산에 의한 증강 효과가 각각 3, 6 dB 정도이나 큰(80~90 dB SPL) 말소리의 합산 효과는 8~9 dB까지 높아진다(Heo, 2016a). 따라서 두 귀 모두 보청기를 사용하는 경우 이 점을 기억할 필요가 있다. 양이 사용자의 경우 지금까지 진행한 최대 출력 음압 결정 과정을 두 귀 각각에서 시행한 후, 양이 합산 효과를 반영하여 조절하고 검증해야 한다. 같은 관점에서 보면 다채널 보청기는 단일 채널 보청기와 비교하면 소리가 합산될 것으로 생각할 수 있다. 실지로도 보청기의 채널 수가 많아지면 RESR을 최대 8 dB까지 낮아진다.

최대 출력 음압이 불쾌역치를 초과하지 않도록 조절하는 과정에서 흔히 하는 실수는 음량조절기(volume controller)를 낮추거나 음향이득을 전체적으로 낮추는 것이다. 이렇게 하면 교정 청력이 충분하지 않고, 역치상 소리도 낮아서 말소리가 충분히 크지 않아 이해도도 낮아지는 등 보청기 착용 효과를 떨어뜨릴 수 있다(Heo & Lee, 2022; Lee & Heo, 2022).

강한 소리에 대한 불편감은 장착 과정에서 안전을 충분히 검토하였다고 하더라도 실생활에서 불편을 느낄 수도 있다(Filion & Margolis, 1992; Keidser, Bentler, & Kiessling, 2010)는 점을 기억해야 한다. 이것은 불쾌역치를 순음, 변조 순음, 대역잡음 등으로 구하는데, 실생활에서 음향은 이보다 복잡하고 주파수 성분이 더 많아져서 주파수 합산 효과가 커지고 음압도 높아지는 것과 관련이 있다(Walker, Dillon, Byrne, & Christen, 1984). 최대 출력 음압을 결정한 후에는 보청기 사용자에게 일상에서 복잡한 음향환경을 충분히 설명하고, 만약 불편을 느끼게 되면 곧바로 보청기 사용을 중지하도록 설명한다. 아울러 당시 환경과 소리 특성을 기억하여 보고하게 한다.

보청기는 최대 출력 음압 제한 등을 최소화할 수 있는 기종을 선택하는 것이 유리하다. 그러나 최대 출력 음압 제한이 필요하다면 압축을 우선 적용하고, 출력음향의 왜곡이 심해지는 정점 차단을 피하는 것이 좋다. 청력손실 정도에 따라서는 경도, 중등도, 중등 · 고도 난청은 압축을, 중등 · 고도, 고도 이상의 난청은 압축과 정점 차단을 적용한다. 압축의 경우도 청력손실이 적을수록 입력 강도를 기준으로 하는 iAGC (WRDC)를 청력손실이 심해질수록 출력 강도를 기준으로 하는 oAGC를 적용이 유리하다. 임상적으로는 압축으로 제한하고, 압축 작동시간 이내에 순간적으로 생기는 불쾌역치 도달을 막기 위해 이보다 높은 강도로 정점 차단을 적용하기도 한다.

최대 출력 음압 결정은 음향이득 결정 방식에 따라 다소 차이가 있으나 불쾌역치를 초과하지 않아야 한다는 점에서 기본적으로 같다. POGO는 최대 출력 음압을 어음역 세 개 주파수 불쾌역치 평균보다 4 dB 정도 낮게 설정하며, NAL은 3 PTAs를 기준으로 2 cc 커플러 최대 출력 음압을 결정한다. 그러나 POGO나 NAL의 최대 출력 음압은 사용(후보)자의 불쾌역치와 일치하지 않는 경우가 상당하다. 여전히 논쟁의 여지는 있지만 최대 출력 음압은 불쾌역치를 구하여 적용하는 것이 바람직하다.

/ 제12장 /

청각언어재활 성과 평가와 검증

1. 커플러 전기음향특성

커플러 전기음향특성은 보청기 품질, 조절 상태, 기저선 평가 등의 과정에서 매우 중요한 지표이다(Heo, 2004). 커플러 전기음향특성에 대한 구체적인 내용은 '9장 보청기 성능: 커플러 전기음향특성'을 참고하면 된다.

품질 검사는 새 보청기나 사용 중인 보청기 모두 검사한다. 새 보청기의 경우 검사 결과로 성능이 제조회사에서 표시한 제원과 다름이 없고, 기계적 결함이 없다는 것을 보증할 수 있다. 사용 중인 보청기의 경우 이상 여부나 수리 후 성능을 확인할 수 있다.

조절 상태는 새 보청기나 사용 중인 보청기를 조절한 후, 사용자에게 장착하기 직전에 시행한다. 이 과정은 보청기가 사용자의 청력손실 특성을 잘 반영하여 조절되었는지를 사전에 검토하는 단계이다. 이 단계에서는 청력에 변화가 있거나 미세 조절한 경우, 또는 고장 수리 과정에서 프로그램이 초기화되어 다시 조절하였다면 변경된 내용을 확인한다. 만약, 커플러 전기음향특성만 확인해도 된다면 별도의 변환 및 보정 절차가 필요하지 않다. 그러나 보청기 장착과 조절이 필요하다면

REAG, REIG, RESR 등까지 확인한다. 이 경우에 RETSPL, 커플러 종류 등에의 차이를 고려한 RECD까지 반영해야 한다. 이렇게 결정한 내용이 잘 반영되었는 확인하는 과정이다. 이 과정은 사용(후보)자가 해당 보청기를 안심하고 착용해도 된다는 것을 보증하는 절차이며, 보청기를 좋은 첫 인상과 성공적 사용으로 연결하는 중요한 절차이다.

기저선 평가는 사전 조절과 착용 검증 또는 미세 조절(fine tuning)까지 마무리한 후 조절 상태를 기록하는 과정이다. 이 단계에서 확인한 전기음향특성은 추적 관찰이나 보청기 작동 문제 등이 있을 때 비교기준으로 사용할 수 있다. 각 단계마다 기록한 전기음향특성은 이중 송화기, 소음억제, 주파수 압축이나 전위 등의 기능의 사용 여부를 기록하여야 하고, 필요하다면 작동을 멈추고 검사한 결과도 함께 보관하여야 한다.

커플러 전기음향특성을 통한 검증은 보청기가 기술적으로 무결점 상태인지를 검토하고, 난청자 청력손실 특성에 맞게 조절 가능한 것인지를 살피는 과정이다. 검증은 이러한 관점에서 진행하고 분석해야 한다.

2. 실이 계측

실이 계측은 앞서 언급한 것처럼 보청기를 처음 착용하는 경우 조절 내용을 커플러로 확인한 후, 사용자가 착용한 상태에서 반드시 시행하여야 한다. 커플러 전기음향특성과 마찬가지로 미세 조절까지 마친 후 기록한 실이 계측 결과는 추적 관찰 과정에서 비교 기준으로 사용할 수 있다. 실이 계측에 대한 구체적인 내용은 '10장 실이 계측'을 참고하면 된다.

실이 계측은 장비에 따라 목표 이득 등이 화면에 표시되기도 한다. 그러나 난청자 개인적 특성을 확인하고, 역량이 높은 전문가로서의 안목을 기준으로 살피는 것이 중요하다.

REM은 커플러로 조절 상태를 확인하였을지라도 보청기 사용자가 생애 첫 경험을 하게 되는 경우라면 곧바로 시행하는 것보다 난청자 자신이나 가족의 목소리를 먼저 듣게 하는 것이 좋다. 또 기대치 조절 과정에서 특별히 강조한 부분이 있다면 다시 한 번 설명한 후 실이 계측을 하는 것이 좋다.

실이 계측은 보청기를 착용한 상태에서 작은 말소리(40～50 dB SPL), 보통의 평균 말소리(60～70 dB SPL), 큰 말소리(80 dB SPL) 등에 대한 음향이득과 출력을 확인하는 과정이다. 따라서 기본적으로는 입력 음압 50, 65, 80 dB SPL에 대한 외이도에서 출력 음압(또는 삽입 이득)을 기록한다. 보청기 압축이 작동되는 경우 특정 주파수에서 입출력 특성이나 음강도 변화에 따른 압축 작동 및 해제 시간 등을 기록한다. 만약 전체 주파수의 입출력 특성을 보고 싶다면 입력 음압을 40 dB SPL 정도부터 80 (또는 90) dB SPL까지 10 또는 5 dB 단위로 올려 주면서 검사하기도 한다.

방향성 송화기, 이중 송화기이거나 ALD를 사용한다면 마찬가지로 이러한 기능까지 충분히 평가해야 한다. REM은 커플러만으로 조절하고 확인한 내용들을 사용(후보)자가 특성에 맞게 개인화한 상태를 검증하는 과정이다. 따라서 검사 결과만을 해석하고 분석하는 것보다 사용(후보)자의 의견을 우선 반영하여야 한다. 출력 음향에 대한 피검자 주관적 정보는 사용을 계속하면서 당연히 변한다. REM 검증은 이 점 또한 기억하고 반영하여야 한다.

3. 교정 청력검사

교정 청력검사는 순음검사, 어음검사, 이미턴스검사, 청성뇌간반응(auditory brainstem response: ABR), 청성후기반응인 P300과 mismatch negativity (MMN) 등을 시행할 수 있다. 이 중 교정 순음, 교정 어음은 기본으로 시행하며, 두 검사 모두 역치, 역치상 검사를 청각적 자극만 또는 청각과 시각적 자극을 함께 제공하는 등의 방식(modality)으로 목적에 따라 다양하게 응용할 수 있다(Heo, 2015b).

교정 청력검사를 이용한 검증은 단순한 숫자상의 결과만을 살펴서는 안 된다. 보청기의 증폭과 사용(후보)자가 얻는 실질적 이득의 비교, 개선 가능성, 사용으로도 남게 되는 한계, 맨귀와 교정 상태에서 재활 설계와 추천에 필요한 정보까지 획득할 수 있어야 한다.

1) 교정 순음검사

교정 순음검사는 역치 검사와 역치상 검사로 나눌 수 있다.

역치 검사는 맨귀일 때와 보청기를 착용하였을 때의 최소가청역치를 비교하여 청력 개선 효과(functional gain)를 보는 것이 주된 목적이며, 실제 보청기 착용 효과를 검증하는 중요한 지표 중 하나로 자주 사용한다(Heo, 2015b; Heo, 2016a; Heo, 2017a; Heo, 2017b; Heo & Ahn, 2016; Heo, Kang, Ko, & Jung, 2004; Heo & Lee, 2022; Lee & Heo, 2022). 개선 효과를 보기 위해서는 맨귀와 보청기 착용 상태 모두 음장에서 시행하여야 한다. 맨귀는 음장 검사 대신 헤드셋 또는 삽입형 수화기로 구한 결과를 이용하기도 한다([그림 12-3]).

[그림 12-1]은 왼쪽 귀에 보청기 사용을 가정한 예제이다.

500, 1,000, 2,000, 4,000 Hz를 이용한 weighted 4 PTAs는 오른쪽 101.7 dB HL, 왼쪽 52.5 dB HL이다. 청력이 좋은 왼쪽으로 보청기를 사용하고 있으며, 교정 청력(weighted 4 PTAs)은 27.5 dB HL로 관찰되었다. 맨귀 음장 검사를 시행하지 않았으나 보청기를 사용한 청력 개선 효과는 25 dB 정도이다.

[그림 12-2]는 오른쪽으로 이식형 보청기 인공와우를, 왼쪽으로 개인 휴대용 귀걸이형 보청기를 사용하는 것으로 가정한 예제이다. 두 귀에 서로 다른 감각 자극

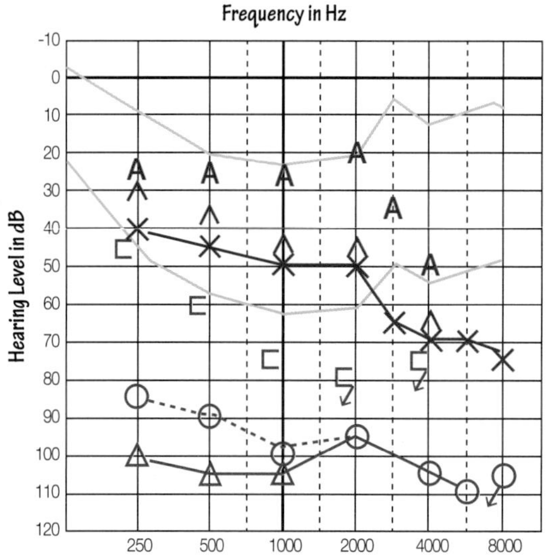

	SRT	SDS	SDS
RE	CNT dB HL (mask)	% @ dB SL (mask)	% @ dB SL (mask)
LE	45 dB HL (mask)	84 % @ 75 dB SL (mask)	% @ dB SL (mask)
LE aided	20 dB HL (mask)	84 % @ 50 dB SL (mask)	% @ dB SL (mask)
	dB HL (mask)	% @ dB SL (mask)	% @ dB SL (mask)

그림 12-1 **교정 순음 및 어음 검사 예제 1**

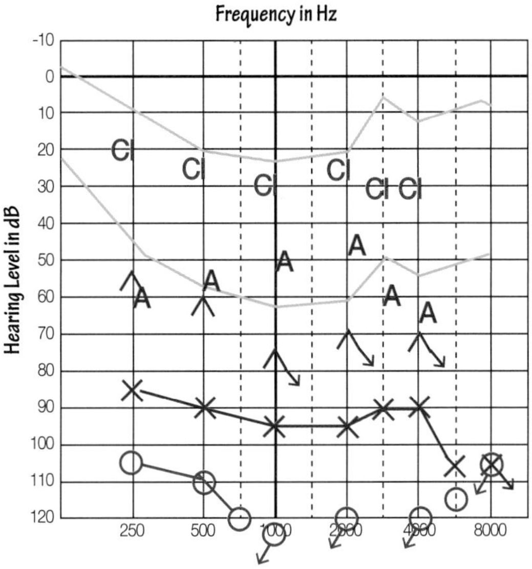

	SRT	SDS	SDS
RE	CNT dB HL (mask)	% @ dB SL (mask)	% @ dB SL (mask)
LE (detect)	90 dB HL (mask)	CNT % @ dB SL (mask)	% @ dB SL (mask)
RE CI	25 dB HL (mask)	80 % @ 50 dB SL (mask)	% @ dB SL (mask)
LE aided	45 dB HL (mask)	48 % @ 75 dB SL (mask)	% @ dB SL (mask)

그림 12-2 교정 순음 및 어음 검사 예제 2

방식(bimodal hearing)으로 재활 중인 예제이다. weighted 4 PTAs 기준, 맨귀 청력은 오른쪽 120 dB HL 이상, 왼쪽 93.3 dB HL이고, 교정 청력은 오른쪽 왼쪽 27.5 dB HL, 왼쪽 51.7 dB HL이다. 보청기 개선 효과는 오른쪽 92.5 dB 이상, 왼쪽 41.7 dB 정도이다. 왼쪽 맨귀의 청력과 두 귀의 청력 개선 효과를 비교하고, 양이 청취 이득을 고려하면 왼쪽도 개인 휴대용 보청기보다 같은 종류의 이식형 보청기 사용이 유리할 수 있다.

역치상 검사는 보청기를 착용한 상태에서 주파수마다 역치상 크기의 소리에 대한 느낌(음량 척도)을 확인한다. 역치상 검사 결과는 소리에 대한 전반적인 음량 만족도를 알 수 있고, 착용 효과, 예후, 기대치 상담, 재활 계획, 일상에서 의사소통 방법 상담 등에 활용할 수 있다. 보청기 유효 주파수 범위에서 교정 최소가청역치부터 불편을 느끼지 않는 큰 소리까지 범위를 고려하여 가청영역(audible field)도 확인할 수 있다(Heo, 2017a).

[그림 12-3]은 오른쪽 와우 이식형 보청기 사용자가 어음처리기 조절(MAP) 추적을 위해 사전 평가를 가정한 예제이다. 추적 관찰은 비교적 초기 단계로 방문 당일의 MAP 수정 방향을 결정하기 위해 시행한 것이다. 음량 척도를 '아주 작다', '작다' '약간 작지만 편하다' '편하다' '약간 크지만 편하다' '크고 괜찮다' '불편할 정도로 크

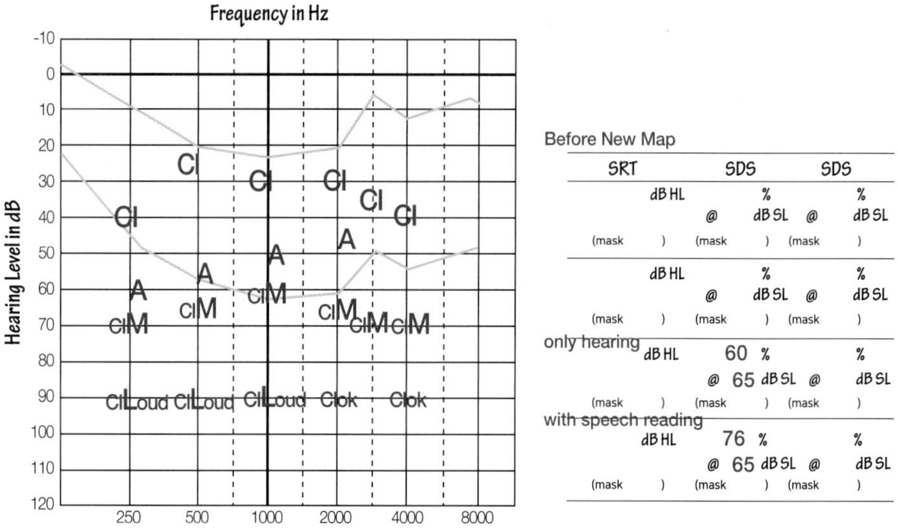

그림 12-3 **교정 역치상 순음 및 어음 검사 예제**

다'와 같이 세분화하지 않고, 교정 청력과 쾌적 역치, 강한 크기 소리에 대한 느낌만을 확인한 것이다. weighted 4 PTAs 기준, 교정 청력은 30.8 dB HL, 쾌적 역치는 64.2 dB HL이다. 250부터 4,000 Hz 음계의 90 dB HL에 대한 느낌은 차례로 '크다' '크다' '크고 좋다' '좋다' '좋다'로 표현했다. 이 예제에서 교정 청력은 이식형 보청기 사용자의 정상 범위 경계선에 걸쳐 있다. 청각기관에 문제가 없고 가능하다면 추가로 청력 개선을 도모하는 것도 좋다. 교정 쾌적 역치는 교정 역치 개선 정도와 관계없이 다소 낮은 편이다. 말소리를 충분한 크기로 들을 수 있도록 도와주는 것이 좋다. 90 dB HL에 대한 느낌은 불편을 느끼지는 않아서 대체로 양호하다. 하지만 250, 500 Hz는 입력 또는 출력 가청 범위(input/output dynamic range), 송화기 감도(microphone sensitiviey), 이득 등을 수정하여 인접 주파수와 균형을 유지하는 것이 좋고, 나머지 주파수의 역치상 소리도 충분한 크기로 들을 수 있게 MAP의 수정 방향을 설계하는 것도 좋다.

2) 교정 어음검사

교정 어음검사는 교정 순음검사와 마찬가지로 보청기 착용을 전후하여 청력 개선 정도와 어음이해도로 가청 능력을 확인할 수 있다.

청력 개선 정도는 어음청취역치를 검사하여 사전, 사후 역치의 변화를 이용한다([그림 12-1～3]). 가청능력은 편안한 크기의 말소리를 피검자와 마주 보거나(speech reading) 피검자가 검사자 보지 않고 소리만 듣고 바르게 따라 정도인 어음이해도로 확인한다. 만약, 필요하다면 어음 자극을 이용한 역치상 음량 척도를 추가로 검사한다.

[그림 12-1]에서 어음청취역치는 착용 전 45에서 20 dB HL로 25 dB의 청력 개선 효과가 있고, 어음이해도는 보청기 착용 전후 모두 84%로 착용 전에 비해 낮아지지 않았고, 성적도 정상 범위 경계선에 있어서 가청능력도 양호한 것으로 판단할 수 있다.

[그림 12-2]에서 맨귀는 오른쪽 소리를 들을 수 없었고, 왼쪽은 90 dB HL의 소리만 겨우 느끼는 수준(speech detection level)이었다. 교정 청력은 어음청취역치가 오른쪽 25 dB HL, 왼쪽 45 dB HL를, 어음이해도는 오른쪽이 80%, 왼쪽이 48%이다. 어음청취역치상 오른쪽은 청력 개선 효과가 65 dB 이상(순음검사를 고려하면 90 dB 이상)으로 현저하게 좋고, 왼쪽은 45 dB 정도이다. 왼쪽의 교정 최소가청역치는 근소하게나마 추가 개선이 가능할 수 있으나 맨귀 청력손실이 크고, 오른쪽 인공와우 청력 개선 효과를 고려하면 그 변화를 사용자가 느끼기 어렵다. 그렇다고 보청기 사용을 중단해서는 안 된다. 보청기 사용을 중단하면 청각 박탈로 청각적 퇴행이 생길 수 있고, 청각적 자극으로 나타날 수 있는 가소성을 포기로 이어질 수 있다.

[그림 12-3]에서 어음이해도는 편안하다고 느끼는 강도(65 dB HL)에서 시행하였다. 청각적 단서만 주었을 때 60%, 청각과 시각적 단서를 함께 주었을 때 76%로 관찰되었다. 교정 순음검사에서 설명한 것처럼 가능하다면 교정 최소가청역치 개선이 필요하다. 어음이해도는 후천성 난청 이식자의 초기 평균 수준을 유지하고 있어서 수행력이 전반적으로 양호하게 진전되고 있다는 것을 의미한다. 다만, 여기서 어음이해도 검사를 위해 확인한 교청 쾌적역치가 65 dB HL로 다소 높은 점이다. 쾌적 어음강도를 음압단위로 바꾸면 약 84.5 dB SPL 정도이며, 이 정도는 보통 말소리를 다소 작게 들을 수 있다.

3) 전기생리학적 검사

이미턴스 검사는 개인 휴대용 보청기나 이식형 보청기의 최대 출력 음압 감시에 이용할 수 있다.

보청기의 경우 사용자의 불쾌역치와 보정 값을 고려하여 최대 출력 음압 수준을 결정한 뒤 시행해야 한다. 등골근 반사는 소리를 한 귀에 자극하여도 두 귀의 반사가 나타난다(Martin & Clark, 2016). 이러한 생리적 기전을 이용하여 등골근 반사는 보청기를 착용하지 않은 대측으로 확인한다(contralateral reflex). 그러나 난청 성질, 안면신경 마비 등에 따라 나타나지 않을 수 있고, 청력손실 정도에 따라 음량 척도(loudness scaling)를 범주화하지 못하는 등의 단점이 있으나 출력 음압 결정에 도움을 얻을 수 있다(Holmes & Woodford, 1977; Olsen, Rasmussen, Nielsen, & Borgkvist, 1999; Rappaport & Tait, 1976).

인공와우의 경우 수술 중 또는 수술 후 시행한 등골근 반사를 말한다. 수술 중에는 육안으로 직접 확인할 수 있고, 수술 후에는 이미턴스 검사 장치를 이용하여 대측 반사로 확인할 수 있다(Battmer, Laszig, & Lehnhardt, 1990; Hodges, Balkany, Ruth, Lambert, Dolan-Ash, & Schloffman, 1997; Hodges, Butts, Dolan-Ash, & Balkany, 1999; Van den Borne, Mens, Snik, Spies, & Van den Broek, 1994). 검사 방법이 간단하며 소요 시간이 짧고, 잡음에 영향을 받지 않는 장점이 있으나 최대 자극 강도를 주어도 25～35%에서 반응이 나타나지 않기도(Spivak & Chute, 1994) 한다. 그러나 전기 자극 등골근 반사 역치(electrically acoustic reflex threshold: eART)가 관찰되면 편안한 최대 강도(maximal comfort level: C level)는 electrically auditory brainstem response (eABR)보다 15～20 CL 정도 낮게 하는 것이 수행력 개선에 좋다. 이 값은 유의한 상관관계를 보이며, 협조가 되지 않는 이식자의 MAP에 도움을 줄 수 있다(Brickley, Boyd, Wyllie, O'Driscoll, Webster, & Nopp, 2005; Lorens, Walkowiak, Piotrowska, Skarzynski, & Anderson, 2004).

ABR은 개인 휴대용이나 이식형 보청기의 교정 청력을 객관적으로 알 수 있는 검사이다. 그러나 검사 시간과 비용, 난이도 등을 고려하면 청력 확인용 도구로만 사용하는 것은 과한 편이다. 최근에는 소리 대신 전기를 자극하여 기록한 eABR을 이용하여 이식형 보청기 사용(후보)자의 술 전 및 술 후 검사로 사용한다. 술 전 검사는 전기 자극에 대한 뇌간 반응을 확인하여 이식 결정에 참고할 수 있다(Hall, 1990; Kim, Kang, Ahn, Heo, Lee, & Kim, 2000; Kim, Ahn, Heo, & Kim, 2001; Smith & Simmons, 1983). 술 후 검사는 이식 초기 전기 자극에 대한 반응 역치 평가와 청신경 말단 가소성을 평가하기도 한다. 그러나 전류 자극 방법이나 전극 종류 등에 따른 차이를 고려해야 하고, 말소리 인지 능력을 예측하기 어려워서 여전히 한계가 있다(Cohen, Saunder, Knight, & Cowan, 2006; Gantz, Tyler, Rubinstein, Wolaver, Lowder, Abbas, Brown, Hughes, & Preece, 2002; Nikolopoulos, Mason, Gibbin, & O'Donoghue, 2000).

eABR 파형은 와우축신경에 삽입한 전극(1 kHz에서 저항 0.5 MΩ)을 통해 단위상(monophase)의 펄스 폭이 75 ㎲인 양위상 펄스를 2부터 350 ㎂까지(Badi, Hillman, Shelton, & Normann, 2002; Hillman, Badi, Normann, Kertesz, & Shelton, 2003; Lusted, Shelton, & Simmons, 1984), 단위상 펄스폭이 53.3~400 ㎲인 양위상(-/+) 펄스를 1부터 1,700 ㎂(0~255 charge unit)까지 34/초의 빈도(Fernandez, Vernetta, Garrido, Gomez, & Perez, 2018)로 자극하여 안정적으로 기록하면서 청신경 생존을 확인했다. 전기 자극에 대한 역치를 확인할 수 있는 eABR, 전기자극 청성중간반응(electrically auditory middle lantency responses: eMLR), 인공와우 제조회사에서 제공하는 소프트웨어로 신경반응을 원격으로 검사(neural response telemetry)하는 청신경복합활동전위(electrically compound action potential: eCAP) 등은 어음처리기 MAP을 위한 정보로도 활용한다(Brown, Hughes, Luk, Abbas, Wolaver, & Gervais, 2000; Hong, Yu, Lee, Heo, & Kang, 2010; Hughes, Brown, Abbas, Wolaver, & Gervais, 2000; Kim, Kang, Park, Kim, & Heo, 1997; Shallop, Beiter, Goin, & Mischke, 1990).

전기 자극 역치는 50 ㎲인 양위상(-/+) 펄스를 와우 갑각을 자극하면 190±137 ㎂(Heo, Jung, Kang, Kim, & Ko, 2003), 정원창을 자극하면 300~400 ㎂ 정도, 와우축을 자극하면 150 ㎂ 정도, 인공와우 전극으로 자극하면 100 CL (75 ㎂) 정도이다(Badi, Hillman, Shelton, & Normann, 2002; Kim, Kang, Ahn, Park, Heo, & Kim, 1999; Kim, Kim, Heo, & Lee, 2000; Lusted, Shelton, & Simmons, 1984). 전기 자극 가청 범위(electrically dynamic range: eDR)는 전류 단위를 기준으로 하면 6~30 dB 정도이며(Shannon, 1983), 어음처리기 자극 강도를 기준으로 하면 대부분 40~50 CL(최대 25~60 CL)정도이다(Botros, Banna, & Maruthurkkara, 2013). eDR은 성인보다 유소아가 넓을 수 있

고(Zwolan & Olverstreet, 2005), 일부 성인 이식자의 고음역에서 15～30 CL 정도로 좁아지기도 하고, 수행력이 좋은 경우 70～80 CL 정도로 넓어지기도 한다.

이와 같은 전기 자극 부위별 반응 역치와 eDR을 고려하면 전류 강도와 자극 강도를 어느 정도 예상할 수 있다([그림 12-4]).

[그림 12-4]는 전기 자극 부위에 따른 전기생리학적 반응 역치와 어음처리기 T와 C/M의 관계를 추정을 설명하는 그림이다.

그림에서 왼쪽 눈금은 인공와우 장치의 자극 단위(current level: CL)를 80부터 240 CL까지, 오른쪽 눈금은 전류 단위를 50부터 1,291 ㎂까지를 표시한 것이다. 같은 높이의 두 눈금의 값은 다르지만 자극되는 전류는 같다. 와우축(modiolus) 신경, 정원창, 와우갑각 등 자극 부위에 따라 역치가 다르고, 만약 eABR 반응 역치가 150 CL (≒209 ㎂) 정도라고 가정하면 eDR은 투명한 빨강 막대처럼 차례로 최소, 최대 범위 그리고 일반적인 범위로 각각 결정할 수 있다.

전기생리학적 평가 도구만으로는 최적의 MAP을 완성하는 것은 여전히 한계가 있다. 이러한 한계의 원인 중 하나는 전기 자극에 대한 유발전위의 자극 및 기록 방법과 이식형 보청기의 자극과 청신경에서 수용의 차이에 의한 것이다. 청성유발전위는 하나의 전극에 하나의 양위상(biphase) 자극을 주고 반응을 기록한다. 이때 청

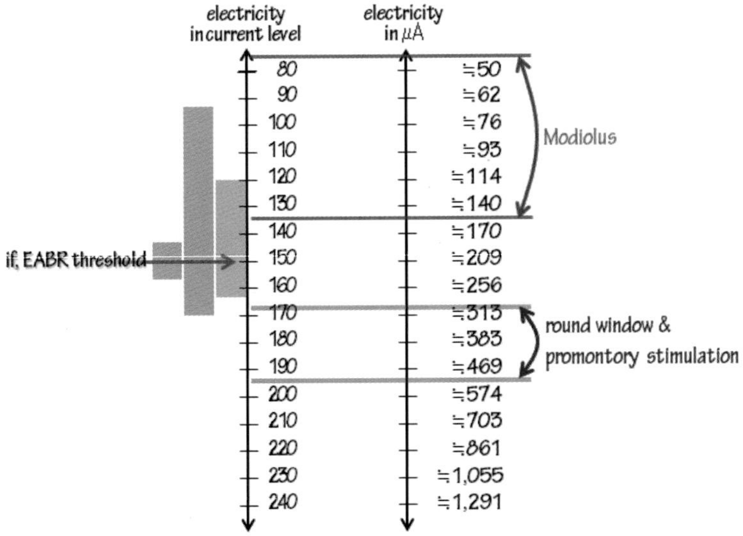

그림 12-4 자극 부위에 따른 전기생리학적 평가 역치와 어음처리기 MAP의 T와 C/M 관계(추정)

성유발전위는 자극과 자극 사이(inter stimulus interval: ISI)에 반응을 기록할 수 있는 충분한 휴지시간을 갖는다. 전위는 이 휴지시간 동안 기록하며, 이러한 과정을 최대 2,000번까지 반복하면서 전위를 수집하고 평균 가산한다(averaging technique). 반면 이식형 보청기 자극은 청성유발전위와 달리 하나의 전극에서 매우 빠르게 자극하기도 하고, 여러 개의 전극이 교대로 빠르게 자극하기도 한다. 따라서 매우 짧은 간격을 두고 자극한 전류 강도가 더해지거나(temporal summation) 서로 다른 전극에서 자극한 전류 강도가 더해지기도(spatial summation) 하면서 신경 반응 정도가 달라진다. 이러한 원인으로 청성유발전위와 청신경의 반응 사이에 얼마간 차이가 생기는 것이다. 실지로 eCAP이나 eABR의 역치는 MAP 역치(T)와 쾌적강도(C 또는 M) 사이에서 관찰되며, T와 C/M을 단일 전극에서 구한 후 말소리를 자극(live mode)하면 크기를 다르게 느끼기도 한다(Heo, 2016a).

eABR은 이 외에도 이식형 보청기의 경우 유발전위검사기를 이용하여 전극 평균 전압(average electrode voltage: AEV), eCAP 등을 측정하여 전극의 이상이나 고장 여부를 판단하기도 한다(Heo, 2009c; Heo, 2016a; Heo, Jung, & Jung, 2009; Heo, Kang, Park, Lee, & Choi, 2007; Heo, Kim, Ahn, Jung, & Kang, 2007; Hughes, Brown, & Abas, 2004).

P300이나 mismatch match negativity (MMN)는 소리 및 전기 자극은 물론 말소리(음절)를 자극하여 뇌간 상부를 포함한 청각 중추 영역의 가소성과 인지 기능을 확인할 수 있다(Abbas & Brown, 2006; Friesen & Tremblay, 2006; Kim, Kim, Jo, Heo, & Kim, 2001; Kim, Lee, Kim, Heo, & 2000; Kraus, Micco, Koch, McGee, Carrell, Sharma, Wiet, & Weingarten, 1993; Ponton, Don, Eggermont, Waring, & Masuda, 1996). 이것은 인공와우 사용자의 P1 잠복시간 지연이 난청이 발생하여 인공와우를 이식받기까지의 기간에 영향을 받고, 청각적 자극이 시작되면 성숙은 다시 진행한다(Ponton, Don, Eggermont, Waring, & Masuda, 1996).

4. 성과 평가

성과 평가(outcome assessment)는 청각학적 평가와 설문 평가가 있다. 청각학적 평가는 앞에서 설명한 교정 순음검사, 교정 어음검사가 가장 대표적이다. 설문 평가는 보청기 사용자의 청취 경험 및 주양육자가 관찰한 내용을 근거로 응답한 설문을 분석하는 것이다. 여기서는 이미 설명한 교정 순음 및 어음 검사를 제외한 설문 성과 평가만을 설명한다.

설문 평가는 보청기 사용이 난청자의 사회적 참여까지 포기하게 만든 장애 상태(hearing handicap)에서 일부 활동만 제한하는 불능 상태(hearing disability)로, 다시 청각기관 손상으로 듣는 것을 다소 불편하다고 가볍게 느끼는 손실 상태(hearing loss, hearing impair) 등으로 개선되는 정도를 설문 응답 점수로 평가한다. 설문 평가는 보청기 사용으로 얻는 긍정적 변화를 묻거나 사용 전후를 비교하여 불편 개선 정도를 확인하는 방법이 있다. 사전 사후 점수 비교는 보청기 장착 후 미세 조절 시간 등을 고려하여 적어도 5~6주 정도 간격을 갖는 것이 좋다. 긍정적 변화는 COSI, HAPI, IOI-HA, QOL 등을, 불편 정도 개선은 APHAB, GAS, HHIE 등을 이용하여 확인할 수 있다. 이 외에도 보청기에 내장된 사용 기록(data login)을 이용하기도 한다.

1) Abbreviated Profile of Hearing Aid Benefit (APHAB)

APHAB는 128문항의 Profile of Hearing Aid Benefit (PHAB)을 축약한 도구이며, 불편 개선 정도를 확인하는 도구로 사용할 수 있다(Cox & Alexander, 1995). 그러나 서로 다른 보청기 비교나 조절 상태 비교 등의 목적으로는 사용하기 어렵다. 설문은 의사소통 편의성(6문항, easy of communication), 잔향(6문항, reverberation), 배경소음(6문항 background noise)(이상 개선 정도), 소리에 대한 혐오감(6문항, aversiveness)(부정적 측면) 등의 4개의 하위 척도, 모두 24개 문항이다.

응답은 보청기를 사용하지 않았을 때와 사용할 때로 구분하여, 각각의 문항에 대하여 얼마나 자주 경험하는가를 기준으로 '항상(always)' '거의 대부분(almost always)' '대체로(generally)' '절반(half-the-time)' '가끔(occasionally)' '드물게(seldom)' '전혀 아니다(never)'의 7개의 보기에서 선택 답변할 수 있다. 설문에는 이전 보청기 착용 경험, 하루 사용 시간, 보청기를 사용하지 않았을 때 듣기 불편 정도에 대한 추가 문항이 있다(Cox, 1997; Cox & Alexander, 1995).

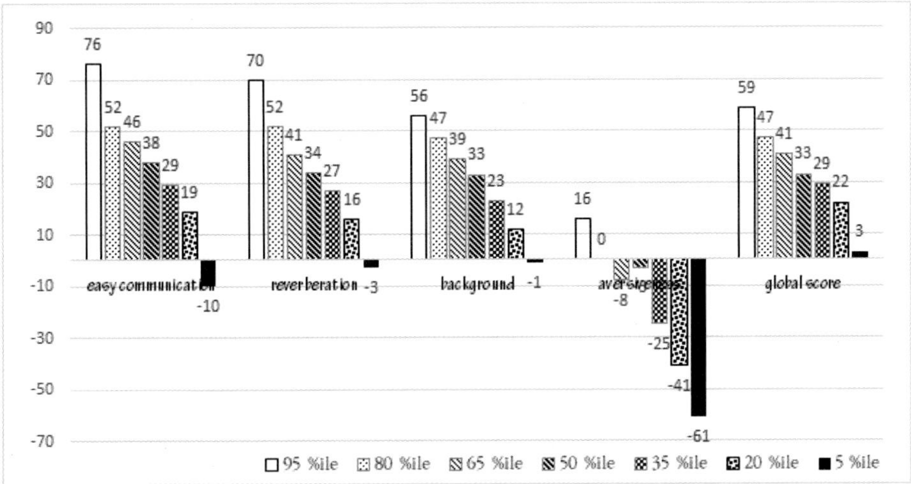

그림 12-5 **가청 범위 압축 보청기 Abbreviated Profile of Hearing Aid Benefit (APHAB) 착용 이득 점수 기준**

개별 문항 점수는 '항상'을 99%, '거의 대부분'을 87%, '대체로'를 75%, '절반'을 50%, '가끔'을 25%, '드물게'를 12%, '전혀 아니다'를 1%로 각각 할당하고, 하위 척도 배경소음의 문항 10, 20, 21, 하위 척도 잔향의 문항 5, 19, 24의 경우 역으로 할당한다.

점수 계산은 보청기를 사용하지 않을 때와 사용할 때로 나누어 하위 척도별 평균을 구하고, 보청기를 사용할 때 성적에서 사용하지 않을 때 평균 점수 차이가 착용 이득이 된다. 총점 및 하위 척도별 점수 평균과 착용 이득 평가 기준은 선형, 가청 범위압축 방식, 유소아, 노인별도 확인할 수 있다([그림 12-5]).

2) Client Oriented Sclae of Improvement (COSI)

Client Oriented Sclae of Improvement (COSI)는 난청자 개인별 보청기 재활 목적 도달 여부를 간단하게 평가하기 위해 고안한 도구이다.

COSI 설문은 '한 사람 또는 두 사람과 조용한 곳에서 대화' '한 사람 또는 두 사람과 소란스러운 곳에서 대화' '조용한 곳에서 여러 사람과 대화' '소란스러운 곳에서 여러 사람과 대화' '보통 크기 음량으로 텔레비전 시청 또는 라디오 청취' '친한 사람과 전화 통화' '친하지 않은 사람과 전화 통화' '다른 방에서 전화벨소리' '초인종이나 노크 소리' '도로 교통 소음' '사회적 관계 기회 증가' '쑥쓰럽고 당황스럽다' '혼자된 느낌' '속상하고 화남' '교회나 모임에서 듣기' '기타'의 16개 문항으로 구성되어 있다.

COSI의 유용성은 확인되었으나(Dillon, James, & Ginis, 1997) 단독으로 사용하는 것보다 다른 도구와 함께 사용하여 서로를 보완하여 검증 도구로 사용하는 것이 필요하다(Lansbergen, De Ronde-Brons, Boymans, Soede, & Dreschler, 2018).

3) Device Oriented Subjective Outcome (DOSO)

Device Oriented Subjective Outcome (DOSO)는 자기 보고 중심의 평가가 보고자의 성격에 영향을 받는 점을 고려하여 이를 반영한 도구이다. 보청기 사용 전에는 난청자 성격, 청력, 보청기 기대치 등을, 장착 조절 과정에서는 대화를 위해 선호하는 음향이득과 출력 음압을, 장착 후 충분한 기간 사용 후에는 사용 이득을 각각 평가한다(Cox, Alexander, & Gray, 2007).

설문은 말소리 단서(speech cue), 듣기 노력(listening effort), 유쾌한 정도(pleasnatness), 조용한 정도(quietness), 편리한 정도(convenience), 사용(use) 등의 6개 하위 척도가 있다. DOSO는 문항 수에 따라 기본형(40)과 단축형(28)이 있다. 단축형은 두 가지 유형이 있는데, 하위 유형(말소리 단서와 듣기 노력)에서 차이가 있고 충전지 사용 관련 문항이 다르다.

응답은 하위 척도 말소리 단서, 듣기 노력, 유쾌한 정도, 조용한 정도, 편리한 정도의 문항의 경우 '전혀(not at all)' '드물게(a little)' '약간(somewhat)' '중간(medium)' '상당히(considerably)' '꽤 많이(greatly)' '아주 많이(tremendously)'의 7점 척도 보기 중 하나를 선택할 수 있고, 사용의 경우 5점 척도 보기 중 하나를 선택할 수 있다(HARL).

개별 문항 점수는 하위 척도 '사용'을 제외한 나머지 하위 척도의 경우 '전혀'를 1점, '드물게'를 2점, '약간'을 3점, '중간'을 4점, '상당히'를 5점, '꽤 많이'를 6점, '아주 많이'를 7점으로 각각 할당하고, 하위 척도 '사용'의 경우 주간 사용일은 '안한다'를 1점, '1~2일'을 2점, '3~4일'을 3점, '5~6일'을 4점, '매일'을 5점으로, 하루 중 사용 시간은 '1~4시간'을 1점, '5~6 시간'을 2점, '7~8 시간'을 3점, '9~10 시간'을 4점, '11 시간 이상'을 5점으로, 필요할 때 보청기를 얼마나 자주 사용하는가는 '항상(always, 100%)'을 5점, '주로(usually, 75%)'를 4점, '종종(sometimes, 50%)'을 3점, '가끔(rarely, 25%)'을 2점, '안 한다(never)'를 1점으로 각각 할당한다.

4) Expected Consequences of Hearing Aid Ownership (ECHO)

Expected Consequences of Hearing Aid Ownership (ECHO)는 처음 보청기를 사용하려는 난청자의 기대치가 비현실적으로 높아 이를 사전 평가하기 위한 도구이다. 설문은 긍정적 효과, 서비스와 비용, 부정적 요인, 개인적 요인의 4가지 하위 척도가 있고, 모두 14개 문항으로 구성되었다. 이 평가를 통해 비현실적인 기대치를 조절하여 보청기에 대한 불필요한 실망이나 거부감을 예방할 수 있다(Bille & Parving, 2003; Cox & Alexander, 2000).

ECHO는 14개 문항과 전화 사용에 관한 추가 선택형 질문 1개를 포함하여 모두 15이며, 응답은 DOSO와 마찬가지로 7점 척도 보기 중 하나를 선택한다(HARL). 보청기 사용에 관한 별도 문항인 평생 보청기 사용 기간, 하루 중 보청기 사용 시간, 보청기를 사용하지 않을 때 청력손실로 느끼는 불편 정도 등에 관한 세 가지이다.

개별 문항 점수는 하위 척도 '사용'을 제외한 나머지 하위 적도의 경우 '전혀'를 1점, '드물게'를 2점, '약간'을 3점, '중간'을 4점, '상당히'를 5점, '꽤 많이'를 6점, '아주 많이'를 7점으로 할당한다. 그러다 부정 응답의 경우 점수를 이와 반대로 할당한다. 채점은 하위 척도별 평균과 전체 점수 평균을 구한다.

보청기 사용에 관한 별도 문항은 평생 보청기 사용 기간의 경우 '없다' '6주 미만' '6주~11개월' '1~10년' '10년 이상'으로, 하루 중 사용 시간의 경우 '안 한다' '1시간 미만' '1~4시간' '4~8시간' '8~16시간'으로, 보청기를 사용하지 않을 때 청력손실로 느끼는 불편 정도의 경우 '없다' '약간(경도)' '중간 정도' '중간 이상' '심각한 수준'으로 각각 응답한다.

5) Hearing Handicap Inventory (HHI)

Hearing Handicap Inventory (HHI)는 간단하여 빠르고 쉽게 적용할 수 있

고, 높은 신뢰도와 타당도로 일반 대중 및 뇌졸중과 같은 장기 요양 환자의 청력 손실을 조기에 발견할 수 있는 유용한 도구이다(Heo, 2017c; Heo, 2018b; Koohi, Vickers, Utoomprurkporn, Werring, & Bamiou, 2019; Lee, Heo, & Hwang, 2018; Lee, Heo, & Kwon, 2022; Lichtenstein, Bess, & Logan, 1988; Lycke, Lefebvre, Cool, Van Eygen, Boterberg, Schofield, & Debruyne, 2018; Newman, Weinstein, Jacobson, & Hug, 1990; Son & Heo, 2018; Ventry & Weinstein, 1982; Weinstein, Spitzer, & Ventry, 1986; Weinstein & Ventry, 1983). HHI는 성인용과 노인용 버전이 있고, 노인용 버전은 직업적 영향이 반영되었다(Newman, Weinstein, Jacobson, & Hug, 1990). 설문 응답은 대면, 비대면, 지면, 멀티미디어 등 여러 가지 형식으로 진행할 수 있으며(Holcomb & Punch, 2006; Newman & Weinstein, 1989), 다양한 언어로 번역되어 여러 나라에서 활발하게 사용하고 있다.

HHI는 청력손실이 없는 사람의 경우 가끔 다소 과대평가하기도 하고, 난청자의 경우 다소 과소평가 하는 경향을 보이기도 하지만 순음청력과 유의한 관계를 보인다(Matthews, Lee, Mills, & Schum, 1990; Pedersen & Rosenhall, 1991). 비대칭성 난청의 경우 좋은 귀 청력에 의존하며, 경도 난청의 경우 정서 및 사회적 반응의 개인차가 크지만 어음이해도와 20% 이상 차이를 보이지 않는다(Weinstein & Ventry, 1983).

설문 문항은 정서적 측면과 사회적 측면의 두 가지 하위 척도, 25개이며, 단축형의 경우 10개이다. 단축형도 청각 선별 도구로서 높은 민감도와 특이도를 갖는다(Lichtenstein, Bess, & Logan, 1988).

설문에 대한 응답은 '그렇지 않다(0점)' '때때로 그렇다(2점)' '항상 그렇다(4점)'의 세 가지 지문 중 하나를 선택하고, 점수는 개별 문항에서 선택한 지문의 점수를 합한 값이다. 총점은 100점이며, 점수가 높을수록 청력손실이 많아진다는 것을 의미한다.

난청 선별 기준은 18점 이상이며(Ventry & Weinstein, 1982), 단축형은 8점 이상(Lichtenstein, Bess, & Logan, 1988)이다.

HHI는 보청기 사용을 전후한 참여제한 정도를 분석하여 청각언어재활에도 사용할 수 있다(Heo & Lee, 2022; Lee & Heo, 2022; Lee, Heo, & Kim, 2022; Newman & Weinstein, 1988). 보청기를 사용하면 HHI 점수는 20～30점 이상 낮아지고(Yueh,

Souza, McDowell, Collins, Loovis, Hedrick, Ramsey, & Deyo, 2001), 개선 정도는 배우자보다 보청기 사용자가 더 크다(Newman & Weinstein, 1988). 그러나 대상이 고령 성인인 경우 HHI는 나이, 기력, 정신력, 보청기 사용 욕구(Nuesse, Schlueter, Lemke, & Holube, 2021), 잡음하 어음청취, 나이(Saunders & Forsline, 2006) 등에 영향을 받을 수 있으며, 이들 요인이 클수록 청력손실을 과소평가하는 경향을 보인다. 청력손실이 없더라도 듣기에 불편을 느끼는 경우 HHI 점수가 높게 나타나며, 음향이득이 적은(mild-gain) 보청기 사용(1~4 시간/일)으로 잡음하 어음청취(revised speech perception in noise) 등의 성적이 개선된다(Roup, Post, & Lewis, 2018). 고령 성인의 HHI 성적이 나쁘게 나타나는 것은 가청력의 감퇴, 말초 및 중추청각전달로 기능적 감퇴 등으로 소통에 어려움을 느끼고, 여기서 생기는 부정적 감정이 누적된 것을 원인으로 볼 수 있다(Eckert, Matthews, & Dubno, 2017).

6) International Outcome Inventory for Hearing Aids (IOI-HA)

International Outcome Inventory for Hearing Aids (IOI-HA)는 '보청기 청각재활 성과 평가'를 주제로 열린 Eriksholm 워크숍 토론을 기초로 만든 도구이다. 이들은 최적의 성과 평가를 위한 기준이 매우 다양하다는 데 동의하고, 간단하게 사용할 수 있는 자가 성과 평가 도구를 개발하고자 했다. 이를 위해 10가지 중요 사안을 선택하여 순위를 정하고, 상위 5개 항목을 검토했다. 최종적으로 기존의 도구를 보완하면서, 다양한 사회적, 문화적, 건강관리 체계에서도 비교 가능하며, 활용도 높고, 간단하면서 보편적으로 적용 가능한 7문항의 도구를 개발했다(Cox, Hyde, Gatehouse, Noble, Dillon, Bentler, Stephens, Arlinger, Beck, Wilkerson, Kramer, Kricos, Gagné, Bess, & Hallberg, 2000). 보청기 조절 결과 평가에는 다소 한계가 있고(Brännström & Wennerström, 2010) 좋은 귀의 어음이해도에 영향을 받으며(Brännström, Lantz, Nielsen, & Olsen, 2014), 기술발전에 따른 업데이트가 필요하지만(Williams, Johnson, & Danhauer, 2009) 평가 도구로 유용하다(Cox, Stephens, & Kramer, 2002; Heuermann, Kinkel, & Tchorz, 2005; Kramer, Goverts, Dreschler, Boymans, & Festen, 2002; Lee, Heo, & Kim, 2022; Smith, Noe, & Alexander, 2009; Thunberg, Jespersen, Bille, & Legarth, 2014; Williams, Johnson, & Danhauer, 2009).

문항은 아래와 같고, 선택 지문은 문항에 따라 다르나 5개 지문 중 하나를 선택한다.

'(지난 2주 동안) 하루 평균 보청기 사용 시간'에 대해서는 '사용하지 않았다' '1시간 미만' '1～4시간' '4～8시간' '8시간 이상' 중 하나를 선택한다.

'(지난 2주 동안) 보청기 구입 전 가장 듣고 싶어 했던 상황에서 얼마나 도움이 있는지'에 대해서는 '전혀 도움이 없었다' '약간 도움이 있었다' '중간 정도 도움이 있었다' '꽤 도움이 있었다' '아주 많은 도움이 있었다' 중 하나를 선택한다.

'잘 듣고 싶었던 상황에서 보청기를 사용하고도 어느 정도 어려움을 느끼는지'에 대해서는 '아주 많은 어려움이 있다' '꽤 많은 어려움이 있다' '중간 정도 어려움이 있다' '약간의 어려움이 있다' '어려움이 없다' 중 하나를 선택한다.

'종합적으로 생각해서, 보청기는 지금도 말썽거리인지'에 대해서는 '그렇지 않다' '약간 그렇다' '중간 정도 그렇다' '꽤 많이 그렇다' '아주 많이 그렇다' 중 하나를 선택한다.

'(지난 2주 동안) 현재 보청기를 사용하고도, 청력손실이 해야 할 일에 얼마나 많은 영향을 주는지'에 대해서는 '아주 많이' '꽤 많이' '중간 정도' '약간 정도' '영향 없다' 중 하나를 선택한다.

'(지난 2주 동안) 현재 보청기를 사용하고도, 나의 청력손실로 주변 사람들이 얼마나 힘들었다고 생각하는지'에 대해서는 '아주 많이' '꽤 많이' '중간 정도' '약간' '전혀 아니다' 중 하나를 선택한다.

'종합적으로 생각해서, 지금 보청기가 내 삶을 얼마나 즐겁게 바꾸었는지'에 대해서는 '나빠졌다' '변화 없다' '약간 좋아졌다' '꽤 좋아졌다' '아주 좋아졌다' 중 하나를 선택한다.

'보청기를 사용하지 않으면 얼마나 불편한지'에 대해서는 '심하게 불편하다' '중간에서 심한 사이 정도' '중간 정도' '경한 정도' '없다' 중 하나를 선택한다.

IOI-HA 점수는 마지막 문항의 선택 결과에 따라 다르게 평가하며, 평가 기준은 멤피스 대학교(at the University of Memphis)의 Hearing Aid Research Lab (HARL)에서 확인할 수 있다.

7) Satisfaction with Amplification in Daily Living (SADL)

Satisfaction with Amplification in Daily Living (SADL)은 지금 사용 중인 보청기의 만족도를 평가하는 도구이다. SADL은 긍정 효과, 서비스와 비용, 부정적 자질, 개인적 성향 등의 네 가지 하위 척도, 15문항으로 구성되어 있다. 이들 문항에 대해 '전혀(not at all)' '드물게(a little)' '약간(somewhat)' '중간(medium)' '상당히(considerably)' '꽤 많이(greatly)' '아주 많이(tremendously)'의 7점 척도 보기 중 하나를 선택할 수 있다.

개별 문항 점수는 '전혀'를 1점, '드물게'를 2점, '약간'을 3점, '중간'을 4점, '상당히'를 5점, '꽤 많이'를 6점, '아주 많이'를 7점으로 할당한다. 그러나 부정 응답의 경우 점수를 이와 반대로 할당한다. 채점은 하위 척도별 평균과 전체 점수 평균을 구하여, 보청기 만족 정도를 정량화할 수 있다. 정량화한 점수는 사용 중인 보청기 만족도, 이전 보청기와 새 보청기 만족도 비교, 서로 다른 사용자 사이의 비교 등에 적용할 수 있다(Cox & Alexander, 1999; Cox & Alexander, 2001; Dell'Antônia, Ikino, & Carreirão Filho, 2013; McLeod, pfold, & Broadbent, 2001; Uriarte, Denzin, Dunstan, Sellars, & Hickson, 2005).

SADL은 나이, 보청기 사용 기간, 일일 사용 시간, 청력손실로 느끼는 불편 정도, 순음청력손실평균, 보청기 외형 및 신호처리 방식별 종류, 가격 등에 영향을 받는다(Hosford-Dunn & Halpern, 2001). 따라서 본 문항과 별도로 지금 보청기 사용 기간, 평생 보청기 사용 시간, 하루 중 사용 시간, 보청기를 사용하지 않을 때 청력손실로 느끼는 불편 정도 등을 묻는 4개가 추가로 있다.

'지금 보청기 사용 기간'과 '평생 보청기 사용 기간'의 경우 '없다' '6주 미만' '6주~11개월' '1~10년' '10년 이상'으로, '하루 중 사용 시간'의 경우 '안 한다' '1시간 미만' '1~4시간' '4~8시간' '8~16시간'으로, '보청기를 사용하지 않을 때 청력손실로 느끼는 불편 정도'의 경우 '없다' '약간(경도)' '중간 정도' '중간 이상' '심각한 수준'으로 각각 응답한다.

SADL 자동 채점 소프트웨어는 Hearing Aid Research Lab (HARL) at the University of Memphis에서 확인할 수 있다.

8) Word in Context Intelligibility Test (WICIT)

Word in Context Intelligibility Test (WICIT)는 난청자의 언어적 맥락에서 듣기 능력을 정량화할 목적으로 개발된 도구이다(O'Neill, 1957). 검사용 문장은 4개의 중심어로 구성되며, 문맥 단서가 풍부하여 예측 가능성이 높은 문장과 무작위 단어로 구성되어 예측 가능성이 낮은 문장으로 구분된다. 검사는 조용한 조건과 잡음 조건에서 시행한다. 점수는 올바르게 따라 말한 중심단어 수를 백분율로 표시한다.

WICIT 사용 설명서, 자동 채점, 영어 음원은 멤피스 대학교의 Hearing Aid Research Lab (HARL) at the University of Memphis에서 확인할 수 있다.

5. 검증

청각전달로는 전반적 경로를 동시에 평가할 수 없다. 대신 청각전달로 일부를 나누어 평가할 수 있는 순음청력검사와 어음청력검사, 이미턴스검사, 이음향방사, ABR 등을 필요에 따라 선택하여 시행한다. 결과의 신뢰도와 타당도, 정확한 병소 기시부 확인, 손상 정도 등은 이들 도구로 얻은 결과를 교차 분석하여 검증한다. 보청기 청각재활의 검증도 기본적으로 이와 같은 흐름에 따른다.

보청기 사용(후보)자의 난청 성질, 난청 정도, 난청 기간, 보청기 종류 및 사용 기간, 비교 방법 및 대상 등 다양한 요인에 따른 영향을 고려하여 적절한 평가 도구를 선택하는 것이 중요하다. 선택한 평가 도구가 갖는 한계 극복을 위해서는 하나의 결과에 의존하기보다 서로 보완할 수 있는 대안을 마련하여 교차 검증하는 것이 좋다.

/ 제13장 /

보청기 청각언어재활 소프트웨어/ 애플리케이션

1. 청각 선별 및 청각 추적 감시

1) 대구대학교 청각학연구회 순음 청각 선별

이 순음 청각 선별 앱은 1, 2, 3, 4 kHz 순음을 검사하며, 순음 강도는 수동 또는 수정 상승하강법(modified ascending-descending method)으로 자동 조절하여 반응 역치를 구하는 검사이다. 검사는 주변의 소음이 50 dB SPL 이하일 때만 진행할 수 있다. 순음은 15 dB HL부터 60 dB HL까지 5 dB 단위로 조절된다. 반응 역치는 스마트 장치 화면에 있는 '들림' 아이콘을 누르면 10 dB이 낮아지고, '안 들림' 아이콘을 누르면 5 dB이 높아지면서 50% 이상 반응한 가장 낮은 강도를 찾는다(Heo, 2016a; Heo, Lee, & Jung et al., 2015; Heo, Park, Park, & Lee, 2015; Heo, Park, & Song, 2017; Hong, & Heo, 2016; Park, Park, Seok, Han, Lee, Heo, & Song, 2015).

이 앱은 이어폰(earphone version)([그림 12-1])과 스피커(speaker version)([그림 12-2]) 두 가지 방식으로 검사할 수 있다. 이어폰 버전은 양쪽의 맨귀 청력을 정기적으로 검사할 수 있어서 일반인이나 청각보존을 위한 관리가 필요한 경우 사용할 수 있다. 스피커 버전은 맨귀 또는 개인 휴대용이나 이식형 보청기 사용자의 일상 점검 등으로 사용할 수 있다.

이 앱은 Android 스마트 장치만 지원하며, 스마트폰 세대에 따른 보정이 필요하다.

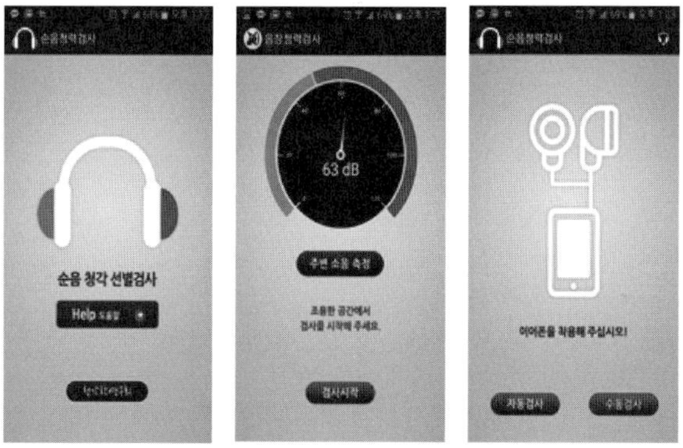

그림 13-1 대구대학교 언어치료학과 청각학연구회 순음 청각 선별 애플리케이션

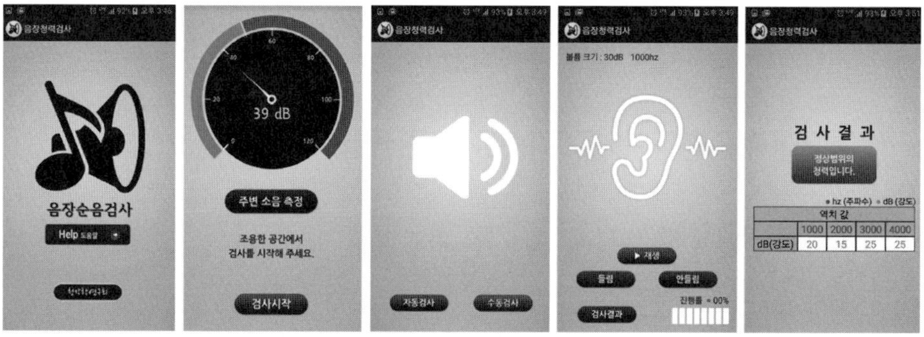

그림 13-2 대구대학교 언어치료학과 청각학연구회 음장 순음 청각 선별 애플리케이션

2) 대구대학교 청각학연구회 Ling 6

Ling 6 소리는 보통 말소리의 평균 주파수 범위인 100~8,000 Hz 정도에 분포하는 소리 중에서 /아(ah)/, /우(oo)/, /이(ee)/, /므(m)/, /쉬(sh)/, /스(s)/ 등을 말하며, 처음에는 'm'가 포함되지 않았다. 이들 소리의 주파수 분포는 제1, 2 포먼트 순서로 /아/가 520~770 Hz와 820~1270 Hz, /우/가 200~500 Hz, 600~1100 Hz, /이/가

150～450 Hz, 2300～2900 Hz 정도이고, /므/가 250～500 Hz 범위, /쉬/가 2,000～4,000 Hz 범위, /스/가 3,000～5,000 Hz 범위를 갖는다.

Ling 6 검사는 6개의 소리를 들려주고 탐지(detection), 변별(discrimination), 인지/이해(identification) 등을 확인하여 청력을 선별하거나 개인 휴대용 또는 이식형 보청기 작동 및 사용자의 청력 변화 등을 본인이나 보호자가 쉽고 편하게 감시할 수 있다(Desjardin, 2003; Heo, 2016b; Smiley, Martin, & Lance, 2004).

6개 소리의 청취는 청력에 문제가 없다면 말소리 에너지(speech energy)가 강한 모음 /아/, /우/, /이/와 /므/는 최대 5～6 미터(15～20 피트) 정도, 에너지가 약한 자음 /쉬/, /스/는 2～3 미터(8～10 피트) 정도에서 들을 수 있다. 만약, 보청기를 사용하여 1,000, 2,000, 4,000 Hz 교정 청력이 정상 범위(aided within normal limits)에 있다면 /아/, /우/, /이/, /므/는 3～5 미터(10～15 피트) 정도, /쉬/, /스/는 1.5～2 미터(5～8 피트) 정도의 소리를 들을 수 있다(Novak, Firszt, Rotz, Hammes, Reeder, & Willis, 2000). 교정 청력은 정상 범위에 들지 않을 수도 있다. 이 경우는 기저선 검사를 시행하여 그 결과를 기초로 변화를 감시하면 된다.

대구대학교 청각학연구회 Ling 6 앱은 남자와 여자 각각의 음성으로 녹음한 음원 중 하나를 선택하여 사용할 수 있다. 이 앱에서 사용한 음원은 국립특수교육원 말지각 발달 검사의 우리말 녹음 자료를 기초로 녹음하였다. 소리는 이어폰으로 두 귀 각각에 들려줄 수 있고, 폰 스피커를 이용하여 보청기 사용자게 들려줄 수도 있다(Heo, 2016b; Heo, Park, & Hong et al., 2013; Hong & Heo, 2016)([그림 12-3]).

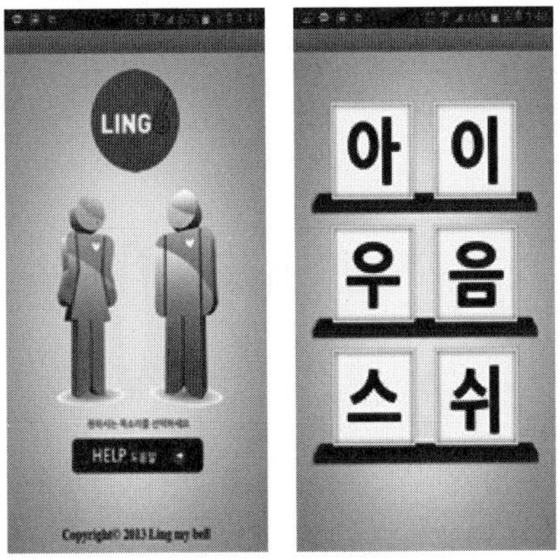

그림 13-3 **대구대학교 언어치료학과 청각학연구회 Ling 6 애플리케이션**

3) 대구대학교 청각학연구회 일음절 낱말 검사

검사 도구는 함태영 일음절 낱말(Hahm, 1962)을 이용하였고, 음원은 서울 방언을 사용하는 여자 음성으로 제작하였다. 일음절 낱말은 25개를 하나의 목록으로 모두 8목록으로 구성되어 있다. 검사는 주변의 소음을 감사하여 50 dB SPL 이하일 때만 진행할 수 있다. 스마트 장치 출력 어음 강도는 Matlab (MatWorks, USA)으로 제작한 1,000 Hz 순음을 이용하여 보정한다. 보정은 피검자가 1,000 Hz 순음을 편안하게 들리도록 스마트 장치의 음량을 조절하는 방식으로 진행한다. 보정을 마치면 8개 목록 중 하나를 임의로 선택한 후, 검사를 시작한다. 검사는 매 1음절마다 반응 대기, 정답 확인 과정 25회 반복한 후 종료하면 바르게 따라 한 성적을 백분율로 나타낸다(Hong & Heo, 2017)([그림 12-4]).

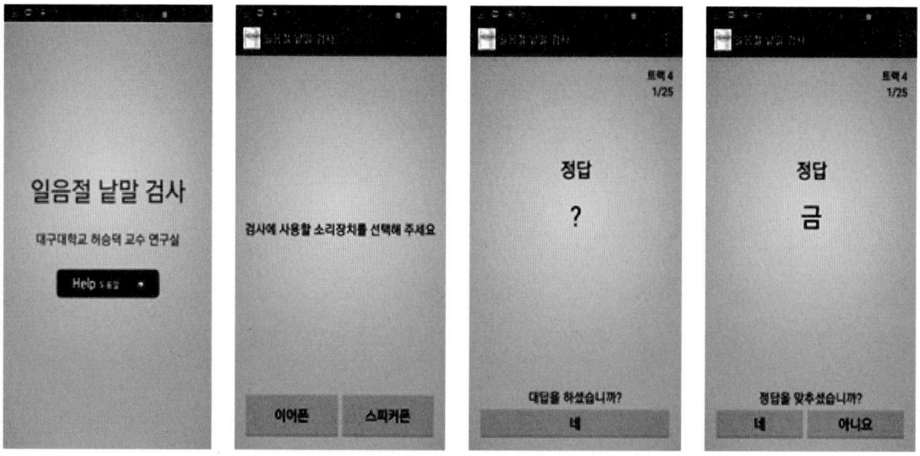

그림 13-4 대구대학교 언어치료학과 청각학연구회 일음절 낱말 검사 애플리케이션

4) 대구대학교 청각학연구회 성인용 문장 검사 음원

대구대학교 청각학연구회 성인용 문장 검사 음원은 서울대학교병원 생활 문장 검사 목록을 이용한 것이다. 이 도구는 단기 기억 영향을 최소화 한 문장의 길이, 실생활 친숙도 등을 고려한 문장 70개로 구성되어 있다. 도구는 7개의 목록으로 나뉘어 있고, 다시 목록 1개마다 홑문장 5개와 겹문장 5개 등 모두 10개의 문장이 담

겨 있다. 목록을 구성하는 문장 형태는 서술문 6개, 일반 의문문과 의문사가 있는 의문문 각 1개씩 의문문이 2개, 명령문 2개씩이다. 개별 목록에는 152~154개 음절을 포함하고 있으며, 중심 낱말은 문장마다 3~7개씩, 목록 전체로는 50개 이내가 담겨 있다. 검사는 조용한 조건(in quiet), +10, +5, 0, -5 dB SNR의 다화자 잡음 조건(in noise)으로 구분되어 있다(Heo, 2016b; Heo, Jung, Ahn, & Lee, 2021; Jung, Lee, & Heo et al., 2022).

이 책에서 소개하는 소프트웨어와 애플리케이션은 대구대학교 재활과학대학 언어치료학과 청각언어재활연구실에서 제공한다.

2. 보청기 조절 응용 애플리케이션

1) 보청기 청각재활 플랫폼 소프트웨어(Noah)

Noah는 1994년 Hearing Instrument Manufacturers' Software Association (HIMSA)에서 소개한 소프트웨어이며, 개인 청각전문가 사무실, 보청기 전문점을 비롯하여 보청기 청각 언어재활 서비스를 제공하는 다양한 기관에서 사용하고 있다. Noah는 기본적인 고객 관리, 추적 상담 일지, 청각학적 평가, 커플러 전기음향 특성, 실이 계측, 협력회사에서 제조한 모든 보청기의 조절 등의 과정을 지원하는 플랫폼이다(O'Donnel, 2015; Heo, 2004)([그림 12-5]).

시작 화면([그림 12-5]의 왼쪽 'Patient')에서 고객 정보를 먼저 입력해야 한다. 팝업 메뉴 바로 아래 아이콘에서 'Noahaud'은 청각학적 평가 정보를 관리하는 영역이다. Noah 청력도가 기본이며, Noah 협력회사의 청력검사기는 모듈을 이용하여 검사 수행과 청력도 완성, 결과 보존 관리 등이 하나로 통합된다([그림 12-6]). 'Journal'은 기존 병력 정보, 추적 상담 일지 등을 작성할 수 있다. 세 번째 있는 'Noah' 구버전과 연동하는 것이다. 이후부터는 보청기 조절(fitting) 소프트웨어와 통합하는 모듈들이다. 화면의 경우 Genie([그림 12-7]), Phonk Targen, Belton

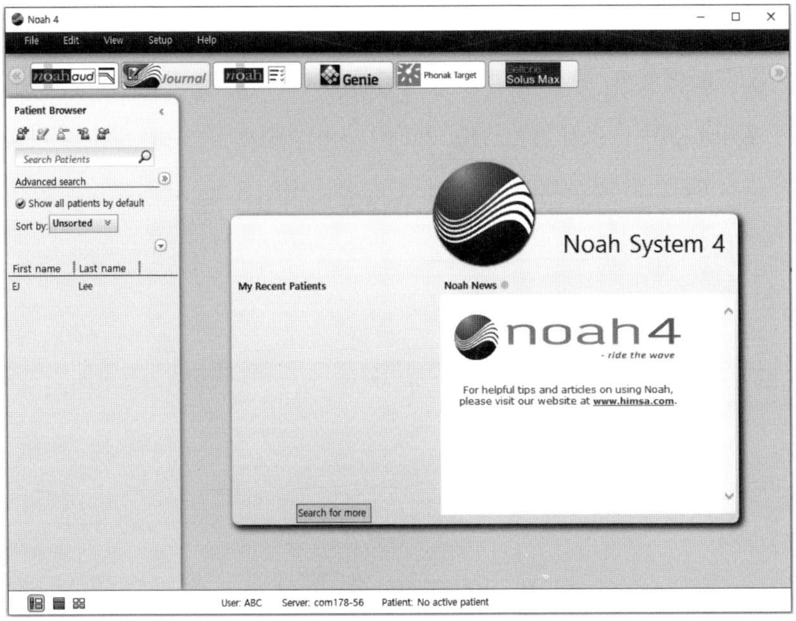

그림 13-5 Noah 시작 화면

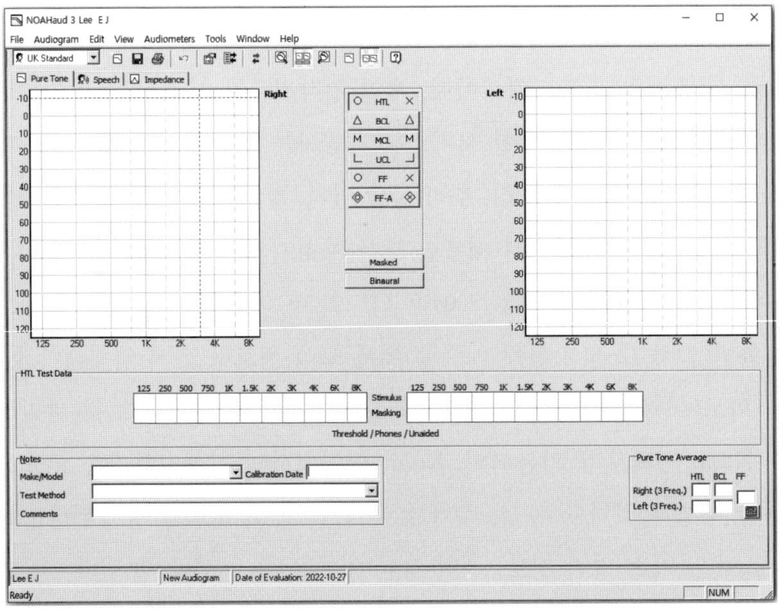

그림 13-6 **Noah 순음청력도.** 화면 주메뉴 바로 아래 'Pure Tone' 옆의 'Speech', 'Immit-tance'를 클릭하면 어음이나 이미턴스검사 결과를 확인할 수 있다.

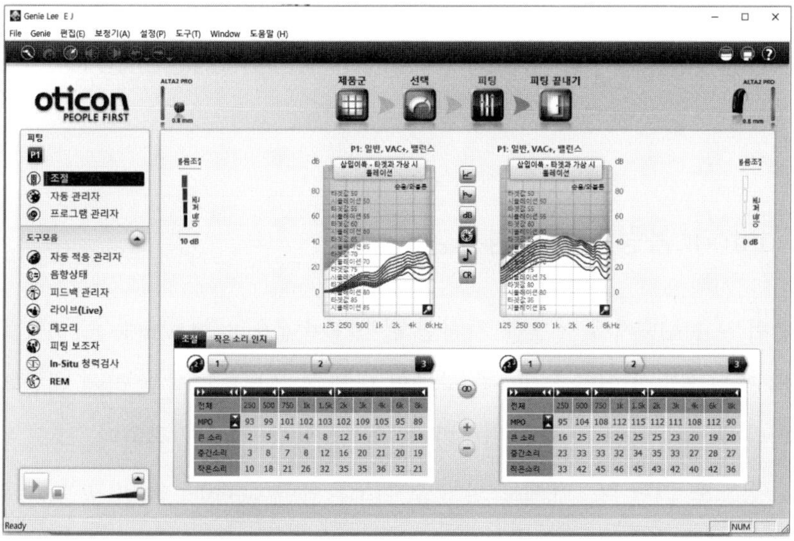

그림 13-7 Noah 보청기 조절 화면 예

Solus Max 등의 서로 다른 제조회사의 모듈이다.

2) 미국판 네 가지 보기(American Four Alternative Auditory Feature: AFAAF) 검사

네 가지 보기(four alternative auditory feature: FAAF)(Foster & Haggard, 1987) 검사의 미국판이며, 네 가지 보기를 주고 낱말 인지도를 확인하는 검사이다. 검사 도구는 일음절 낱말로 된 80개 중심어로 구성되어 있다. 낱말은 검사 진행 순서에 따라 반복 제시되는 경우 학습 효과를 막기 위해 다섯 가지 방식으로 무작위 배열한다.

검사는 조용하게 또는 잡음(-15~5 dB SNR)을 주고 검사할 수 있다. 검사자가 설명 문장(carrier sentence)에 중심어를 담아 발화하면, 피검자가 네 개의 보기(closed set) 중에서 올바른 중심어를 선택하는 방식이다. 낱말 인지도는 바르게 선택한 비율로 확인하는데, 음절 인지도, 초성 또는 종성 인지도를 백분율로 표시한다(Xu & Cox, 2014).

검사를 위해서는 다섯 개의 연습용 낱말과 80개 중심어, 변조(modulation)하였거나 그렇지 않은 비변조 잡음, 보정용 신호음의 음원이 필요하다. 이 음원은 별도로 무작위 배열해야 한다.

AFAAF의 영어판 음원은 멤피스 대학교의 Hearing Aid Research Lab (HARL)에서 무료로 다운로드 할 수 있다.

3) Contour 음량 척도화 검사

이 방법은 IHAFF에서 설명한 것처럼 변조 단속음(pulsed warble tone)을 역치부터 2 dB 또는 2.5 dB이나 5 dB 중 하나의 단위로 올려주면서 소리에 대한 느낌은 '아주 작다' '작다' '약간 작지만 편하다' '편하다' '약간 크지만 편하다' '크고 괜찮다' '불편할 정도로 크다'의 7단계로 음량을 척도화한다(Contour test)([그림 11-23], [그림 11-24]). 이 과정은 3~4회 반복하여 평균값을 사용하며, 검사가 빠르고 비교적 쉽다. 반복 검사에서 6 dB 이내의 오차로 신뢰도 있는 결과가 관찰된다. 그러나 대역 잡음을 사용하면 주파수 합산 효과가 관여할 수 있으므로 주의가 필요하다(Cox, Alexander, Taylor, & Gray, 1997; Cox, 1995). 이 검사를 근거로 압축 역치, 압축비 등을 결정하는데, VIOLA를 활용하면 쉽게 구할 수 있다.

Contour 음량 척도화 검사 사용 설명서와 검사표(Worksheets)는 멤피스 대학교의 Hearing Aid Research Lab (HARL)에서 무료로 다운로드 할 수 있다.

4) 연결 발화 검사

연결 발화 검사(Connected Speech Test: CST)는 잡음하 문장 검사 도구 중의 하나이다. 검사 도구는 6개 문장(구)을 하나의 세트로 모두 8개 세트가 있다. 문장은 모두 48개로 정상 청력자 기준 동등한 이해도를 갖는다. 핵심 단어는 세트마다 25개가 있고, 중심 단어를 바르게 따라 한 정도를 채점한다. 검사는 조용한 조건과 6명의 화자가 재잘거리는 다화자 잡음(babble noise) 조건에서 청각 단서만 제공하기도 하고, 청각과 시각적 단서를 함께 제공하기도 하면서 진행한다(Cox, Alexander, & Gilmore, 1987; Cox, alexander, Gilmore, & Pusakulich, 1988; Cox, alexander, Gilmore, & Pusakulich, 1989; Martin & Clark, 2016).

연결 발화 검사용 음원과 검사설명서, 채점용 소프트웨어와 사용설명서 등은

University of Memphis의 Hearing Aid Research Lab (HARL)에서 무료(일부 소프트웨어 유료)로 다운로드 할 수 있다.

5) 보청기 선택 교육 자료(Decision Aid: Options in the Hearing Clinic)

보청기는 사용(후보)자의 기대치 조절과 사용 교육이 매우 중요하다(Heo, 2020). 보청기 선택 교육 자료는 이러한 관점에서 활용할 수 있는 교육 프로그램 도구이다. 이 도구는 청각재활 서비스 수혜 대상자와 협력적 대화를 촉진하고, 재활 계획 수립과 방향 결정에 도움을 주기 위해 만들어진 것이다. 따라서 이 도구의 활용은 청각재활 서비스 개입과 청각적 중재 허용 범위를 확장하고, 만성질환 고령 성인의 자발적, 적극적인 재활 참여에 도움을 줄 수 있다(Laplante-Levesque, Hickson, & Worrall, 2010; Laplante-Lévesque, Hickson, & Worrall, 2010).

교육 자료는 University of Memphis의 Hearing Aid Research Lab (HARL)에서 무료로 다운로드 할 수 있다.

6) 잡음하 이해도 개정판

잡음하 이해도 개정판(Revised Speech in Noise: RSIN)(Cox, Gray, & Alexander, 2001)은 잡음하 이해도(speech in noise: SIN)(Killion & Villchur, 1993) 검사의 한계인 길이, 목록 부족, 단어의 동등성 결여, 문장의 50% 바른 응답 지점 확인 어려움 등을 극복하고자 고안된 도구이다. 계속하여 잡음하 이해도 신속(quick SIN)(Bentler, 2000; Killion, Niquette, Gudmundsen, Revit, & Banerjee, 2004)판까지 소개되었다(Martin & Clark, 2016).

RSIN은 도구의 등가성을 높이기 위해 두 세트를 추가하여(modified dual blocks: MDB), SIN의 장점에 신뢰할 수 있는 민감도 높은 결과를 얻을 수 있다. 그러나 MDB가 추가된 만큼 검사 시간이 더 소요된다. 작은 소리와 큰 소리 음원, 다화자 잡음을 네 단계 신호대잡음비로 구성하여 검사한다.

RSIN용 음원은 SIN의 CD를 사용하며, RSIN 개정판 채점용 소프트웨어와 사용설명서 등은 University of Memphis의 Hearing Aid Research Lab (HARL)에서 무료로

다운로드할 수 있다.

7) Speech Intelligibility Rating (SIR)

Speech Intelligibility Rating (SIR)은 짧은 구절의 연속어 이해도를 0부터 10까지 등간 척도로 정량화한 검사이며, 보청기 착용 상태를 비교 평가하는 데 적용하는 검사이다. 검사 전 보정이 필요하고, 보정은 다화자 수다 잡음(babbling noise)을 주었을 때 구절 이해도가 7~8 수준이 되도록 신호대잡음비(SNR)를 설정하는 절차이다. 보청기 착용 상태 비교에서 민감도는 5개의 단축 구절에서, 신뢰도는 3개의 전체 구절에서 가장 높게 관찰되었다(Cox & McDaniel, 1989; McDaniel & Cox, 1992). 이후 다화자 수다 잡음 조건의 구절 이해도가 50% 되도록 보정 절차를 수정하였고, 이렇게 하여 72개 구절을 평가하였을 때 구절 평균 명료도가 -1.43 dB SNR, 160~5,000 Hz 범위를 1/3 음계로 16개 대역으로 나누어 적용하였을 때 -8.06 dB SNR 정도이다(Speaks, Trine, Crain, & Niccum, 1994).

SIR 음원과 사용 설명서 등은 University of Memphis의 Hearing Aid Research Lab (HARL)에서 무료로 다운로드할 수 있다.

8) VIOLA

이 소프트웨어는 Microsoft Windows 32-bit를 기반으로 사용한다. IHAFF (international hearing aid fitting forum)를 플랫폼으로 사용하며, 플랫폼이 없더라도 따로 사용할 수 있다. 선형 및 비선형 보청기의 음향이득과 입출력 특성(input-output function), 최대 출력 음압을 결정하는 데 유용하며, 그래픽으로 표현된다. 보청기의 출력 음향 특성을 결정하기 위해서는 음량 척도 데이터가 필요하다. 보청기의 음향이득, 입출력 특성, 최대 출력 음압 등의 값을 입력하면 출력 음향 특성이 나타나고, 이 값이 선택한 보청기와 얼마나 일치하는지를 알 수 있다(Cox, 1995; Cox & Flamme, 1998). 음량 척도는 잡음이나 음악에서도 신뢰할 수 있는 결과가 나타난다(Miśkiewicz & Rakowski, 1992). 만약, 보청기 장착 과정에서 음량 척도(loudness chart)가 없는 경우 최소가청역치를 입력하면 소프트웨어가 예측값을 산출하여 출력 음향 특성을 결정한다.

VIOLA 소프트웨어와 사용설명서는 멤피스 대학교의 Hearing Aid Research Lab (HARL)에서 무료로 다운로드할 수 있다.

이 책에서 소개한 도구들은 인터넷에서 유료 또는 무료로 다운로드할 수 있다.

참고문헌

Abbas, P. J., & Brown, C. J. (2006). Utility of electrically evoked potentials in cochlear implant users. In H. R. Cooper & L. C. Craddock (Eds.), *Cochlear Implants: A practical guide* (2nd ed.). England: Whurr Publishers.

Acoustical Society of America (2003). American National Standard: Specification of Hearing Aid Characteristics-Accredited Standards Committee S3, Bioacoustics. Retrieved from https://law.resource.org/pub/us/cfr/ibr/002/ansi.s3.22.2003.html

Ahmmed, A., Curley, J., Newton, V., & Mukherjee, D. (2001). Hearing aids versus ventilation tubes in persistent otitis media with effusion: A survey of clinical practice. *The Journal of Laryngology & Otology, 115*(4), 274-279.

Ahn, J. Y., & Heo, S. D. (2022). Effects of Ganggangsullae on Self-Esteem in Severe-to-Profound Hearing Impaired Adolescents. *Journal of Korean Academy of Medicine & Therapy Science, 14*(1), 37-42.

Aibara, R., Welsh, J. T., Puria, S., & Goode, R. L. (2001). Human middle-ear sound transfer function and cochlear input impedance. *Hearing Research, 152*(1-2), 100-109.

Akeroyd, M. A. (2006). The psychoacoustics of binaural hearing: La psicoacústica de la audición binaural. *International Journal of Audiology, 45*(sup1), 25-33.

Allen, J. B., Hall, J. L., & Jeng, P. S. (1990). Loudness growth in 1/2-octave bands (LGOB) -a procedure for the assessment of loudness. *The Journal of the Acoustical Society of America, 88*(2), 745-753.

Almufarrij, I., Dillon, H., & Munro, K. J. (2021). Is the outcome of fitting hearing aids to adults affected by whether an audiogram-based prescription formula is individually applied? A systematic review protocol. *British Medical Journal Open, 11*(8), e045899.

Almufarrij, I., Dillon, H., & Munro, K. J. (2022). Do we need audiogram-based prescriptions? A systematic review. *International Journal of Audiology.* DOI:10.1080/14992027.2022.2064925

American National Standards Institute (1997). *Methods of Measurement of Real-Ear Performance Characteristics of Hearing Aids. ANSI S3.46-1997.* NY: American National Standards Institute.

American National Standards Institute (2019). ANSI C63.19:2019.

American Speech-Language-Hearing Association (2002). Guidelines for fitting and monitoring fm systems [Guidelines]. Available from www.asha.org/policy.

Avan, P., Giraudet, F., & Büki, B. (2015). Importance of binaural hearing. *Audiology and Neurotology, 20*(Suppl. 1), 3-6.

Bachmann, K. R., & Arvedson, J. C. (1998). Early identification and intervention for children who are hearing impaired. *Pediatrics in Review, 19,* 155-165.

Badi, A. N., Hillman, T., Shelton, C., & Normann, R. A. (2002). A technique for implantation of a 3-dimensional penetrating electrode array in the modiolar nerve of cats and humans. *Archives of Otolaryngology-Head & Neck Surgery, 128*(9), 1019-1025.

Baek, M. K. (1993). *Latest Otorhinolaryngology.* Seoul: Iljogak.

Bagatto, M., Moodie, S., Scollie, S., Seewald, R., Moodie, S., Pumford, J., & Liu, K. P. (2005). Clinical protocols for hearing instrument fitting in the Desired Sensation Level method. *Trends in Amplification, 9*(4), 199-226.

Battmer, R. D., Laszig, R., & Lehnhardt, E. (1990). Electrically elicited stapedius reflex in cochlear implant patients. *Ear and Hearing, 11*(5), 370-374.

Bentler, R. A. (2000). List equivalency and test-retest reliability of the speech in noise test. *American Journal of Audiology, 9,* 84-100.

Bentler, R. A., & Pavlovic, C. V. (1989). Transfer functions and correction factors used in hearing aid evaluation and research. *Ear and Hearing, 10,* 58-63.

Berger, K. W., Hagberg, N. S., & Rane, R. L. (1977). *Prescription of Hearing Aids.* Kent: Herald Pub. Co.

Berlin, C. I. (1999). Auditory Neuropathy: Using OAEs and ABRs from screening to management. *Seminar in Hearing, 20,* 307-315.

Bess, F. H. (1985). The minimally hearing-impaired child. *Ear and Hearing, 6*(1), 43-

47.

Bille, M., & Parving, A. (2003). Expectations about hearing aids: Demographic and audiological predictors. *International Journal of Audiology, 42*(8), 481-488.

Boo, S. H., Kim, L. S., Goh, E, K., Heo, S. D., & Lee S. H. (2000). Changes of ear canal with mandibular movement. *Korean Journal of Otorhinolaryngology-Head and Neck Surgery, 43*(11), 1178-1183.

Botros, A., Banna, R., & Maruthurkkara, S. (2013). The next generation of Nucleus(®) fitting: A multiplatform approach towards universal cochlear implant management. *International Journal of Audiology, 52*(7), 485-494.

Brännström, K. J., Lantz, J., Nielsen, L. H., & Olsen, S. ø. (2014). Prediction of IOI-HA scores using speech reception thresholds and speech discrimination scores in quiet. *Journal of the American Academy of Audiology, 25*(2), 154-163.

Brännström, K. J., & Wennerström, I. (2010). Hearing aid fitting outcome: Clinical application and psychometric properties of a Swedish translation of the international outcome inventory for hearing aids (IOI-HA). *Journal of the American Academy of Audiology, 21*(8), 512-521.

Brickley, G., Boyd, P., Wyllie, F., O'Driscoll, M., Webster, D., & Nopp, P. (2005). Investigations into electrically evoked stapedius reflex measures and subjective loudness percepts in the MED-EL COMBI 40+ cochlear implant. *Cochlear Implants International, 6*(1), 31-42.

Brinson, M. B. (2009). Cochlear Implants. In M. K. Kang (Chair), *2009 DAUH Aural Rehabilitation w/s on MAP*. Symposium conducted at the meetin of the Donga Universitry Hospital, Busan.

Britannica. (2022). The Michelson-Morley experiment. Retrieved from https://www.britannica.com/science/light/The-Michelson-Morley-experiment

Brooks, D. N. (1980). Possible long-term consequences of middle ear effusion. *Annals of Otology, Rhinology & Laryngology, 89*(3_suppl), 246-248.

Brown, C. J., Hughes, M. L., Luk, B., Abbas, P. J., Wolaver, A., & Gervais, J. (2000). The relationship between EAP and EABR thresholds and levels used to program the nucleus 24 speech processor: Data from adults. *Ear and Hearing, 21*(2), 151-163.

Bruchhage, K. L., Leichtle, A., Schönweiler, R., Todt, I., Baumgartner, W. D., Frenzel, H., & Wollenberg, B. (2017). Systematic review to evaluate the safety, efficacy and economical outcomes of the Vibrant Soundbridge for the treatment of sensorineural hearing loss. *European Archives of Oto-Rhino-Laryngology, 274*(4), 1797-1806.

Bruschini, L., Forli, F., Santoro, A., Bruschini, P., & Berrettini, S. (2009). Fully implantable Otologics MET Carina device for the treatment of sensorineural hearing loss.

Preliminary surgical and clinical results. *Acta otorhinolaryngologica Italica, 29*(2), 79-85.

Bryne, D., Parkinson, A., & Newell, P. (1990). Hearing aid gain and frequency response requirements for the severely/profoundly hearing impaired. *Ear and Hearing, 11*, 40-49.

Buiat, M., Bonsi, D., Bruschi, P., Fimiani, F., Piotto, M., & Stanzial, D. (2014, September). Application of acoustic horns for the amplification of a p-v probe velocimetric signal. In Proceeding of 7th Forum Acusticum, Krakow.

Burkhard, M. D., & Sachs, R. M. (1975). Anthropometricmanikin for acoustic research. *The Journal of the Acoustical Society of America, 58*(1), 214-222.

Byrne, D., & Dirks, D. D. (1996). Effects of acclimatization and deprivation on non-speech auditory abilities. *Ear and Hearing, 17* 3 Suppl, 29S-37S .

Byrne, D., & Dillon, H. (1986). The National Acoustic Laboratories' (NAL) new procedure for selecting the gain and frequency response of a hearing aid. *Ear and Hearing, 7*(4), 257-265.

Byrne, D., Dillon, H., Ching, T., Katsch, R., & Keidser, G. (2001). NAL-NL1 procedure for fitting nonlinear hearing aids: characteristics and comparisons with other procedures. *Journal of the American Academy of Audiology, 12*(1), 37-51.

Byrne, D., Dillon, H., & Tran, K. (1994). An international comparison of long-term average speech spectra. *The Journal of the Acoustical Society of America, 96*(4), 2108-2120.

Byrne, D., Parkinson, A., & Newell, P. (1991). Modified hearing aid selection procedures for severe/profound hearing losses. In G. A. Studebaker, F. H., Bess, & L. B. Beck (Eds.), *The Vanderbilt Hearing aid Report II*. Parton: York Press.

Byrne, D., & Tonisson, W. (1976). Selecting the gain of hearing aids for persons with sensorineural hearing impairments. *Scandinavian Audiology, 5*, 51-59.

Caporali, S. A., Schmidt, E., Eriksson, A., Sköld, B., Popecki, B., Larsson, J., & Auriemmo, J. (2013). Evaluating the physical fit of receiver-in-the-ear hearing aids in infants. *Journal of the American Academy of Audiology, 24*(3), 174-191.

Carhart, R. (1946). Tests for selection of hearing aids. *Laryngoscope, 56*(12), 780-794.

Chaiklin, J. B. (1967). Interaural attenuation and crosshearing in air conduction audiometry. *Journal of Auditory Research, 7*, 413-424.

Chasin, M. (1997). The acoustics of CIC hearing aids. In M. Chasin (Ed.), *CIC Handbook*. San Diego: Singular Publishing, Inc.

Cheng, M. (2009). Sound wave professional suite. In M. K. Kang (Chair), *DAUH Aural Rehabilitation w/s on MAP.* Symposium conducted at the meetin of the Donga

University Hospital, Busan.

Choi, A. H., Lee, M. S., Choi, A. R., & Heo, S. D. (2009). Resonance Changes in the External Auditory Canal Associated with the Ear Canal Volume. *Phonetics and Speech Sciences, 1*(3), 151-154.

Choi, E. A., Park, H. S., & Seong, C. J. (2010). The phonatory characteristics of voice in profoundly hearing-impaired children: With reference to F0, intensity, and their perturbations. *Phonetics and Speech Sciences, 2*(1), 135-145.

chwartz, D., Lyregaard. P., & Lundh, P. (1988). Hearing aid selection for severe-to-profound hearing loss. *The Hearing Journal, 41*(2), 13-17.

Cochlear Carina. A Summary of Clinical Evidence. Available from https://mss-p-007-delivery.sitecorecontenthub.cloud/api/public/content/4cc68d16d643445ea46578642b7b2ede?v=a7d5cacd&MOD=AJPERES&CONVERT_TO=url&CACHEID=ROOTWORKSPACE-cf5ee9c8-ea18-4c50-bc24-d459bd911d25-mCWFier

Cody, A. R., & Russell, I. J. (1987). The response of hair cells in the basal turn of the guinea-pig cochlea to tones. *The Journal of Physiology, 383*(1), 551-569.

Cohen, L. T., Saunders, E., Knight, M. R., & Cowan, R. S. (2006). Psychophysical measures in patients fitted with contour and straight Nucleus electrode arrays. *Hearing Research, 212*(1-2), 160-175.

Colletti, V., & Shannon, R. V. (2005). Open set speech perception with auditory brainstem implant? *The Laryngoscope, 115*(11), 1974-1978.

Cone-Wesson, B, Rance, G., & Sininger, Y (2001). Amplification and rehabilitation strategies for patients with auditory neuropathy. In Y. Sininger & A. Starr (Eds.), *Auditory Neuropathy: A New Perspective on Hearing Disorders*. San Diego: Singular.

Conrad, S., & Rout, A. (2013). Perceived occlusion and comfort in receiver-in-the-ear hearing aids. *American Journal of Audiology, 22*(2), 283-290.

Coordes, A., Jahreiss, L., Schönfeld, U., & Lenarz, M. (2017). Active middle ear implant coupled bilaterally to the round window despite bilateral implanted stapes prostheses. *The Laryngoscope, 127*(2), 500-503.

Cornelisse, L. E., Gagńe, J. P., & Seewald, R. C. (1991). Ear level recordings of the long-term average spectrum of speech. *Ear and Hearing, 12*(1), 47-54.

Cornelisse, L. E., Seewald, R. C., & Jamieson, D. G. (1995). The input/output (i/o) formula: A theoretical approach to the fitting of personal amplification devices. *The Journal of Acoustical Society of America, 97*, 1854-1864.

Cox, R. M. (1995). Using loudness data for hearing aid selection: The IHAFF approach.

Hearing Journal, 47(2), 10, 39-42.

Cox, R. M. (1995). Using loudness data for hearing aid selection: The IHAFF Approach. *Hearing Journal, 48*(2), 10, 39-44.

Cox, R. M. (1997). Administration and application of the APHAB. *Hearing Journal, 50*(4), 32-48.

Cox, R. M., & Alexander, G. C. (1995). The abbreviated profile of hearing aid benefit. *Ear and Hearing, 16*(2), 176-186.

Cox, R. M., & Alexander, G. C. (1999). Measuring satisfaction with amplification in daily life: The SADL scale. *Ear and Hearing, 20*(4), 306-320.

Cox, R. M., & Alexander, G. C. (2000). Expectations about hearing aids and their relationship to fitting outcome. *Journal of the American Academy of Audiology, 11*(7), 368-407.

Cox, R. M., & Alexander, G. C. (2001). Validation of the SADL questionnaire. *Ear and Hearing, 22*(2), 151-160.

Cox, R. M., Alexander, G. C., & Gilmore, C. (1987). Development of the Connected Speech Test (CST). *Ear and Hearing, 8*(5 Suppl), 119S-126S.

Cox, R. M., Alexander, G. C., Gilmore, C., & Pusakulich, K. M. (1988). Use of the Connected Speech Test (CST) with hearing-impaired listeners. *Ear and Hearing, 9*(4), 198-207.

Cox, R. M., Alexander, G. C., Gilmore, C., & Pusakulich, K. M. (1989). The Connected Speech Test version 3: Aaudiovisual administration. *Ear and Hearing, 10*(1), 29-32.

Cox, R. M., Alexander, G. C., & Gray, G. A. (2007). Personality, hearing problems, and amplification characteristics: contributions to self-report hearing aid outcomes. *Ear and Hearing, 28*(2), 141-162.

Cox, R. M., Alexander, G. C., Johnson, J., & Rivera, I. (2011). Cochlear dead regions in typical hearing aid candidates: prevalence and implications for use of high-frequency speech cues. *Ear and Hearing, 32*(3), 339-348.

Cox, R. M., Alexander, G. C., Taylor, I. M., & Gray, G. A. (1997). The Contour test of loudness perception. *Ear and Hearing, 18*(5), 388-400.

Cox, R. M., Gray, G. K., & Alexander, G. C. (2001). Evaluation of a revised speech in noise (RSIN) test. *Journal of the American Amdemy of Audiology, 12,* 423-432.

Cox, R. M., Johnson, J. A., & Alexander, G. C. (2012). Implications of high-frequency cochlear dead regions for fitting hearing aids to adults with mild to moderately-severe hearing loss. *Ear and Hearing, 33*(5), 573-587.

Cox, R. M., & McDaniel, D. M. (1989). Development of the speech intelligibility rating

(SIR) test for hearing aid comparisons. *Journal of Speech and Hearing Research, 32*(2), 347-352.

Cox, R. M., Stephens, D., & Kramer, S. E. (2002). Translations of the international Outcome inventory for Hearing Aids (IOI-HA). *International Journal of Audiology, 41*(1), 3-26.

Cox, R., Hyde, M., Gatehouse, S., Noble, W., Dillon, H., Bentler, R., Stephens, D., Arlinger, S., Beck, L., Wilkerson, D., Kramer, S., Kricos, P., Gagn, J. P., Bess, F., & Hallberg, L. (2000). Optimal outcome measures, research priorities, and international cooperation. *Ear and Hearing, 21*(4 Suppl), 106S-115S.

Cox, R. M., & Flamme, G. A. (1998). Accuracy of predicted ear canal speech levels using the VIOLA input/output-based fitting strategy. *Ear and Hearing, 19,* 139-148.

Crandell, C. C., & Smaldino, J. J. (1995). The importance of room acoustics. In R. S. Tyler & D. J. Schum (Eds.), *Assistive Devices for Persons with Hearing Impairment.* Needham Heights: Allyn & Bacon.

Crandell, C., Smaldim, J., & Flexer, C. (1995). Speech perception in specific populations. In J. Crandell, J. Smaldim, & C. Flexer (Eds.), *Sound-field FM Amplification: Theory and Practical Application.* San Diego: Singular Publishing Group.

Crandell, C., & Smaldino, J. J. (1995) Speech perception in the classroom. In C. CrandelL, J. J. Smaldino, & C. Flexer (Eds.), *Sound-field FM Amplification: Theory and Practical Application.* San Diego: Singular Publishing Group.

Cusack, R., Decks, J., Aikman, G., & Carlyon, R. P. (2004). Effects of location, frequency region, and time course of selective attention on auditory scene analysis. *Journal of Experimental Psychology: Human Perception and Performance, 30*(4), 643.

Dahmen, J. C., & King, A. J. (2007). Learning to Hear: plasticity of auditory cortical processing. *Current Opinion in Neurobiology, 17*(4), 456-464.

D'alessandro, H. D., SennaroǦlu, G. O. N. C. A., Yücel, E. S. R. A., Belgin, E., & Mancini, P. (2015). Binaural squelch and head shadow effects in children with unilateral cochlear implants and contralateral hearing aids. *Acta Otorhinolaryngologica Italica, 35*(5), 343.

Davis, H., & Kranz, F. (1964). International audiometric zero. *The Journal of the Acoustical Society of America, 36*(8), 1450-1454.

Debus, T., Becker, T., Dupont, P., Jang, T., & Howe, R. D. (2002). Multichannel vibrotactile display for sensory substitution during teleoperation. Proc. SPIE 4570, Telemanipulator and Telepresence Technologies VIII.

Deddens, A. E., Wilson, E. P., Lesser, T. H. J., & Fredrickson, J. M. (1990). Totally implantable hearing aids: The effects of skin thickness on microphone function.

American Journal of Otolaryngology, 11(1), 1-4.

Dell'Antônia, S. F., Ikino, C. M., & Carreirão Filho, W. (2013). Degree of satisfaction of patients fitted with hearing aids at a high complexity service. *Brazilian Journal of Otorhinolaryngology, 79*(5), 555-563.

Denk, F., Hiipakka, M., Kollmeier, B., & Ernst, S. (2018) An individualised acoustically transparent earpiece for hearing devices. *International Journal of Audiology, 57*(sup3), S62-S70.

Department of Psychology, Cambridge University. CAM2 (CAMEQ2-HF) Hearing AID fitting software. Retrieved from https://www.psychol.cam.ac.uk/hearing/cam2-cameq2-hf-hearing-aid-fitting-software

Desjardin, J. L. (2003). Assessing parental perceptions of self-efficacy and involvement in families of young children with hearing loss. *Volta Review, 103*(4), 391-409.

Dillon, H. (1999). NAL-NL1: A new procedure for fitting non-linear hearing aids. *The Hearing Journa, 52*(4), 10-16.

Dillon, H. (2001). *Hearing Aids*. Sydney: Boomerang Press.

Dillon, H. (2012). *Hearing Aids* (2nd ed.). Sydney: Boomerang Press.

Dillon, H., James, A., & Ginis, J. (1997). Client Oriented Scale of Improvement (COSI) and its relationship to several other measures of benefit and satisfaction provided by hearing aids. *Journal of the American Academy of Audiology, 8*(1), 27-43.

Dirks, D., & Kincaid, G. (1987). Basic acoustic considerations of ear canal probe measurements. *Ear and Hearing, 8*(Suppl. 5), 60S-67S.

Donskoy, D. M., & Cray, B. A. (2011). Horns as particle velocity amplifiers. *The Journal of the Acoustical Society of America, 130*(5), EL311-EL315.

Donskoy, D. M., & Cray, B. A. (2012). Acoustic particle velocity horns. *The Journal of the Acoustical Society of America, 131*(5), 3883-3890.

Dooling, R. J., Leek, M. R., Gleich, O., & Dent, M. L. (2002). Auditory temporal resolution in birds: discrimination of harmonic complexes. *The Journal of the Acoustical Society of America, 112*(2), 748-759.

Doyle, K. J., Sininger, Y. S., & Starr, A. (1998). Auditory neuropathy in childhood. *The Laryngoscope, 108,* 1374-1377.

Dumon, T. (2007). Vibrant soundbridge middle ear implant in otosclerosis. In W. Arnold & R. Häusler (Eds.), *Otosclerosis and Stapes Surgery.* Basel: Karger.

Eckert, M. A., Matthews, L. J., & Dubno, J. R. (2017). Self-assessed hearing handicap in older adults with poorer-than-predicted speech recognition in noise. *Journal of Speech, Language, and Hearing Research, 60*(1), 251-262.

Ehmer, R. H. (1959). Masking patterns of tones. *The Journal of the Acoustical Society of*

America, 31(8), 1115-1120.

Elliott, L. L. (1971). Backward and forward masking. *Audiology, 10*(2), 65-76.

Envoy. The fully implanted Esteem. Available from https://www.envoymedical.com/esteem

Fernandez, N. M., Vernetta, C. P., Garrido, L. C., Gomez, M. D., & Perez, C. M. (2018). Electrically evoked auditory brainstem response over round window by bipolar stimulation. *The Journal of International Advanced Otology, 14*(3), 370-374.

Filion, P. R., & Margolis, R. H. (1992). Comparison of clinical and real-life judgments of loudness discomfort. *Journal of the American Academy of Audiology, 3*(3), 193-199.

Filler, A. S., Ross, D. A., & Wiener, F. M. (Dec. 1, 1945). The pressure distribution in the auditory canal in a progressive sound field. Psycho-Acoustic Laboratory, Harvard University Report PNR-5. As cited in Wiener and Ross (1946).

Foster, J. R., & Haggard, M. P. (1987). The four alternative auditory feature test (FAAF) linguistic and psychometric properties of the material with normative data in noise. *British Journal of Audiology, 21*(3), 165-174.

Fraga, F. J., Prates, L. P. C. S., Marotta, A. M., & Iorio, M. C. M. (2011). Frequency lowering algorithms for the hearing impaired. In I. Ipsic (Ed.), *Speech Technologies*. IntechOpen. https://doi.org/10.5772/16331

Friesen, L. M., & Tremblay, K. L. (2006). Acoustic change complexes recorded in adult cochlear implant listeners. *Ear and Hearing, 27*(6), 678-685.

Fuente, A. (2009). Fitting paramete. In M. K. Kang (Chair), *DAUH Aural Rehabilitation w/s on MAP*. Symposium conducted at the meetin of the Donga Universitry Hospital, Busan.

Gantz, B. J., Perkins, R., Murray, M., Levy, S. C., & Puria, S. (2017). Light-driven contact hearing aid for broad-spectrum amplification: Safety and Effectiveness Pivotal Study. *Otology & Neurotology, 38*(3), 352-359.

Gantz, B. J., Tyler, R. S., Rubinstein, J. T., Wolaver, A., Lowder, M., Abbas, P., Brown, C., Hughes, M., & Preece, J. P. (2002). Binaural cochlear implants placed during the same operation. *Otology & Neurotology: Official Publication of the American Otological Society, American Neurotology Society, European Academy of Otology and Neurotology, 23*(2), 169-180.

Giard, M. H., Collet, L., Bouchet, P., & Pernier, J. (1994). Auditory selective attention in the human cochlea. *Brain Research, 633*(1-2), 353-356.

Giard, M. H., Fort, A., Mouchetant-Rostaing, Y., & Pernier, J. (2000). Neurophysiological mechanisms of auditory selective attention in humans. *Frontiers in Bioscience-*

Landmark, 5(3), 84-94.

Glick, H., & Sharma, A. (2017). Cross-modal plasticity in developmental and age-related hearing loss: Clinical implications. *Hearing Research, 343,* 191-201.

Gordon, K., Henkin, Y., & Kral, A. (2015). Asymmetric hearing during development: The aural preference syndrome and treatment options. *Pediatrics, 136*(1), 141-153.

Gou, J., Smith, J., Valero, J., & Rubio, I. (2011). The effect of frequency transposition on speech perception in adolescents and young adults with profound hearing loss. *Deafness & Education International, 13*(1), 17-33.

Gregoret, L. (2019). The movin' groovin' outer ear. https://www.audiologyonline.com/articles/the-moovin-groovin-outer-ear-25805

Groth, J., & Christensen, L. A. (2015). Hearing aid technology. In J. Katz (Ed.), *Handbook of Clinical Audiology.* Philadelphia: Lippincott Williams & Wilkins.

Gundersen, T. (1958). Paracusis willisii. *Acta Oto-Laryngologica, 49*(1), 499-508.

Hahm, T. Y. (1962). Korean word list for speech audiometry and results of articulation test. *Journal of Catholic Medical College, 6,* 31-36.

Hall R. D. (1990). Estimation of surviving spiral ganglion cells in the deaf rat using the electrically evoked auditory brainstem response. *Hearing Research, 49*(1-3), 155-168.

Hallenbeck, S. A., & Groth, J. (2008). Thin-tube and receiver-in-canal devices: There is positive feedback on both! *The Hearing Journal, 61*(1), 28-30.

Hanks, W. D., & Mortensen, B. A. (1997). Multifrequency tympanometry: Effects of ear canal volume compensation on middle ear resonance. *Journal of the American Academy of Audiology, 8*(1), 218-222.

Harris, D. M., & Dallos, P. E. T. E. R. (1979). Forward masking of auditory nerve fiber responses. *Journal of Neurophysiology, 42*(4), 1083-1107.

Hawkins, D. (1992). Prescriptive approaches to selection of gain and frequency response, In H. G. Mueller, D. B. Hawkins, & J. L. Northern (Eds.), *Probe tube Microphone Measurements: Hearing aid Selection and Assessment.* San Diego: Singular Publishing.

Hawkins, D., & Mueller, H. (1992). Procedural considerations in probe-microphone measurements. In H. G. Mueller, D. B. Hawkins, & J. L Northern (Eds.), *Probe Tube Microphone Measurements: Haring Aid Selection and Assessment.* San Diego: Singular Publishing.

Hayes, E. A., Warrier, C. M., Nicol, T. G., Zecker, S. G., & Kraus, N. (2003). Neural plasticity following auditory training in children with learning problems. *Clinical Neurophysiology, 114*(4), 673-684.

Haynes, D. S., Young, J. A., Wanna, G. B., & Glasscock, M. E. (2009). Middle Ear Implantable Hearing Devices: An Overview. *Trends in Hearing, 13*(3), 206-214.

Hearing Aid Research Lab. Abbreviated Profile of Hearing Aid Benefit (APHAB). Retreived from https://harlmemphis.org/abbreviated-profile-of-hearing-aid-benefit-aphab/

Hearing Aid Research Lab. Abbreviated Profile of Hearing Aid Benefit (APHAB). Retreived from https://harlmemphis.org/international-outcome-inventory-for-hearing-aids-ioi-ha/

Hearing Aid Research Lab. Abbreviated Profile of Hearing Aid Benefit (APHAB). Retreived from https://harlmemphis.org/satisfaction-with-amplification-in-daily-living-sadl/

Hearing Aid Research Lab. Abbreviated Profile of Hearing Aid Benefit (APHAB). Retreived from https://harlmemphis.org/word-in-context-intelligibility-test-wicit/

Heo, Jung, Kang, Kim, & Ko (2003). Development of cone-shaped electrode for promontory stimulation electrically auditory brainstem response. *Speech Science, 10*(4), 181-187.

Heo, M. J., Lee, M. Y., Heo, S. D., & Kim, L. S. (2000). Changes in speech detection and discrimination after short-term use of frequency transposition hearing aids. Proceedings of the 6th Annual Conference of the Korean Society of Otorhinolaryngology-Head and Neck Surgery.

Heo, S. D. (2004). *Audiology* (3rd ed.). Busan: Donga University Press.

Heo, S. D. (2009a). Electrically compound action potentials in cochlear implant recipients. *Phonetics and Speech Sciences, 1*(2), 25-30.

Heo, S. D. (2009b). Introduction to mapping. In, M. K. Kang (Chair), *2009 DAUH Aural Rehabilitation w/s on MAP*. Symposium conducted at the meetin of the Donga Universitry Hospital, Busan.

Heo, S. D. (2009c). Positive paked electrically compound action potentials in cochlear implant recipients. *Phonetics and Speech Sciences, 1*(2), 25-30.

Heo, S. D. (2012a). A study on vestibulosaccular hearing. *Phonetics and Speech Sciences, 4*(3), 179-186.

Heo, S. D. (2012b). Pure external auditory canal resonance. *Journal of Speech-Language & Hearing Disorders, 21*(3), 465-473.

Heo, S. D. (2014). Binaural interaction component in auditory brainstem responses with asymmetric simultaneous acoustic stimulation. *Journal of Rehabilitation Welfare Engineering & Assistive Technology, 8*(2), 95-99.

Heo, S. D. (2015a). Audiologic evaluation and pure tone auiogram interpretation. In D.

H. Ko (Ed.), *Measurement, Analysis and Evaluation of Speech Language*. Seoul: Hakjisa.

Heo, S. D. (2015b). *Audiology: Audiologram Interpretation*. Seoul: BakHakSa.

Heo, S. D. (2015c). *Audiology: Basic Audiologic Evaluation for Interpretation*. Seoul: BakHakSa.

Heo, S. D. (2015d). *Audiology: Fundamntals of Audiologic Evaluation and Interpretation*. Seoul: Bakhaksa.

Heo, S. D. (2016a). *Audiology: Aural Rehabilitation with Cochlear Implant*. Seoul: BakHakSa.

Heo, S. D. (2016b). *Development of Sound Field Test Application for Android Phone*. Proceedings of the 19th Annual Conference of Korean Academy of Audiology.

Heo, S. D. (2017a). A case of map verification of cochlear implant using audible field. *Journal of Korean Academy of Medicine & Therapy Science, 9*(1), 73-80.

Heo, S. D. (2017b). A case report of delayed identification of hearing loss and hearing aid fitting failure. *Journal of Rehabilitation Welfare Engineering & Assistive Technology, 11*(3), 215-221.

Heo, S. D. (2017c). Effectiveness of the hearing handicap inventory for elderly (HHIE) in measuring the current state of presbycusis. *Communication Sciences & Disorders, 22*(1), 170-176.

Heo, S. D. (2018a). Quality of life in hearing impaired youth with amplification system. *Communication Sciences & Disorders, 23*(3), 782-787.

Heo, S. D. (2018b). Satisfaction degree of hearing aids according to listening rnvironment in elderly with mild-to-moderate sensorineural hearing loss. In S. D. Heo (Ed.), *Audiology: Project Based Audiological Rehabilitation*. Seoul: Hakjisa.

Heo, S. D. (Eds.) (2018c). *Audiology: Project Based Audiological Rehabilitation*. Seoul: HakJiSa.

Heo, S. D. (2019a). Audiological rehabilitation for bilateral hearing loss within serviceable range in senior. In S. D. Heo (Ed.), *Audiological Rehabilitation for Interdisciplinary Research*. Seoul: Hakjisa.

Heo, S. D. Eds. (2019b). *Audiological Rehabilitation for Interdisciplinary Research*. Seoul: Hakjisa.

Heo, S. D. (2020). Effects of pre-service education on understanding of cochlear implant in subjects with normal hearing. *Journal of Korean Academy of Medicine & Therapy Science, 12*(1), 55-62.

Heo, S. D., & Ahn, Y. J. (2016). *A Case Report of Hearing aid Fitting Problem*. Proceedings of the 2016 Annual Conference of the Korean Speech-Language &

Hearing Association, 333-335.

Heo, S. D., Choi, A. H., & Kang, M. K. (2006). *Rehabilitative Audiology: Cochlear Implant, Hearing Aids, Binaural Hearing*. Seoul: Sigma Press

Heo, S. D., Jung, D. K., Kim, L. S., Hwang, C. H., & Jang, Y. S. (2004). Predictability of pseudohypacusis using pure tone audiometry. *Journal of Speech-Language & Hearing Disorders, 13*(3), 161-170.

Heo, S. D., Jung, D. Y., Ahn, J. M., & Lee, E. J. (2021). Pilot study on soundtrack recording for untact sentence screening. *Journal of Special Education & Rehabilitation Science, 60*(4), 273-289.

Heo, S. D., Jung, S. W., & Jung, S. H. (2009). Antidromic electrically compound action potential in cochlear implantees. *Phonetics and Speech Sciences, 1*(4), 203-207.

Heo, S. D., & Kang, H. R. (2017). Formant frequency changes of female voice /a/, /i/, /u/ in real ear. *Phonetics and Speech Sciences, 9*(1), 49-53.

Heo, S. D., Kang, H. R., & Kim, D. Y. (2018). Change of voice onset time on external ear. *Journal of Rehabilitation Welfare Engineering & Assistive Technology, 12*(3), 199-204.

Heo, S. D., Kang, H. R., & Ko, D. H. (2017). Influence of real ear resonance on male voice formant frequency. *Communication Sciences and Disorders, 22*(3), 608-614.

Heo, S. D., Kang, M. K., Ko, D. H., & Jung, D. K. (2004). Clinical report of aural rehabilitation in unilateral sharply slop sensorineural hearing loss with tinnitus and increased sound sensitivity. *Speech Science, 11*(3), 175-180.

Heo, S. D., Kang, M. K., Park, Y. D., Lee, H. J., & Choi, A. H. (2007). Evaluation of stimulus artifacts to determine the electrode status after cochlear implantation. *Communication Sciences & Disords, 12*(3), 532-543.

Heo, S. D., & Kim, D. Y. (2018). Formant transition of nasal and liquid in the external auditory canal. *Communication Sciences and Disorders, 23*(3), 775-781.

Heo, S. D., Kim, S. R., Ahn, J. K., Jung, D. K., & Kang, M. K. (2007). Evaluation of the device failure using stimulus artifact in the cochlear implantee. *Speech Science, 14*(2), 35-42.

Heo, S. D., Koo, T. W., Ahn, S. Y., Jung, S. W., Yeoi, B. J., Choi, A. H., & Kang, M. K. (2008). Response pattern and pseudohypoacusis in subjects with noise-induced hearing loss. *Communication Sciences and Disorders, 13*(1), 123-133.

Heo, S. D., & Lee, E. J. (2022). Non-face-to-face untact hearing aid verification using hearing handicap inventory in adults with asymmetric hearing loss. Proceedings of the 2022 Annual Conference of the Korean Speech-Language & Hearing

Association, MO-H-04.

Heo, S. D., Lee, J. H, Jeon, S. M., & Kim, I. A. (2010). Resonance in the concha cavity is associated with the size of the pinna. *Communication Sciences and Disorders, 15*(1), 107-113.

Heo, S. D., Lee, J. M., Park, J. S., & Kang, M. K. (2008). Evaluation of exaggerated hearing loss using objective audiometry. *Communication Sciences and Disorders, 13*(3), 513-523.

Heo, S. D., Lee, M. Y., & Jung, D. Y. et al. (2015). Effectiveness evaluation of pure tone screening app. Proceedings of the 2015 Annual Conference of the Korean Speech-Language & Hearing Association, 280-281.

Heo, S. D., & Lee, S. H. (2021). A case report of abnormal electrode-to-tissue impedance during cochlear implant surgery. *Journal of Special Education, 37*(1), 107-116.

Heo, S. D., Lee, S. H., Kim, Y. H., & Jung, D. Y. (2020). 3 Cases of normal insertion electrode integrity in cochlear implant surgery. *Journal of Korean Academy of Medicine & Therapy Science, 12*(2), 83-89.

Heo, S. D., Park, C. H., Park, J. S., & Lee, M. Y. (2015). Development of pure tone screening app. Proceedings of the 2015 Annual Conference of the Korean Speech-Language & Hearing Association, 306-307.

Heo, S. D., Park, J. H., Jang, Y. S., Choi, A. H., Kim, L. S., & Kang, M. K. (2007). Differentiation of pseudohypoacusis using reproducibility of auditory brainstem response. *Journal of Speech-Language & Hearing Disorders, 16*(3), 1-11.

Heo, S. D., Park, J. W., Hong, H. S., Baek, S. L., Kim, J. W., & Jung, H. (2013). Development of android app. Ling Sound. *The Journal of Rehabilitation Science Research, 3*(1), 1-5.

Heo, S. D., Park, C. H., & Song, B. S. (2017). Comparison of smart phone application based hearing screening and hearing handicap inventory. *Journal of Rehabilitation Welfare Engineering & Assistive Technology, 11*(1), 73-79.

Heuermann, H., Kinkel, M., & Tchorz, J. (2005). Comparison of psychometric properties of the International Outcome Inventory for Hearing Aids (IOI-hA) in various studies. *International Journal of Audiology, 44*(2), 102-109.

Hillman, T., Badi, A. N., Normann, R. A., Kertesz, T., & Shelton, C. (2003). Cochlear nerve stimulation with a 3-dimensional penetrating electrode array. *Otology & neurotology: official publication of the American Otological Society, American Neurotology Society, European Academy of Otology and Neurotology, 24*(5), 764-768.

Hodges, A. V., Balkany, T. J., Ruth, R. A., Lambert, P. R., Dolan-Ash, S., & Schloffman, J.

J. (1997). Electrical middle ear muscle reflex: use in cochlear implant programming. *Otolaryngology-head and neck surgery: official journal of American Academy of Otolaryngology-Head and Neck Surgery, 117*(3 Pt 1), 255-261.

Hodges, A. V., Butts, S., Dolan-Ash, S., & Balkany, T. J. (1999). Using electrically evoked auditory reflex thresholds to fit the CLARION cochlear implant. The Annals of otology, rhinology & laryngology. *Supplement, 177,* 64-68.

Holcomb, S. S., & Punch, J. L. (2006). Multimedia hearing handicap inventory: reliability and clinical utility. *American Journal of Audiology, 15*(1), 3-13.

Holmes, D. W., & Woodford, C. M. (1977). Acoustic reflex threshold and loudness discomfort level: relationships in children with profound hearing losses. *Journal of the American Audiology Society, 2*(6), 193-196.

Hong, H. S., & Heo, S. D. (2016). Effectiveness evaluation of ling test using pure tone hearing threshold level for elderly hearing screening. Proceedings of the 2016 Annual Conference of the Korean Speech-Language & Hearing Association, 68-71.

Hong, H. S., & Heo, S. D. (2017). Preliminary validity of smartphone-based speech discrimination score test. Proceedings of the 2017-Spring Annual Conference of the Korean Society of Speech Sciences.

Hong, J. C., Yu, T. H., Lee, K. D., Heo, S. D., & Kang, M. K. (2010). Changes in the thresholds of the electrically evoked compound action potential with waveform analyses after cochlear implantation. *The Journal of International Advanced Otology, 6*(3), 347-352.

Hood, L. J. (1998). Auditory Neuropathy: What is it and what can we do about it. *The Hearing Journal, 51*, 10-18.

Hosford-Dunn, H., & Halpern, J. (2001). Clinical application of the SADL scale in private practice II: predictive validity of fitting variables. Satisfaction with Amplification in Daily Life. *Journal of the American Academy of Audiology, 12*(1), 15-36.

Huang, J., Sheffield, B., Lin, P., & Zeng, F. G. (2017). Electro-tactile stimulation enhances cochlear implant speech recognition in noise. *Scientific Reports, 7,* No. 2196.

Hughes, M. L., Brown, C. J., & Abbas, P. J. (2004). Sensitivity and specificity of averaged electrode voltage measures in cochlear implant recipients. *Ear and Hearing, 25*(5), 431-446.

Hughes, M. L., Brown, C. J., Abbas, P. J., Wolaver, A. A., & Gervais, J. P. (2000). Comparison of EAP thresholds with MAP levels in the nucleus 24 cochlear implant: Data from Children. *Ear and Hearing, 21*(2), 164-174.

Hwang, B. M., Jung, D. H. (2004). A study on the developmental trait of multiple intelligence of hearing-impaired children. *Journal of Speech-Language &*

Hearing Disorders, 13(1), 133–151.

Hwang, J. K. (2022). *어쩌다 마주친 철학*. Seoul: JiKyungSa.

Ickes, M., Hawkins, D., & Cooper, W. (1991). Effect of reference microphone location and loudspeaker azimuth on probe tube microphone measurements. *Journal of the American Academy of Audiology, 2,* 156–163.

International Electrotechnical Commission, IEC 60118-4:2015+A1:2018.

Irvine, D. (2018). Plasticity in the auditory system. *Hearing Research, 362,* 61–73.

Jang, S. A., Shim, H. J., & Ko, D. H. (2013). A study on effective parent education for children with sensory impairments: Focused on visual impairment and hearing impairment. *Journal of Speech-Language & Hearing Disorders, 20*(4), 303–324.

Jang, Y. K., Choi, Y. L., & Lee, K. Y. (2007). The role of auditory memory in vocabulary acquisition and picture-book reading of 24-month-olds. *The Korean Journal of Developmental Psychology, 20*(1), 51–65.

Jardine, A. H., Griffiths, M. V., & Midgley, E. (1999). The acceptance of hearing aids for children with otitis media with effusion. *The Journal of Laryngology & Otology, 113*(4), 314–317.

Jerger, J., Shedd, J. L., & Harford, E. (1959). On the detection of extremely small changes in sound intensity. *AMA Archives of Otolaryngology, 69*(2), 200–211.

Jesteadt, W., Bacon, S. P., & Lehman, J. R. (1982). Forward masking as a function of frequency, masker level, and signal delay. *The Journal of the Acoustical Society of America, 71*(4), 950–962.

Johnson, E. E., & Dillon, H. (2011). A comparison of gain for adults from generic hearing aid prescriptive methods: impacts on predicted loudness, frequency bandwidth, and speech intelligibility. *Journal of the American Academy of Audiology, 22*(7), 441–459.

Jones, I. H., & Knudsen, V. O. (1938). What Audiometry can now mean in routine practice. *The Journal of the American Medical Association*, *111*(7), 597–605.

Jung, D. Y., Lee, E. J., Heo, S. D., Ahn, J. M., Ock, S. J., & Jeon, H. J. (2022). Non-face-to-face sentence recognition in noise using recorded voice with normal hearing adults. *Journal of Rehabilitation Welfare Engineering & Assistive Technology, 16*(3), 136–142.

Jung, H. K., & Bae, S. Y. (2002). A study on the communicative functions in 4-and 5-year-old children with and without hearing loss: Differences in informative and heuristic communicative functions. *Communication Sciences and Disorders, 7*(3), 21–38.

Jung, Y. M., & Heo, S. D. (2018). Audiological rehabilitation using bicros technology in patient with more than severe sensorineural hearing loss. In S. D. Heo (Ed.), *Audiology: Project Based Audiological Rehabilitation*. Seoul: Hakjisa.

Kang, H. R., & Heo, S. D. (2019). Acoustic characteristics of recorded-voice depending on gender in the external ear canal. *Communication Sciences and Disorders, 24*(3), 827-835.

Kang, M. K., Hong, S. H., Boo, S. H., Bae, W. Y., Kim, C. K., Kim, D. Y., Park, H. S., & Heo, S. D. (2002). Effect of epitympanoplasty with mastoid obliteration technique on postoperative rehabilitation of hearing impaired. *Korean Journal of Otorhinolaryngology-Head and Neck Surgery, 45*(8), 755-759.

Keidser, G., Bentler, R., & Kiessling, J. (2010). A multi-site evaluation of a proposed test for verifying hearing aid maximum output. *International Journal of Audiology, 49*(1), 14-23.

Keidser, G., Dillon, H., Carter, L., & O'Brien, A. (2012). NAL-NL2 empirical adjustments. *Trends in Amplification, 16*(4), 211-223.

Kiessling, J., Schubert, M., & Archut, A. (1996). Adaptive fitting of hearing instruments by category loudness scaling (ScalAdapt). *Scandinavian Audiology, 25*(3), 153-160.

Killion, M. C., & Fikret-Pasa, S. (1993). The 3 types of sensorineural hearing loss: loudness and intelligibility considerations. *The Hearing Journal, 46*(11), 31-36.

Killion, M. C., Niquette, P. A., Gudmundsen, G. I., Revit, L. J., & Banerjee, S. (2004). Development of a quick speech-in-noise test for measuring signal-to-noise ratio loss in normal-hearing and hearing-impaired listeners. *The Journal of the Acoustical Society of America, 116*(4 Pt 1), 2395-2405.

Killion. M., & Villchur, E. (1993). Kesslerwas right-partly: But SIN test shows some aids improve hearing in noise. *The Hearing Journal, 46*(9), 31-35.

Kim C. K., Kim, L. S., Jo, E. K., Heo, S. D., & Kim, D. Y. (2001). Change of mismatch negativity according to rate between deviant and standard stimuli. Proceedings of the 7th Annual Conference of the Korean Society of Otorhinolaryngology-Head and Neck Surgery, 71367.

Kim, H. H. (2012). *Neurrlogic Speech-Language Disorders*. Seoul: SigmaPress.

Kim, H. M., & Lee, S. M., (2009). A study of korean non-linear fitting formula based on NAL-NL1 for digital hearing aids. *Journal of Biomedical Engineering Research, 30*(2), 169-178.

Kim, L. S., Ahn, Y. M., Heo, S. D., & Kim, S. R. (2001). Promontory stimulation EABR in sensorineural hearing loss. *Korean Journal of Otolaryngology-Head and Neck Surgery, 44*(8), 810-816.

Kim, L. S., Jang, Y. S., Heo, S. D., & Lee, Y. M. (2007). Bilateral cochlear implantation in four children. *Korean Journal of Otolaryngology-Head and Neck Surgery, 50*(3), 260-264.

Kim, L. S., Jung, S. W., Heo, S. D., & Hwnag, C. H. (2004). Comparison of auditory brainstem response and auditory steady-state response thresholds in infants and young children. *Korean Journal of Otorhinolaryngology-Head and Neck Surgery, 47*(4), 304-310.

Kim, L. S., Jung, S. W., Lee, S. H., & Heo, S. D. (2003). Auditory neuropathy: A report of three cases. *Korean Journal of Otorhinolaryngology-Head and Neck Surgery, 46*(10), 847-881.

Kim, L. S., Kang, M. K., Ahn, Y. M., Heo, S. D., Lee, H., & Kim, S. R. (2000). A clinical study of promontory stimulation EABR. *Journal of Audiology & Otology, 4*(1), 32-43.

Kim, L. S., Kang, M. K., Ahn, Y. M., Park, H. S., Heo, S. D., & Kim, S. J. (1999). Electrically evoked auditory brainstem responses in cochlear implant patients. *Korean Journal of Audiology, 3*(2), 146-153.

Kim, L. S., Kang, M. K., Park, H. S., Kim, S. J., & Heo, S. D. (1997). Electrically evoked auditory brainstem responses in cochlear implant patients. *Advances in Oto-Rhino-Laryngology, 52*, 92-95.

Kim, L. S., Lee, S. H., Kim, C. K., & Heo, S. D. (2000). Change of mismatch negativity according to stimuli condition stimuli in the normal adults. Proceedings of the 6th Annual Conference of the Korean Society of Otorhinolaryngology-Head and Neck Surgery.

Kim, L. S., Kim, S. R., Heo, S. D., & Lee, M. Y. (2000). Relationship of the implant electrical auditory brainstem response threshold to the postoperative T level in children with cochlear implants. *Advances in Oto-Rhino-Laryngology, 57*, 270-272.

Kim, M. S., & Heo, S. D. (2016). Effects of vent diameter on real ear acoustics. *Audiology and Speech Research, 12*(4), 204-208.

Kim, S., & Heo, S. D. (2020). Use of hearing aids for moderate-to-moderately severe sensorineural hearing loss in mid frequency range: A report of 3 cases. *Journal of speech-Language & Hearing Disorders, 29*(3), 103-109.

Ko, D. H. (2019). *Anatomy & Physiology of Speech Organ*. Seoul: Sohwa.

Koohi, N., Vickers, D. A., Utoomprurkporn, N., Werring, D. J., & Bamiou, D. E. (2019). A hearing screening protocol for stroke patients: An exploratory study. *Frontiers in Neurology, 10*, 842.

Korean Standards (2017). KS C IEC60118-4:2017.

Kramer, S. E., Goverts, S. T., Dreschler, W. A., Boymans, M., & Festen, J. M. (2002). International outcome inventory for hearing aids (IOI-HA): Results from The Netherlands. *International Journal of Audiology, 41*(1), 36-41.

Kraus, N., & Chandrasekaran, B. (2010). Music training for the development of auditory skills. *Nature Reviews Neuroscience, 11*(8), 599-605.

Kraus, N., Micco, A. G., Koch, D. B., McGee, T., Carrell, T., Sharma, A., Wiet, R. J., & Weingarten, C. Z. (1993). The mismatch negativity cortical evoked potential elicited by speech in cochlear-implant users. *Hearing Research, 65*(1-2), 118-124.

Kuk, F. K. (1996). Theoretical and practical considerations in compression hearing AIDS. *Trends in Amplification, 1*(1), 5-39.

Kwon, D. H., Shin, H. N., Lee, M. K., & Jeon, H. S., et al. (2012). *Introduction to Speech Therapy.* Daegu: Mulkwagil.

Lansbergen, S., De Ronde-Brons, I., Boymans, M., Soede, W., & Dreschler, W. A. (2018). Evaluation of auditory functioning and rehabilitation using patient-reported outcome measures. *Trends in Hearing, 22,* 2331216518789022.

Lantz, J., Jensen, O. D., Haastrup, A., & Olsen, S. ø. (2007). Real-ear measurement verification for open, non-occluding hearing instruments. *International Journal of Audiology, 46*(1), 11-16.

Laplante-Lévesque, A., Hickson, L., & Worrall, L. (2010). Rehabilitation of older adults with hearing impairment: A critical review. *Journal of Aging and Health, 22*(2), 143-153.

Laplante-Levesque, A., Hickson, L., & Worrall, L. (2010). Promoting the participation of adults with acquired hearing impairment in their rehabilitation. *Journal of the Academy of Rehabilitative Audiology, 43,* 11-26.

Lee, E. J., & Heo, S. D. (2022). Hearing aid verification using untact self-assessment in participant with more than severe hearing impaired. Proceedings of the 2022 Annual Conference of the Korean Speech-Language & Hearing Association, MO-H-05.

Lee, E. J., Heo, S. D., & Kim, C. R. (2022). Self-awareness of hearing loss and hearing aids satisfaction in presbycusis: Preliminary study. Proceedings of the 2022 Annual Conference of the Korean Academy of Speech-Language Pathology and Audiology, 180-181.

Lee, E. J., Heo, S. D., & Kwon, D. W. (2022). Relationship between pure tone averages and hearing loss self-awareness in elderly. Proceedings of the 2022 Annual Conference of the Korean Academy of Speech-Language Pathology and Audiology, 179-180.

Lee, H. J., Heo, S. D., & Hwang, S. Y. (2018). The quality of life of elderly people with hearing loss selected by Hearing handicap inventory for elderly (HHIE). *Journal of Korean Academy of Medicine & Therapy Science, 10*(2), 39-45.

Lee, H. J., & Heo, S. D. (2021). Quality of life of the hospitalized elderly with suspected hearing loss in Otoacoustic emission. *Journal of Korean Academy of Medicine & Therapy Science, 13*(2), 43-50.

Lee, J. E., & Heo, S. D. (2016). Satisfaction of listening in cochlear implantee. *Journal of Korean Academy of Medicine & Therapy Science, 8*(2), 85-93.

Lee, J. M., & Choi, J. Y. (2016). Otologic active middle ear implants. *Korean Journal of Otorhinolaryngology-Head and Neck Surgery, 59*(12), 807-812.

Lee, J. M., Jung, J. J., Moon, I. S., Kim, S. H., & Choi, J. Y. (2017). Benefits of active middle ear implants in mixed hearing loss: Stapes versus round window. *The Laryngoscope, 127*(6), 1435-1441.

Lee, J. Y., & Choi, Y. K. (2011). Working memory of children with impaired hearing: Verbal vs. non-verbal. *Journal of Speech-Language & Hearing Disorders, 20*(4), 217-230.

Lee, J. Y., & Heo, S. D. (2018). Speech-language rehabilitation for wernicke's aphasia in patient with moderate hearing loss. In S. D. Heo (Ed.), *Audiology: Project Based Audiological Rehabilitation*. Seoul: Hakjisa.

Lenarz, M., Matthies, C., Lesinski-Schiedat, A., Frohne, C., Rost, U., Illg, A., Battmer, R. D., Samii, M., & Lenarz, T. (2002). Auditory Brainstem Implant Part II: Subjective Assessment of Functional Outcome. *Otology & Neurotology, 23*(5), 694-697.

Lenarz, T., Lim, H. H., Reuter, G., Patrick, J. F., & Lenarz, M. (2006). The auditory midbrain implant: A new auditory prosthesis for neural deafness-concept and device description. *Otology & Neurotology, 27*(6), 838-843.

Lewis, D. E. (1995). Orientation to the use of frequency modulated system. In Tyler, R. E., & Schum, D. J. (Eds.), *Assistive Devices for Persons with Hearing Impariment*. Needham Heights: Allyn & Bacon.

Lewis, D. E., & Stelmachowicz, P. G. (1993). Real ear to 6-㎤ coupler differences in young children. *Journal of Speech and Hearing Research, 36*(1), 204-209.

Libby, E. (1986). The 1/3-2/3 insertion gain hearing aid selection guide. *Hearing Instrument, 37*, 27-28.

Lichtenstein, M. J., Bess, F. H., & Logan, S. A. (1988). Diagnostic performance of the hearing handicap inventory for the elderly (screening version) against differing definitions of hearing loss. *Ear and Hearing, 9*(4), 208-211.

Lim, H. H., & Anderson, D. J. (2006). Auditory cortical responses to electrical stimulation of the inferior colliculus: Implications for an auditory midbrain implant. *Journal of Neurophysiology, 96*(3), 975-988.

Lim, H. H., Lenarz, M., & Lenarz, T. (2009). Auditory Midbrain Implant: A Review. *Trends in Amplification, 13*(3), 149-180.

Lim, H. H., Lenarz, T., Joseph, G., Battmer, R. D., Samii, A., Samii, M., Patrick, J. F., & Lenarz, M. (2007). Electrical stimulation of the midbrain for hearing restoration: Insight into the functional organization of the human central auditory system. *Journal of Neuroscience, 27*(49), 13541-13551.

Long, G. R., & Cullen Jr, J. K. (1985). Intensity difference limens at high frequencies. *The Journal of the Acoustical Society of America, 78*(2), 507-513.

Loovis, C. F., Schall, D. G., & Teter, D. L. (1997). The role of assistive devices in the rehabilitation of hearing impairment. *Otolaryngologic Clinics of North America, 30*(5), 803-847.

Lorens, A., Walkowiak, A., Piotrowska, A., Skarzynski, H., & Anderson, I. (2004). ESRT and MCL correlations in experienced paediatric cochlear implant users. *Cochlear Implants International, 5*(1), 28-37.

Lusted, H. S., Shelton, C., & Simmons, F. B. (1984). Comparison of electrode sites in electrical stimulation of the cochlea. *The Laryngoscope, 94*(7), 878-882.

Lybarger S. F. (1944). Method of fitting hearing AIDS. U.S. patent application No. 543,278. Washington DC: U.S. Patent and Trademark Office.

Lybarger S. F. (1978). Selective amplification? A review and evaluation. *Journal of the American Audiology Society, 3*(6), 258-266.

Lycke, M., Lefebvre, T., Cool, L., Van Eygen, K., Boterberg, T., Schofield, P., & Debruyne, P. R. (2018). Screening methods for age-related hearing loss in older patients with cancer: A review of the literature. *Geriatrics (Basel, Switzerland), 3*(3), 48.

Macrae, J. H. (1995). Temporary and permanent threshold shift caused by hearing aid use. *Journal of Speech and Hearing Research, 38,* 949-959.

Madsen, C. K., Standley, J. M., & Gregory, D. (1991). The effect of a vibrotactile device, somatron, on physiological and psychological responses: Musicians versus nonmusicians. *Journal of Music Therapy, 28*(1), 14-22.

Mao, Y., Yang, J., Hahn, E., & Xu, L. (2017). Auditory perceptual efficacy of nonlinear frequency compression used in hearing aids: A review. *Journal of Otology, 12*(3), 97-111.

Martin, E. S., & Pickett, J. M. (1970). Sensorineural hearing loss and upward spread of masking. *Journal of Speech and Hearing Research, 13*(2), 426-437.

Martin, F. N., & Clark, J. G. (2015). *Introduction to Audioloy* (12th ed.). 청각학개론(12판). Heo, S. D., (Trans., 2016). Seoul: Bakhaksa. (London: Pearson Education.)

Matthews, L. J., Lee, F. S., Mills, J. H., & Schum, D. J. (1990). Audiometric and subjective assessment of hearing handicap. *Archives of Otolaryngology-Head & Neck Surgery, 116*(11), 1325-1330.

McArdle, R. A., Wilson, R. H., & Burks, C. A. (2005). Speech recognition in multitalker babble using digits, words, and sentences. *Journal of the American Academy of Audiology, 16*(9), 726-739.

McCandless, G. A., & Lyregaard, P. E. (1983). Prescription of gain/output (POGO) for hearing aids. *Hearing Instrument, 34*(1), 16-17, 19-21.

McCarthy, P., Rao, M., & Otto, K. (2011). Simultaneous recording of rat auditory cortex and thalamus via a titanium-based, microfabricated, microelectrode device. *Journal of Neural Engineering, 8*(4), 046007.

McDaniel, D. M., & Cox, R. M. (1992). Evaluation of the speech intelligibility rating (SIR) test for hearing aid comparisons. *Journal of Speech and Hearing Research, 35*(3), 686-693.

McDermott, H. J., Dorkos, V. P., Knight, M. R., & Ching, T. Y. C. (1999). Improvements in speech perception with use of the AVR TranSonic frequency-transposing hearing aid. *Journal of Speech Language and Hearing Research, 42*, 1323-1335.

McLeod, B., Upfold, L., & Broadbent, C. (2001). An investigation of the applicability of the inventory, satisfaction with amplification in daily life, at 2 weeks post hearing aid fitting. *Ear and hearing, 22*(4), 342-347.

McPherson, D. L., & Starr, A. (1993). Binaural interaction in auditory evoked potentials: brainstem, middle-and long-latency components. *Hearing Research, 66*(1), 91-98.

Medgadget. (2010). Envoy Esteem First Totally Implantable Hearing System Gains FDA Approval. Available from https://www.medgadget.com/2010/03/envoy_esteem_first_totally_implantable_hearing_system_gains_fda_approval.html?utm_source=TrendMD&utm_medium=cpc&utm_campaign=Medgadget__TrendMD_0

Micheyl, C., Xiao, L., & Oxenham, A. J. (2012). Characterizing the dependence of pure-tone frequency difference limens on frequency, duration, and level. *Hearing Research, 292*(1-2), 1-13.

Michie, P. T., LePage, E. L., Solowij, N., Haller, M., & Terry, L. (1996). Evoked otoacoustic emissions and auditory selective attention. *Hearing Research, 98*(1-2), 54-67.

Min, B. R. (2004). The effects of language developmental delay on the understanding of emotion in hearing impaired children. *Communication Sciences and Disorders, 9*(3), 177-191.

Mi?kiewicz, A., & Rakowski, A. (1992). Music vs noise: A comparison of loudness estimates. *Archives of Acoustics, 17*(2) 203-216.

Moore, B. C. (2012). Effects of bandwidth, compression speed, and gain at high frequencies on preferences for amplified music. *Trends in Amplification, 16*(3), 159-172.

Moore, B. C. J. (2014). Development and current status of the "Cambridge" loudness models. *Trends in Hearing, 18,* 1-29.

Moore, B. C. J. (2000). Use of a loudness model for hearing aid fitting. IV. Fitting hearing aids with multi-channel compression so as to restore "normal" loudness for speech at different levels. *British Journal of Audiology, 34,* 165-177.

Moore, B. C. J., Glasberg, B. R., & Stone, M. A. (1999). Use of a loudness model for hearing aid fitting. III. A general method for deriving initial fittings for hearing aids with multi-channel compression. *British Journal of Audiology, 33,* 241-258.

Moore, B. C., Baer, T., Ives, D. T., Marriage, J., & Salorio-Corbetto, M. (2016). Effects of modified hearing aid fittings on loudness and tone quality for different acoustic scenes. *Ear and Hearing, 37*(4), 483-491.

Moore, B. C., & Ernst, S. M. (2012). Frequency difference limens at high frequencies: Evidence for a transition from a temporal to a place code. *The Journal of the Acoustical Society of America, 132*(3), 1542-1547.

Moore, B. C., & Füllgrabe, C. (2010). Evaluation of the CAMEQ2-HF method for fitting hearing aids with multichannel amplitude compression. *Ear and Hearing, 31*(5), 657-666.

Moore, B. C., Glasberg, B. R., & Stone, M. A. (2010). Development of a new method for deriving initial fittings for hearing aids with multi-channel compression: CAMEQ2-HF. *International Journal of Audiology, 49*(3), 216-227.

Mueller, H. (1992). Terminology and procedures. In Mueller, Hawkins, & Northern (Eds.), *Probe Microphone Measurements: Hearing Aid Selection and Assessment.* San Diego: Singular Publishing Group.

Munro, K. J., & Toal, S. (2005). Measuring the real-ear to coupler difference transfer function with an insert earphone and a hearing instrument: Are they the same? *Ear and Hearing, 26,* 27-34.

Munro, K. J., & Buttfield, L. M. (2005). Comparison of real-ear to coupler difference values in the right and left ear of adults using three earmold configurations. *Ear and Hearing, 26*(3), 290-298.

Munro, K. J., & Lutman, M. E. (2003). The effect of speech presentation level on measurement of auditory acclimatization to amplified speech. *The Journal of the Acoustical Society of America, 114*(1), 484-495.

Munro, K. J., & Trotter, J. H. (2006). Preliminary evidence of asymmetry in uncomfortable loudness levels after unilateral hearing aid experience: Evidence of functional plasticity in the adult auditory system. *International Journal of Audiology, 45*(12), 684-688.

Newman, C. W., & Weinstein, B. E. (1988). The hearing handicap inventory for the elderly as a measure of hearing aid benefit. *Ear and Hearing, 9*(2), 81-85.

Newman, C. W., & Weinstein, B. E. (1989). Test-retest reliability of the Hearing Handicap Inventory for the Elderly using two administration approaches. *Ear and Hearing, 10*(3), 190-191.

Newman, C. W., Weinstein, B. E., Jacobson, G. P., & Hug, G. A. (1990). The hearing handicap inventory for adults: Psychometric adequacy and audiometric correlates. *Ear and Hearing, 11*(6), 430-433.

Nichols, Jr, R. H. (1946). Effects of conditions of use upon performance of hearing aids. *The Journal of the Acoustical Society of America, 18*(1), 247-248.

Nieuwenhuis, S., De Geus, E. J., & Aston-Jones, G. (2011). The anatomical and functional relationship between the P3 and autonomic components of the orienting response. *Psychophysiology, 48*(2), 162-175.

Nikolopoulos, T. P., Mason, S. M., Gibbin, K. P., & O'Donoghue, G. M. (2000). The prognostic value of promontory electric auditory brain stem response in pediatric cochlear implantation. *Ear and Hearing, 21*(3), 236-241.

Noh, H., & Lee, D. H. (2012). Cross-language identification of long-term average speech spectra in Korean and English: Toward a better understanding of the quantitative difference between two languages. *Ear and Hearing, 33*(3), 441-443.

Novak, M. A., Firszt, J. B., Rotz, L. A., Hammes, D., Reeder, R., & Willis, M. (2000). Cochlear implants in infants and toddlers. *Annals of Otology, Rhinology & Laryngology, 109*(12_suppl), 46-49.

Nuesse, T., Schlueter, A., Lemke, U., & Holube, I. (2021). Self-reported hearing handicap in adults aged 55 to 81 years is modulated by hearing abilities, frailty, mental health, and willingness to use hearing aids. *International Journal of Audiology, 60*(sup2), 71-79.

O'Donnel, A. (2015). The power of Noah system 4: Making the most of your Noah databse. Audiologyonline, Retreived from https://www.audiologyonline.com/articles/power-noah-system-4-making-14137

O'Neill, J. J. (1957). Recognition of intelligibility test materials in context and isolation. *Journal of Speech and Hearing Disorders, 22*(1), 87–90.

Oliveira, R. J. (1997). The dynamic ear canal and the CIC. In M. Chasin (Ed.), *CIC Handbook*. San Diego: Singular Publishing, Inc.

Olsen, S. O., Rasmussen, A. N., Nielsen, L. H., & Borgkvist, B. V. (1999). The relationship between the acoustic reflex threshold and levels of loudness categories in hearing-impaired listeners. *Audiology: official organ of the International Society of Audiology, 38*(6), 308–311.

Otto, S. R., Brackmann, D. E., Hitselberger, W. E., Shannon, R. V., & Kuchta, J. (2002). Multichannel auditory brainstem implant: Update on performance in 61 patients. *Journal of Neurosurgery, 96*(6), 1063–1071.

Oxenham, A. J. (2001). Forward masking: Adaptation or integration?. *The Journal of the Acoustical Society of America, 109*(2), 732–741.

Oxenham, A. J., & Plack, C. J. (1998). Suppression and the upward spread of masking. *The Journal of the Acoustical Society of America, 104*(6), 3500–3510.

Palmer, C. V., & Lindley IV, G. A. (2002). Overview and rationale for prescriptive formulas for linear and nonlinear hearing aids. *Strategies for Selecting and Verifying Hearing Aid Fittings,* 1–22.

Park, C. H., Park, J. S., Seok, H. Y., Han, J. H., Lee, M. Y., Heo, S. D., & Song, B. S. (2015). Development of a pure tone evaluation app. for android smart phone. Proceedings of the 2015 Annual Conference of Rehabilitation Engineering And Assistive Technology Society of Korea, 26–29.

Park, H. J., & Bae, S. Y. (2003). Early expressive vocabulary development of Korean children with hearing impairment. *Communication Sciences and Disorders, 8*(1), 66–81.

Park, S. H., & Kwon, Y. J. (2003). The study for correlation among auditory development and language development of children with hearing impairment. *Speech Sciences, 10*(4), 255–261.

Pascoe, D. P. (1986). Hearing aid selection procedure used at Central Institute for the Deaf in St. Louis. *Audiological Acoustics, 25,* 90–106.

Pedersen, K., & Rosenhall, U. (1991). Correlations between self-assessed hearing handicap and standard audiometric tests in elderly persons. *Scandinavian Audiology, 20*(2), 109–116.

Pérez-González, D., & Malmierca, M. S. (2014). Adaptation in the auditory system: An overview. *Frontiers in Integrative Neuroscience, 8,* 19.

Perrott, D. R., & Saberi, K. (1990). Minimum audible angle thresholds for sources varying in both elevation and azimuth. *Journal of the Acoustical Society of America, 87*(4), 1728-1731.

Plant, G., Gnosspelius, J., & Levitt, H. (2000). The use of tactile supplements in lipreading Swedish and English: A single-subject study. *Journal of Speech, language, and Hearing Research, 43*(1), 172-183.

Pluvinage, V. (1989). Clinical measurement of loudness growth. *Hearing Instrument, 39*(4), 19-22.

Ponton, C. W., Don, M., Eggermont, J. J., Waring, M. D., & Masuda, A. (1996). Maturation of human cortical auditory function: differences between normal-hearing children and children with cochlear implants. *Ear and Hearing, 17*(5), 430-437.

Prabhu, P., & Barman, A. (2017). Effectiveness of low cut modified amplification using receiver in the canal hearing aid in individuals with auditory neuropathy spectrum disorder. *International Archives of Otorhinolaryngology, 21*(3), 243-249.

Preves, D., & Sullivan, R. (1987). Sound field equalization for real-ear measurements with probe microphones. *Hearing Instruments, 38*, 20-26, 64.

Puria, S. (2017). Attenuating the ear canal feedback pressure of a laser-driven hearing aid. *The Journal of the Acoustical Society of America, 141*(3), 1683-1693.

Quinn, K. J., & Coelho, D. H. (2022). The curious rise and incomplete fall of "Paracusis Willisii". *Otology & Neurotology: official Publication of the American Otological Society, American Neurotology Society, European Academy of Otology and Neurotology, 43*(1), 137-143.

Rance, G, Beer, D. E., Cone-Wesson, B, Shepherd, R. K., Dowell, R. C., King, A. M., Rickards, F. W., & Clark, G. M. (1999). Clinical finding for a group of infants and young children with auditory neuropathy. *Ear and Hearing, 20*, 238-252.

Rappaport, B. Z., & Tait, C. A. (1976). Acoustic reflex threshold measurement in hearing aid selection. *Archives of Otolaryngology, 102*(3), 129-132.

Rees, R., & Velmans, M. (1993). The effect of frequency transposition on the untrained auditory discrimination of congenitally deaf children. *British Journal of Audiology, 27*(1), 53-60.

Retrieved from https://www.healthjockey.com/2007/05/19/stylish-wiear-hearing-aid-unveiled/

Revit, L. J. (1997). The circle of decibels: Relating the hearing test, to the hearing instrument, to the real ear response. *Hearing Review, 4*, 35-38.

Revit, L. J. (2002). Real-ear measures. In M. Valente (2002). *Strategies for Selecting and Verifying Hearing Aid Fittings* (2nd ed.). NY: Thieme.

Reynolds, G. S., & Stevens, S. S. (1960). Binaural summation of loudness. *The Journal of the Acoustical Society of America, 32*(10), 1337-1344.

Ridder, D. D., & Vanneste, S. (2014). Targeting the parahippocampal area by auditory cortex stimulation in tinnitus. *Brain Stimulation, 7*(5), 709-717.

Ridder, D. D., & Vanneste, S. (2015). Multitarget surgical neuromodulation: Combined C2 and auditory cortex implantation for tinnitus. *Neuroscience Letters, 591,* 202-206.

Ross, M. (1992). Room acoustics and speech perception. In M. Ross (Ed.), *FM Auditory Training System: Characteristics, Selection, & Use*. Maryland: York Press.

Roup, C. M., Post, E., & Lewis, J. (2018). Mild-gain hearing aids as a treatment for adults with self-reported hearing difficulties. *Journal of the American Academy of Audiology, 29*(6), 477-494.

Ruggles, D., Bharadwaj, H., & Shinn-Cunningham, B. G. (2011). Normal hearing is not enough to guarantee robust encoding of suprathreshold features important in everyday communication. *Proceedings of the National Academy of Sciences, 108*(37), 15516-15521.

Saberi, K., & Perrott, D. R. (1990). Minimum audible movement angles as a function of sound source trajectory. *The Journal of the Acoustical Society of America, 88*(6), 2639-2644.

Salorio-Corbetto, M., Baer, T., & Moore, B. (2019). Comparison of frequency transposition and frequency compression for people with extensive dead regions in the cochlea. *Trends in hearing*, *23*, 2331216518822206.

Saunders, G. H., & Forsline, A. (2006). The Performance-Perceptual Test (PPT) and its relationship to aided reported handicap and hearing aid satisfaction. *Ear and Hearing, 27*(3), 229-242.

Schwartz, D., Lyregaard. P., & Lundh, P. (1988). Hearing aid selection for severe-to-profound hearing loss. *The Hearing Journa, 41*(2), 13-17.

Schwartz, M. S., Otto, S. R., Shannon, R. V., & Hitselberger, W. E. (2008). Auditory brainstem implants. *Neurotherapeutics, 5*(1), 128-136.

Scollie, S., Seewald, R., Cornelisse, L., & Moodie, S., et al. (2005). The desired sensation level multistage input/output algorithm. *Trends in Amplification, 9*(4), 159-197.

Scollie, S., Seewald, R., Cornelisse, L., & Jenstad, L. (1998). Validity and repeatability of level-independent HL to SPL transforms. *Ear and Hearing, 19*(5), 407-413.

Seewald, R. (1992). The desired sensation level method for fitting children: Version 3.0. *The Hearing Journal, 45*(4), 36-41.

Seewald, R. (1994). Fitting children with the DSL method. *The Hearing Journal, 47*(9), 10, 48-51.

Seewald, R. C., Cornelisse, L. E., Richert, F. M., & Block, M. G. (1997). Acoutic transforms for fitting CIC instruments. In M. Chasin (Ed.), *CIC Handbook*. San Diego: Singular Publishing Group.

Seewald, R., Moodie, K., Sinclair, S., & Scollie, S. (1999). Predictive validity of a procedure for pediatric hearing instrument fitting. *American Journal of Audiology, 8*, 143-152.

Seewald, R., Ross, M., & Spiro, M. (1995). Selecting amplification characteristics for young hearing-impaired children. *Ear and Hearing, 6*, 48-53.

Seikel, J. A., King, D. W., & Drumright, D. G. (2009). *Anatomy & Physiology for Speech, Language, and Hearing* (4th ed.). (말, 언어, 청각의 해부와 생리 4판. Kim, J. O., Kim, J. W., Song, Y. K., Pyo, W. Y., & Heo, S. D. Trans. 2015). Seoul: Cengage Learning Korea.

Sek, A., & Moore, B. C. (1995). Frequency discrimination as a function of frequency, measured in several ways. *The Journal of the Acoustical Society of America, 97*(4), 2479-2486.

Sezin, R. K., Hızal, E., Erbek, S., & Özlüoğlu, L. N. (2013). Normative values of middle ear resonance frequency in normal hearing adults. *Journal of Ear Nose and Throat, 23*(6), 331-335.

Shallop, J. K., Beiter, A. L., Goin, D. W., & Mischke, R. E. (1990). Electrically evoked auditory brain stem responses (EABR) and middle latency responses (EMLR) obtained from patients with the nucleus multichannel cochlear implant. *Ear and Hearing, 11*(1), 5-15.

Shannon, R. V. (1983). Multichannel electrical stimulation of the auditory nerve in man. I. Basic psychophysics. *Hearing Research, 11*(2), 157-189.

Shannon, R. V. (2012). Advances in auditory prostheses. *Current Opinion in Neurology, 25*(1), 61-66.

Shapiro, I. (1976). Hearing aid fitting by prescription, *Audiology, 15*(2), 163-173.

Sivonen, V. P., & Ellermeier, W. (2006). Directional loudness in an anechoic sound field, head-related transfer functions, and binaural summation. *The Journal of the Acoustical Society of America, 119*(5), 2965-2980.

Smiley, D. F., Martin, P. F., & Lance, D. M. (2004). Using the Ling 6-sound test everyday. Audiology online. Retreived from https://www.audiologyonline.com/articles/using-ling-6-sound-test-1087

Smith, L., & Simmons, F. B. (1983). Estimating eighth nerve survival by electrical stimulation. *The Annals of Otology, Rhinology, and Laryngology, 92*(1 Pt 1), 19-23.

Smith, S. L., Noe, C. M., & Alexander, G. C. (2009). Evaluation of the international outcome inventory for hearing aids in a veteran sample. *Journal of the American Academy of Audiology, 20*(6), 374-380.

Son, B. C., & Heo, S. D. (2018). Quality of life comparison between suspicion hearing impaired and hearing aids users in elderly. *Journal of The Korean Society of Integrative Medicine, 6*(3), 141-147.

Spahr, A. J., Dorman, M. F., & Loiselle, L. H. (2007). Performance of patients using different cochlear implant systems: Effects of input dynamic range. *Ear and Hearing, 28*(2), 260-275.

Speaks, C., Trine T. D., Crain, T. R., & Niccum, N. A. (1994). Revised Speech Intelligibility Rating (RSIR) test: Listeners with normal hearing. *Otolaryngology? Head and Neck Surgery, 110*(1), 75-83.

Spieth, W. (1957). Downward spread of masking. *The Journal of the Acoustical Society of America, 29*(4), 502-505.

Spivak, L. G., & Chute, P. M. (1994). The relationship between electrical acoustic reflex thresholds and behavioral comfort levels in children and adult cochlear implant patients. *Ear and Hearing, 15*(2), 184-192.

Spoendlin, H., & Schrott, A. (1989). Analysis of the human auditory nerve. *Hearing Research, 43*(1), 25-38.

Staab, W. J. (1997). Deep canal hearing aids. In M. Chasin (Ed.), *CIC Handbook*. San Diego: Singular Publishing, Inc.

Staab, W. J. (2022). Otometry: Hearing aid fitting history. *Canadian Audiologist, 9*(5). Retrieved from https://canadianaudiologist.ca/otometry-hearing-aid-fitting-history/

Starr, A., Picton, T. W., Sinsinger, Y. S., Hood, L. J., & Shannon, R. (1996). Auditory neuropathy. *Brain, 119*, 741-753.

Sterkers, O., Boucarra, D., Labassi, S., Bebear, J. P., Dubreuil, C., Frachet, B., Fraysse, B., Lavieille, J. P., Magnan, J., Martin, C., Truy, E., Uziel, A., & Vaneecloo, F. M. (2003). A middle ear implant, the symphonix vibrant soundbridge: Retrospective study of the first 125 patients implanted in France. *Otology & Neurotology, 24*(3), 427-436.

Tecca, J. (1994). Use of real-ear measurements to verify hearing aid fittings. In Valente (Ed.), *Strategies for Selecting and Verifying Hearing aid Fittings*. NY: Thieme Medical Publishers Inc.

Thornton, A., Bell, I., Goodsell, S., & Whiles, P. (1987). The use of fl exible probe tubes in insertion gain measurement. *British Journal of Audiology, 21*(4), 295-300.

Thunberg Jespersen, C., Bille, M., & Legarth, J. V. (2014). Psychometric properties of a revised Danish translation of the international outcome inventory for hearing aids (IOI-HA). *International Journal of Audiology, 53*(5), 302-308.

Tjellstrom, A., & Hakansson, B. (1995). The bone-anchored hearing aid. Design principles, indications, and long-term clinical results. *Otolaryngology Clinical North America, 28*(1), 53-72.

Treasure, J. (2011). 5 ways to listen better. Retrieved from https://www.ted.com/talks/julian_treasure_5_ways_to_listen_better

Tyler, R. S., & Schum, D. J. (Eds.). *Assistive Devices for Persons with Hearing Impairment*. Needham Heights: Allyn & Bacon.

Ueno, M., Shinden, S., Suzuki, D., Suzuki, N., Nishiyama, T., Oishi, N., & Ogawa, K. (2021). The frequency characteristic of silicone domes in receiver in the canal hearing aids. *Journal of the American Academy of Audiology, 32*(9), 556-561.

Uriarte, M., Denzin, L., Dunstan, A., Sellars, J., & Hickson, L. (2005). Measuring hearing aid outcomes using the Satisfaction with Amplification in Daily Life (SADL) questionnaire: Australian data. *Journal of the American Academy of Audiology, 16*(6), 383-402.

Valente, M., Potts, L., Valente, M., Vass, W., & Goebel, J. (1994). Intersubject variability of real-ear sound pressure level: Conventional and insert earphones. *Journal of the American Academy of Audiology, 5*(6), 390-398.

Valente, M., & VanVliet, D. (1997). The Independent Hearing Aid Fitting Forum (IHAFF) protocol. *Trend in Amplification, 2*(1), 6-35.

Van den Borne, B., Mens, L. H., Snik, A. F., Spies, T. H., & Van den Broek, P. (1994). Stapedius reflex and EABR thresholds in experienced users of the Nucleus cochlear implant. *Acta Oto-laryngologica, 114*(2), 141-143.

Velmans, M. (1973). Speech imitation in simulated deafness, using visual cues and recoded' auditory information. *Language and Speech, 16*(3), 224-236.

Velmans, M. (1974). The design of speech recoding devices for the deaf: University of manchester. *British Journal of Audiology, 8*(1), 1-5.

Ventry, I. M., & Weinstein, B. E. (1982). The hearing handicap inventory for the elderly: A new tool. *Ear and Hearing, 3*(3), 128-134.

Vincent, C. (2012). Auditory brainstem implants: How do they work? *Anatomical Record, 295*(11), 1981-1986.

Voigt, M. B., Hubka, P., & Kral, A. (2017). Intracortical microstimulation differentially activates cortical layers based on stimulation depth. *Brain Stimulation, 10*(3), 684-694.

Walker, G., Dillon, H., Byrne, D., & Christen, R. (1984). The use of loudness discomfort levels for selecting the maximum output of hearing AIDS. *Australian Journal of Audiology, 6*(1), 23-32.

Watson, N. A., & Knudsen, V. O. (1940). Selective amplification in hearing aids. *The Journal of the Acoustical Society of America, 11,* 406.

Weiner, F. M., & Ross, D. A. (1946). The pressure distribution in the auditory canal in a progressive sound field. *The Journal of the Acoustical Society of America, 18*(2), 401.

Weinstein, B. E., Spitzer, J. B., & Ventry, I. M. (1986). Test-retest reliability of the Hearing Handicap Inventory for the Elderly. *Ear and Hearing, 7*(5), 295-299.

Weinstein, B. E., & Ventry, I. M. (1983). Audiometric correlates of the hearing handicap inventory for the elderly. *The Journal of Speech and Hearing Disorders, 48*(4), 379-384.

Wikipedia. (2022). Underwate acoustics. Retrieved from https://en.wikipedia.org/wiki/Underwater_acoustics

Williams, V. A., Johnson, C. E., & Danhauer, J. L. (2009). Hearing aid outcomes: Effects of gender and experience on patients' use and satisfaction. *Journal of the American Academy of Audiology, 20*(7), 422-460.

Wrege, K. S., & Starr, A. (1981). Binaural interaction in human auditory brainstem evoked potentials. *Archives of Neurology, 38*(9), 572-580.

Xu, J., & Cox, T. M. (2014). Recording and evaluation of an American dialect version of the four alternative auditory feature test. *Journal of the American Academy of Audiology, 25*(08), 737-745.

Yasin, I., & Plack, C. J. (2005). The role of suppression in the upward spread of masking. *Journal of the Association for Research in Otolaryngology, 6*(4), 368-377.

Young, I. M., & Brenner-Perman, G. (1988). 美國의 補聽器 選擇 現況. *Korean Journal of Otorhinolaryngology-Head and Neck Surgery, 31*(3), 375-381.

Yu, J. K. Y., Wong, L. L. N., Tsang, W. S. S., & Tong, M. C. F. (2014). A tutorial on implantable hearing amplification options for adults with unilateral microtia and atresia. *BioMed Research International, 2014*, 1-7.

Yueh, B., Souza, P. E., McDowell, J. A., Collins, M. P., Loovis, C. F., Hedrick, S. C., Ramsey, S. D., & Deyo, R. A. (2001). Randomized trial of amplification strategies. *Archives of Otolaryngology-Head & Neck Surgery, 127*(10), 1197-1204.

Zeng, F. G., Grant, G., Niparko, J., Galvin, J., Shannon, R., Opie, J., & Segel, P. (2002). Speech dynamic range and its effect on cochlear implant performance. *The Journal of the Acoustical Society of America, 111*(1), 377-386.

Zwicker, E. (1961). Subdivision of the audible frequency range into critical bands

(Frequenzgruppen). *The Journal of the Acoustical Society of America, 33*(2), 248-248.

Zwolan, T., & Overstreet, E. (2005). Setting upper program levels in children. In *Advanced Bionics Auditory Research Bulletin* (pp. 54-56). Valencia, CA: Advanced Bionics Corporation.

https://earlens.com

https://www.oticonmedical.com

찾아보기

B

C

D

E

S

T

저자 소개

허승덕(Heo, Seung-Deok, PhD)
동아대학교 의학박사(청신경전기생리학 전공)
현 대구대학교 언어치료학과 교수

| 저서

융복합 청각재활(공저, 학지사, 2019)
청각학: 프로젝트 기반 청각재활(공저, 학지사, 2018)
청각학: 인공와우재활(대한민국학술원 2017 우수학술도서)(박학사, 2016)
청각학: 청각학적 평가와 해석 기초(박학사, 2015)
청각학: 청력도 해석(박학사, 2015)
음성언어의 측정, 분석 및 평가(공저, 학지사, 2015)
청각학개론(1판/2판, 공저, 대구대학교출판부, 2007)
재활청각학: 인공와우/보청기/양이 청취(공저, 시그마프레스, 2006)
청각학(1판/2판/3판, 공저, 동아대학교출판부, 2004)
외 다수

| 역서

청각학 개론(원서 12판, 박학사, 2016)
말, 언어, 청각의 해부와 생리(원서 4판, 공역, 박학사, 2015)
의사소통장애(원서 5판, 공역, 학지사, 2011)

| 학술지 발표

Non-face-to-face Sentence Recognition in Noise Using Recorded Voice with Normal Hearing Adults. *Journal of Rehabilitation Welfare Engineering & Assistive Technology*, *16*(3), 136-142.

Effects of Ganggangsullae on Self-Esteem in Severe-to-Profound Hearing Impaired Adolescents. *Journal of Korean Academy of Medicine & Therapy Science*, *14*(1), 37-42.

Pilot Study on Soundtrack Recording for Untact Sentence Screening. *Journal of Special Education & Rehabilitation Science*, *60*(4), 273-289.

A Case Report of Abnormal Electrode-to-Tissue Impedance during Cochlear Implant Surgery. *Journal of Special Education*, *37*(1), 107-116.

Use of Hearing Aids for Moderate-to-Moderately Severe Sensorineural Hearing Loss in Mid Frequency Range: A Report of 3 Cases. *Journal of Speech-Language & Hearing Disorders*, *29*(3), 103-109.

Quality of Life in Hearing Impaired Youth with Amplification System. *Communication Sciences & Disorders*, *23*(3), 782-787.

외 80여 편 이상

| 학술대회 발표

Relationship between Interpeak Interval of Auditory Brainstem Response and Receptive/Expressive Language in Patient with Autism Spectrum Disorder and Attention Deficit Hyperactivity Disorder. *Proceedings of the 2022 Annual Conference of the Korean Speech-Language & Hearing Association*.

Analysis of Total Mood Disturbance in Junior High School Students with Pre-Participation for Dance: Preliminary Study. *Proceedings of the 2022 Annual Conference of the Korean Academy of Speech-Language Pathology and Audiology*.

Vowel Production in a Korean-Australian English Bilingual Speaker. *Proceedings of the 2021 Korea Academia-Industrial Cooperation Society*.

Input Output Function of Distortion Product Otoacoustic Emission in Participants with Recreational Noise Listening. *Proceedings of the 11th Chang Pha International Conference*.

외 150여 편 이상

보청기 청각언어재활
Audiologic Rehabilitation with Hearing Aids

2022년 12월 1일 1판 1쇄 인쇄
2022년 12월 5일 1판 1쇄 발행

지은이 • 허승덕
펴낸이 • 김진환
펴낸곳 • (주) 학지사
04031 서울특별시 마포구 양화로 15길 20 마인드월드빌딩
대표전화 • 02)330-5114　팩스 • 02)324-2345
등록번호 • 제313-2006-000265호

홈페이지 • http://www.hakjisa.co.kr
페이스북 • https://www.facebook.com/hakjisabook

ISBN 978-89-997-2828-0 93510

정가 19,000원